国家卫生健康委职业教育托育专业系列教材

婴幼儿营养与喂养

（供婴幼儿托育服务与管理专业高职使用）

李 红　邓祖丽颖　杨明福　主　编

U0336544

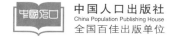

中国人口出版社
China Population Publishing House
全国百佳出版单位

图书在版编目（CIP）数据

婴幼儿营养与喂养 / 李红，邓祖丽颖，杨明福主编
. -- 北京：中国人口出版社，2022.8（2023.7 重印）
国家卫生健康委职业教育托育专业系列教材
ISBN 978-7-5101-8571-7

Ⅰ. ①婴… Ⅱ. ①李… ②邓… ③杨… Ⅲ. ①婴幼儿
－营养卫生－高等职业教育－教材②婴幼儿－哺育－高等
职业教育－教材 Ⅳ. ① R153.2 ② R174

中国版本图书馆 CIP 数据核字（2022）第 093573 号

国家卫生健康委职业教育托育专业系列教材·婴幼儿营养与喂养

GUOJIA WEISHENG JIANKANG WEI ZHIYE JIAOYU TUOYU ZHUANYE XILIE JIAOCAI·YING-YOU'ER YINGYANG YU WEIYANG

李 红 邓祖丽颖 杨明福 主编

责任编辑	李春荣
美术编辑	刘海刚 侯 铮
责任印制	林 鑫 王艳如
装帧设计	北京利宏博识文化有限公司
出版发行	中国人口出版社
印 刷	小森印刷（北京）有限公司
开 本	787 毫米 × 1092 毫米 1/16
印 张	18.5
字 数	298 千字
版 次	2022 年 8 月第 1 版
印 次	2023 年 7 月第 2 次印刷
书 号	ISBN 978-7-5101-8571-7
定 价	52.00 元

电子信箱	rkcbs@126.com
总编室电话	（010）83519392
发行部电话	（010）83510481
传 真	（010）83538190
地 址	北京市西城区广安门南街 80 号中加大厦
邮政编码	100054

托育职业教育专业教材建设指导组

托育职业教育专业教材建设审核组

（按姓氏笔画排序）

一、职业教育类专家（共 10 人）

王春菊　中国科学院幼儿园园长

王彩凤　郑州幼儿师范高等专科学校教育教学部教授

文　颐　成都师范学院教授

李曼丽　清华大学教育研究院教授

杨金国　保定幼儿师范高等专科学校党委书记

张　懿　中福会托儿所保育教研组组长

茅红美　上海市托育服务指导中心主任

赵　青　金华职业技术学院早期教育专业负责人、教授

洪秀敏　北京师范大学学前教育研究所所长、教授

童　连　复旦大学公共卫生学院副教授

二、妇幼保健类专家（共 10 人）

马冠生　北京大学公共卫生学院营养系主任

王惠珊　中国疾病预防控制中心妇幼保健中心儿童保健部原主任

关宏岩　首都儿科研究所婴幼儿照护服务研究指导中心主任、研究员

许培斌　中国妇幼保健协会婴幼儿照护分会主委

邹　燕　国家卫生健康委科研所女性临床中心主任

张　彤　首都儿科研究所首席专家、研究员

金　曦　中国疾病预防控制中心妇幼保健中心原首席专家

段蕾蕾　中国疾病预防控制中心伤害防控与心理健康室主任

徐轶群　中国疾病预防控制中心妇幼保健中心副研究员

童梅玲　南京市妇幼保健院儿保科主任

三、政策管理类专家（共 9 人）

丁树德　河南卫生健康干部学院院长

杨　钢　中国人口出版社原副总编辑、编审

佘　宇　国务院发展研究中心一级调研员、研究员

张　力　中国政法大学法学院副教授

张　廷　呼伦贝尔职业技术学院党委副书记、院长

张本波　国家发展改革委宏观经济研究院社会发展所主任

张宏文　中国人口出版社卫生健康分社社长、副编审

茅倬彦　首都经济贸易大学教授

贾让成　宁波卫生职业技术学院院长

　　　　全国卫生健康职业教育教学指导委员会委员

编 委 会

主　编　李　红　山东·烟台文化旅游职业学院

　　　　　邓祖丽颖　河南·郑州幼儿师范高等专科学校

　　　　　杨明福　江西·赣南卫生健康职业学院

副主编　江玲丽　浙江·宁波卫生职业技术学院

　　　　　党　帅　山东·泰山护理职业学院

　　　　　朱士菊　山东·聊城职业技术学院

　　　　　张淑一　首都儿科研究所

编　委（按姓氏笔画排序）

　　　　　于　淼　北京科育苑教育科技有限公司

　　　　　王丽梅　山东·烟台文化旅游职业学院

　　　　　王姗姗　山东·烟台文化旅游职业学院

　　　　　邓灵茜　重庆幼儿师范高等专科学校

　　　　　向　好　江西·赣南卫生健康职业学院

　　　　　刘楠楠　广西卫生职业技术学院

　　　　　朱箐竹　山东劳动职业技术学院

　　　　　杨　霞　贵州·黔南民族幼儿师范高等专科学校

　　　　　杨小利　重庆幼儿师范高等专科学校

　　　　　张　丽　安徽·合肥幼儿师范高等专科学校

　　　　　张舒怡　甘肃·兰州职业技术学院

　　　　　陈　敏　安徽·合肥幼儿师范高等专科学校

　　　　　周晓倩　山东·烟台文化旅游职业学院

　　　　　贾　茜　山东·泰山护理职业学院

　　　　　徐晓晓　山东·泰山护理职业学院

　　　　　檀倩影　广西卫生职业技术学院

前　言

　　为贯彻落实党的二十大报告及《中华人民共和国国民经济和社会发展第十四个五年规划和2035年远景目标纲要》、《中华人民共和国职业教育法》、《中共中央　国务院关于优化生育政策促进人口长期均衡发展的决定》(中发〔2021〕30号)、《国务院办公厅关于促进3岁以下婴幼儿照护服务发展的指导意见》(国办发〔2019〕15号)等规定精神，建立生育支持政策体系，加快培养婴幼儿照护相关专业人才，发展普惠托育服务体系，"推进婴幼儿照护服务专业化、规范化发展，提高保育保教质量和水平"，国家卫生健康委员会在教育部和全国卫生健康职业教育教学指导委员会的大力支持下，组织编写职业教育托育专业系列教材。为有效解决托育领域高质量教材数量较少、专业覆盖面尚有空缺的问题，计划分期分批、快速有序出版中职、高职专科教材，适时出版高职本科教材。

　　《婴幼儿营养与喂养》是高职专科婴幼儿托育服务与管理专业系列教材之一。本书共七章，前两章主要介绍0～3岁婴幼儿生长发育所需要的能量及营养素需求、主要的生理功能与食物来源，以及与营养相关的常见病预防；第三、四、五章根据婴幼儿生理特点分段介绍0～6月龄、7～24月龄、25～36月龄婴幼儿的科学喂养与健康教育；第六、七章主要介绍婴幼儿食品安全管理与就餐管理。

　　本教材主要有以下几方面特点：

　　(1) 坚持"预防为主、健康第一"的指导思想。认真学习贯彻习近平总书记关于健康中国重要论述，坚持"预防为主、健康第一"的指导思想，全面落实立德树人根本任务，立足为婴幼儿安全健康成长奠基，科学安排教材内容，引导学生逐步建立"保教合一、养教结合"的工作理念。

　　(2) 突出职业教育的适应性。在教材编写过程中，以职业活动为导向，着眼于为学生和婴幼儿全面发展服务，精心设计编写体例，"案例导入"提高学生问题分析能力，"知识链接"提升学生自学能力,"拓展阅读"拓宽学生视野,"本节内容回顾"提升学生系统思考能力。"学思践悟"涵养学生家国情怀,德技并修,为中国式现代化建设而奋斗。"综合实训"训练学生活动策划能力与教学技能,在满足于学生将来适应岗位需要的同时,兼顾未来职业发展。

(3)加强多学科有机融合。婴幼儿营养与喂养涉及营养学、生理学、心理学、卫生学、预防医学、学前儿童保育学、健康教育学、色彩学、生活美学等多个学科的知识与技能,在编写过程中能够有机地融合,服务于学生的学习与工作实践。

(4)符合职业教育教材建设要求。遵循"职业性、实践性、科学性、规范性"原则,符合职业教育教学规律和学生特点,力求内容准确、逻辑严密、表述规范。

本教材可供3年制高等职业教育婴幼儿托育服务与管理及相关专业使用,也可作为托育服务从业人员的学习参考书,还可供家长科学育儿参考。

本书的编写,参阅了大量的专业著作、相关教材和文献资料,引用了很多图表,我们尽可能一一标明了出处,在此谨向被引用文献资源的所有作者表示诚挚的感谢。由于编写水平有限,书中难免存在一些不足乃至错误之处,敬请广大师生和读者批评指正,多提宝贵意见。

编 者

2023年6月

目 录

第一章
婴幼儿基础营养

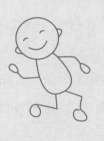

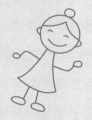

1. 掌握婴幼儿生长发育对能量和营养素的需求。

2. 熟悉各类营养素的生理功能、主要的食物来源。

3. 掌握 DHA、ARA、膳食纤维、益生菌的生理作用。

4. 掌握 DHA、ARA、膳食纤维、益生菌缺乏时对婴幼儿生长发育的不利影响。

5. 能够运用所学知识对婴幼儿和家长开展营养健康教育。

6. 能够运用所学知识对婴幼儿的某些异常表现进行初步的评估，为家长及时提出就医建议。

我国《国民营养计划（2017—2030 年）》中指出，营养是人类维持生命、生长发育和健康的重要物质基础，国民营养事关国民素质提高和经济社会发展。近年来，我国人民生活水平不断提高，营养供给能力显著增强，国民营养健康状况明显改善。但仍面临居民营养不足与过剩并存、营养相关疾病多发、营养健康生活方式尚未普及等问题，成为影响国民健康的重要因素。要求到 2030 年，5 岁以下儿童贫血率控制在 10% 以下，5 岁以下儿童生长迟缓率下降至 5% 以下，0~6 个月婴儿纯母乳喂养率在 2020 年的基础上提高 10%。

《国民营养计划（2017—2030 年）》提出，要通过 6 项重大行动提高人群营养健康水平，其中第一条就是推动生命早期 1000 天营养健康行动，提高孕产妇、婴幼儿的营养健康水平。

所谓生命早期 1000 天，是指从孕妇怀孕至胎儿出生至 2 岁的早期发育关键阶段，包括胎儿期约 280 天，婴幼儿期约 720 天，它是儿童体格生长发育和脑发育最快的阶段。这个时期的良好营养是胚胎和婴幼儿体格生长和脑发育的基础。临床研究证明：膳食营养素涉及幼儿生长发育的各个阶段；能量和蛋白质与幼儿体重增加密切相关；微量营养素与幼儿生理功能密切相关。

科学研究表明：在胎儿发育的关键期或婴幼儿出生后早期的营养状况和不同喂养方式，对机体和器官功能会产生长期乃至终身的影响。生命早期营养缺乏或营养过剩不仅影响幼儿体格生长和脑发育，也会增加成年期肥胖代谢综合征、糖尿病、心血管疾病、肺部疾病和精神心理疾病等风险。

　　婴儿出生后 6 个月是生命早期 1000 天的第二阶段，此阶段鼓励母乳喂养，并尽量保证 6 个月纯母乳喂养，同时定期监测婴儿生长发育情况。

　　婴儿出生后 6 个月到 2 岁是生命早期 1000 天的第三阶段，此阶段除了母乳喂养之外还需添加辅食。

　　2021 年 11 月，国家卫生健康委联合 14 部门发布了《母乳喂养促进行动计划（2021—2025 年）》，该文件提出到 2025 年，全国 6 个月内纯母乳喂养率达到 50% 以上。党的二十大报告指出，推进健康中国建设，坚持预防为主，加强重大慢性病健康管理，深入开展健康中国行动和爱国卫生运动，倡导文明健康生活方式。由此可见，开展家庭营养健康教育，普及母乳喂养核心知识是每个托育机构从业人员义不容辞的责任。

　　从营养学角度出发，2 岁以上的健康幼儿可以食用和成年人一样的食物，因此，无论是家庭还是托育机构，都要从平衡膳食的要求出发，根据幼儿生长发育的需要进行合理配餐，提供满足其生长发育需要的营养素；同时还要培养幼儿良好的饮食习惯，指导幼儿开展健康体育活动，做到吃动平衡、维持健康体重，预防与营养相关的疾病的发生。

知识链接

营养与合理营养、平衡膳食

第一节　能量与基础营养素

案例导入

天天妈妈因为母乳不足而采取混合喂养方式，11月龄的天天一直肠胃都不太好，大便一直是糊糊绿便。后来天天妈妈听从某营养师建议，减少奶粉勺数，而加一勺蛋白粉，然后加维生素片。早晚给天天喝配方奶粉，其余辅食均为粥，另外再加半个苹果。结果天天吃了一天蛋白粉，第二天大便就呈颗粒状，颜色为黑绿色。于是天天妈妈又加大苹果量，一天一个苹果，加大维生素片量，使蛋白粉能充分吸收。但如此坚持一周，天天的大便还是偏硬，呈颗粒状，颜色偏黑。天天妈妈马上停止给天天食用蛋白粉，停止给天天吃水果，早晚给天天喝配方奶粉，再辅以白粥。然后在此基础上，在白粥里添加南瓜或者白萝卜、少量红薯。后来天天大便呈黄色，但还是颗粒状，不算硬。

思考： 如何判定婴幼儿膳食中营养素构成是否合理？

成年人体的化学组成成分主要有：氧（O）约占65%，碳（C）约占18%，氢（H）约占9.5%，氮（N）约占3.2%，钙（Ca）约占1.5%，磷（P）约占1.2%，钾（K）约占0.4%，硫（S）约占0.2%，钠（Na）约占0.2%，氯（Cl）约占0.2%，镁（Mg）约占0.1%，其他元素约占0.5%。大多数元素以无机化合物和有机化合物的形式存在于人体内，构成了人体的组织细胞，供给人体生命活动所需能量，调节人体的生理功能。其中：水（约占62%）和矿物质（约占6%）是无机化合物，碳水化合物（约占1%）、脂肪（约占16%）、蛋白质（约占16%）和核酸是有机化合物。对于0~3岁的婴幼儿来说，生长发育的必需营养素必须从食物中获得，包括：宏量营养素（碳水化合物、脂类、蛋白质）、微量营养素（矿物质、维生素）、水和膳食纤维等。

一、能量

食物中的宏量营养素又称产能营养素。人体在新陈代谢过程中，一方面利用食物中的养分合成自身的组成物质，同时储存能量；另一方面机体组织细胞又不断分解自身物质，同时释放能量供机体生命活动的需要。

（一）能量单位和能量系数

1. 能量单位

能量的国际单位是焦耳（J）、千焦（kJ）或兆焦（MJ）。营养学传统习惯以卡（cal）或千卡（kcal）作为单位进行计算。两种能量单位的换算关系如下：

1兆焦（MJ）=10^3千焦（kJ）=10^6焦耳（J）

1千卡（kcal）=4.184千焦（kJ）

1千焦（kJ）=0.239千卡（kcal）

1兆焦（MJ）=239千卡（kcal）

2. 能量系数

每克产能营养素在体内氧化实际产生的能量值称为能量系数。每克碳水化合物、脂肪、蛋白质在体外实验室条件下完全氧化所产生的能量值分别是：碳水化合物17.15kJ/g，脂肪39.54kJ/g，蛋白质23.64kJ/g（包括含氮物产生的能量5.44 kJ/g）。

三种产能营养素均含有碳（C）、氢（H）、氧（O）三种元素，在体内氧化可以生成二氧化碳（CO_2）和水（H_2O），但是蛋白质还含有氮（N）在体内不能彻底氧化，形成含氮的废物如尿素、尿酸等，最终通过尿液排出体外。

混合食物中的碳水化合物、脂肪、蛋白质的消化率分别是98%、95%、92%，因此，三大产能营养素的能量系数分别是：

碳水化合物：17.15kJ/g×98%=16.8kJ/g

脂肪：39.54kJ/g×95%=37.6kJ/g

蛋白质：（23.64−5.44）kJ/g×92%=16.7kJ/g

（二）能量消耗与需要

0~3岁婴幼儿能量的消耗主要用于以下几个方面。

1. 基础代谢

基础代谢是维持人体最基本生命活动所必需的能量消耗，主要用于维持体温、血液循环、呼吸、脉搏、肌肉张力、胃肠蠕动等基本生理功能。环境温度、气候和人体的体表面积是影响人体基础代谢的重要因素，而当人体处于某些特殊的紧急状态时，如发热、创伤、心理应激等情况下，均可以使基础代谢率升高，从而满足机体应对应激状态的能力。婴幼儿时期，基础代谢的能量需要占总能量的 50%～60%，以后此比例随着年龄的增长而逐渐降低。

通常基础代谢的水平用基础代谢率来表示。基础代谢率是指人体处于基础状态下，每小时每千克体重（或每平方米体表面积）的能量消耗，常用单位为 kJ/（kg·h）或 kJ/（m²·h）。1 岁以内婴儿每日每千克体重平均约需能量 230kJ，以后随年龄增长而逐渐减少。

2. 食物热效应

食物热效应又叫食物特殊动力作用，是指食物摄入后，营养物质的消化、吸收、运输和存储等引起的额外的能量消耗。食物热效应的高低与食物营养成分、进食量和进食频率有关。进食蛋白质产生的食物热效应最大，相当于其本身所供热量的 20%～30%，进食碳水化合物产生的热效应为 5%～10%，进食脂肪产生的热效应为 4%～5%。摄食越多，能量额外消耗也越多；进食快者比进食慢者食物热效应高。婴儿期食物热效应占每日总能量的 7%～8%。

3. 身体活动

婴幼儿在出生后的几个月仅有两种身体活动，一种是和遗传有关的，如吮吸、觅食、抓握等一系列非条件反射动作；另一种是一般性的身体反应活动，如蹬脚、挥臂、扭动躯干等。婴幼儿最早的动作是头部动作，其次是躯干动作，最后是脚的动作。随着月龄的增长，婴幼儿抓、捏、握等精细动作以及抬头、翻身、坐、爬、站立、走、跑、钻、踢、跳等粗大动作逐步发展，家长和托育机构照护人员要为婴幼儿创设有利于身体活动的环境，带领婴幼儿做被动操、主动操，开展适宜的舞蹈与韵律活动，开展涂鸦、绘画和简单手工等活动，促进婴幼儿动作发展。

2019 年 4 月 24 日，世界卫生组织（WHO）首次发布了《5 岁以下儿童的身体活动，久坐行为和睡眠指南》，指南中提出了各年龄段婴幼儿身体活动的建议。

小于 1 岁的婴儿应该：每天多次以多种方式进行身体活动，特别是通过互动式地板上游戏；多则更好。对于尚不能自主行动的婴儿，这包括在清醒时每天至少 30 分钟的俯卧位伸展（肚皮时间）。受限时间每次不超过 1 小时（例如手推童车 / 婴儿车、高脚椅或缚在照护者的背上）。不建议屏幕时间。坐着时，鼓励与照护者一起阅读和讲故事。

1~2 岁的幼儿应该：在各种强度的身体活动中花费至少 180 分钟，包括中等到剧烈强度的身体活动，全天分布；多则更好。受限时间每次不超过 1 小时（例如手推童车 / 婴儿车、高脚椅或缚在看护者的背上），也不可长时间坐着。对于 1 岁婴幼儿，不建议在屏幕前久坐不动（如看电视或视频，玩电脑游戏）。2 岁以上幼儿，久坐不动的屏幕时间不应超过 1 小时，少则更好。坐着时，鼓励与照护者一起阅读和讲故事。

3~4 岁的幼儿应该：在各种强度的身体活动中花费至少 180 分钟，其中至少包括 60 分钟的中等到剧烈强度身体活动，全天分布；多则更好。受限时间每次不超过 1 小时（例如手推童车 / 婴儿车），也不可长时间坐着。久坐不动的屏幕时间不应超过 1 小时，少则更好。坐着时，鼓励与照护者一起阅读和讲故事。

婴幼儿身体活动所消耗的能量占总能量的 15%~20%，与其身体大小、活动强度、活动类型、活动持续时间有关，并随年龄增加而增加。有研究表明，好哭多动的婴幼儿比年龄相仿的安静婴幼儿所消耗能量高 3~4 倍。

4. 生长发育

生长发育消耗的能量，与婴幼儿生长速度成正比，并随着年龄增长逐渐减少。1 岁以内的婴儿生长最快，此项所需能量占总能量的 25%~30%。在 12 个月时，婴幼儿生长发育所需能量迅速降低到总能量的 5%，2 岁时约为总能量的 3%。

5. 排泄

正常情况下未经消化吸收的食物排泄至体外所消耗的能量约占总能量的 10% 以内，当腹泻或消化功能紊乱时可增加。

以上 5 项能量消耗的总和即为婴幼儿能量的总需要量。总能量的需求存在个体差异，如体重相同的健康婴幼儿，瘦长体型者因体内代谢较肥胖婴幼儿活跃，对能量的需要量更大。0~3 岁婴幼儿能量摄入总参考值见表 1-1。

表 1-1　0~3 岁婴幼儿能量摄入总参考值

年龄 / 岁	能量（kcal/d）	
	男	女
0	90kcal/（kg·d）	
0.5	80kcal/（kg·d）	
1	900	800
2	1100	1000
3	1250	1200

注：本表数据来源于《中国居民膳食营养素参考摄入量速查手册（2013 版）》，膳食营养素参考摄入量（DRIS）包括 4 项参数：

①平均需要量（EAR）：是某一特定性别、年龄及生理状况群体中对某营养素需要量的平均值，摄入量达到 EAR 水平时可以满足群体 50% 个体对营养素的需要。

②推荐摄入量（RNI）：可以满足某一特定性别、年龄及生理状况群体中绝大多数（97%~98%）个体的需要。

③适宜摄入量（AI）：是通过观察或实验获得的健康人群某种营养素的摄入量，不如 RNI 精确，可能高于 RNI。

④可耐受最高摄入量（UL）：是平均每日可摄入某营养素的最高量，当摄入量超过 UL 时，发生毒副作用的危险性增加。

（三）能量平衡的重要性

能量平衡是营养学中一个最基本的问题。对于每个人来说，每天从食物中摄入的能量应与体内消耗的能量趋于相等才能维持健康体重。如果摄入不足，能量长期入不敷出，就会导致人体消瘦；如果能量摄入过多，超出的那部分能量就会转变成脂肪在体内储存起来，久而久之就会引起肥胖。因此，婴幼儿的家长和托育机构都要根据每个婴幼儿的能量需要进行合理营养配餐，确保供给的能量能够满足婴幼儿能量消耗的需要。同时，也要关注婴幼儿在每个月龄段动作发展和身体活动强度，引导婴幼儿能量消耗保持在合理范围内，确保其健康成长。

二、宏量营养素

（一）碳水化合物

碳水化合物又称糖类，是由碳、氢、氧三种元素构成的多羟基醛或多羟基酮以及它们的缩合物和某些衍生物。因为最早发现的几种糖类化合物可以用通式 $C_n(H_2O)_m$ 来表示，因此糖类又称碳水化合物。根据聚合度的不同，可以将碳水化合物分为单糖（其重要衍生物为糖醇）、双糖、寡糖和多糖。

1. 单糖

单糖，顾名思义就是简单糖，是无法水解成为更小分子的碳水化合物。根据其含碳原子的数目，可将单糖分为三碳糖（丙糖）、四碳糖（丁糖）、五碳糖（戊糖）、六碳糖（己糖）、七碳糖（庚糖）。

食物中的单糖主要有葡萄糖、果糖和半乳糖。单糖有甜味，易溶于水，具有结晶性和旋光性。葡萄糖是构成许多糖类物质的基本单位，人体的血糖就是指血液中的葡萄糖。果糖多存在于各类水果中，蜂蜜中含量极高，是天然糖类中最甜的糖。流行病调查资料显示，高果糖膳食（包括含糖饮料）可能促发肥胖和其他健康问题，如代谢综合征。半乳糖是乳糖和棉子糖的组成成分，不单独存在于天然食物中。半乳糖在人体内也是先转化成葡萄糖后才被利用。

2. 双糖

双糖是由两分子单糖组成，能溶于水，具有甜味。天然食物中的双糖主要有蔗糖、麦芽糖和乳糖。蔗糖是由一分子葡萄糖和一分子果糖缩合而成，在甘蔗和甜菜中含量丰富。日常食用的白糖、红糖、砂糖等都是蔗糖，其甜度仅次于果糖。麦芽糖是由两分子葡萄糖缩合而成，在发芽的谷粒，尤其是麦芽中含量较多。淀粉在口腔内被淀粉酶水解后也可产生少量的麦芽糖，因此，单独食用馒头时，在口腔中咀嚼与淀粉酶充分地混合，可产生一丝的甜味。乳糖是由一分子葡萄糖和一分子半乳糖缩合而成，只存在于人和动物的乳汁中，甜味只及蔗糖的 1/6，较难溶于水。

3. 糖醇

糖醇是单糖重要的衍生产物，常见的有山梨醇、木糖醇和甘露醇，主要存在于植物中。山梨醇存在于许多植物的果实中。木糖醇存在于多种水果、蔬菜中。甘露醇在海藻、蘑菇中含量丰富。糖醇代谢不需要胰岛素，因此常作为甜味剂用于糖尿病患者的膳食中。临床上常用甘露醇、山梨醇作为脱水剂。

4. 寡糖

寡糖也称低聚糖，是由 3～9 个单糖分子结合而成的聚合物。常见的寡糖有水果蔬菜中的低聚果糖、豆类中的棉子糖和水苏糖等。这些寡糖可以作为肠道双歧杆菌的增殖因子，对人体有益，因此，被称为益生元，常被应用于酸奶、乳酸菌饮料等食品中。

5. 多糖

多糖是一类由 10 个或以上的同种单糖或异种单糖缩合而成的大分子化合物。多糖无甜味，不溶于水，主要包括淀粉、糖原、纤维素、果胶、抗性淀粉等。

（1）淀粉：是由葡萄糖分子聚合而成，主要存在于植物种子和果实中。因聚合方式不同，淀粉可分为直链淀粉和支链淀粉，占膳食中碳水化合物的绝大部分。直链淀粉可溶于热水，支链淀粉不溶于热水，但更容易糊化，而且糊化形成的胶体黏度更高。不同来源的淀粉中二者比例不同，玉米淀粉和马铃薯淀粉分别含 27% 和 20% 的直链淀粉，而绿豆淀粉含 60% 的直链淀粉。有些淀粉（如糯米）全部为支链淀粉，所以更黏；而有的豆类淀粉则全是直链淀粉。糊化后的淀粉胶体溶液如果逐渐降温，淀粉分子会重新排列成更紧密的晶体结构而发生沉淀，称为老化或回升。直链淀粉容易老化，而且老化后难以再次溶解；支链淀粉不易老化。所以，烹饪上用淀粉糊勾芡时一般会选择支链淀粉含量较高的淀粉，如马铃薯淀粉；而制作粉丝、粉皮时就要选择直链淀粉含量高的豆类淀粉。

（2）糖原：也称动物淀粉，是人和动物体内糖的储存形式，分布于所有组织之中，以肝脏和肌肉含量最高。肝脏中的糖原可维持正常血糖浓度，肌肉中的糖原提供机体运动所需要的能量，尤其是高强度和持久运动时比较重要。

（3）纤维素、果胶、抗性淀粉等：见本章第二节膳食纤维部分。

6. 碳水化合物的主要生理功能

（1）供给能量：碳水化合物在体内消化后，主要以葡萄糖的形式被吸收，并可迅速氧化、给机体提供能量。每克葡萄糖可产生 16.7kJ 的能量。在人体每天所需的能量中，55%～65% 的能量由碳水化合物提供，是最经济的能量来源。

（2）构成机体组织：碳水化合物是构成机体组织细胞的重要物质，每个细胞中的糖类含量为 2%～10%，主要以糖脂、糖和蛋白结合物的形式存在于细胞膜、细胞器、细胞质和细胞间质中。核糖核酸（RNA）和脱氧核糖核酸（DNA）是由核糖（五碳糖）和脱氧核糖参与构成，对遗传信息起传递作用。糖蛋白含有氨基己糖，参与细胞膜的构成。氨基多糖是由氨基己糖或其衍生物与糖醛酸构成的长链物质，参与细胞间质和结缔组织的构成。糖脂是含糖的脂类，参与神经组织的构成。

（3）抗生酮作用：脂肪在体内氧化分解产生的乙酰基必须与草酰乙酸结合进入三羧酸循环才能被彻底氧化，而草酰乙酸是葡萄糖在体内氧化生成的。当碳水化合物缺乏或利用障碍（如糖尿病）时，脂肪则不能被完全氧化而产生大量的酮体，以致产生酮血症和酮尿症。膳食中充足的碳水化合物供应可避免脂肪不完全氧化而产生过量的酮体，这一作用被称为碳水化合物的抗生酮作用。

（4）节约蛋白质作用：当膳食中碳水化合物充足时，机体主要利用碳水化合物功能，可以防止蛋白质发生糖异生作用产生能量，免除其被作为主要供能物质而消耗掉。这种因为食物提供足够数量的有效碳水化合物从而使人体首先使用碳水化合物作为能量来源，可节约蛋白质用于组织构成并防止机体组织蛋白质过多分解的作用，称为碳水化合物的节约蛋白质作用。

（5）解毒作用：碳水化合物代谢产生的葡萄糖醛酸，是一种重要的结合解毒剂，在肝脏能与许多有毒物质如细菌毒素、乙醇、砷等结合，以消除或减轻这些物质的毒性，从而起到解毒作用。

（6）增强肠道功能：见本章第二节膳食纤维部分。

7. 碳水化合物的食物来源及参考摄入量

碳水化合物普遍存在于植物性食物中，主要来源于谷类、干豆类和根茎类食物，如小麦、水稻、玉米、小米、绿豆、红小豆、豇豆、甘薯、土豆、山药等，其次是蔬菜和水果。

中国营养学会推荐 0～3 岁婴幼儿碳水化合物的参考摄入量（DRIs）为：6 个月以内 60g/d（AI），6 个月～1 岁 85g/d（AI），1～3 岁 120g/d（AI）。为了预防产能营养素缺乏，同时降低患慢性病风险，又提出宏量营养素可接受范围（AMDR），即每日摄入量的下限和上限。对于 1~3 岁幼儿来说，总碳水化合物可接受范围是 50%E~65%E（%E 为占能量的百分比）。

（二）脂类

脂类是一类不溶于水而易溶于有机溶剂的大分子化合物，包括脂肪和类脂。

1. 脂肪

脂肪是由一分子甘油和三分子脂肪酸化合而成的甘油三酯，又称中性脂肪。食物中 95% 的脂类是甘油三酯，人体中 99% 的脂类是甘油三酯。

脂肪酸按其碳链的长短可分为短链脂肪酸（2~5 碳）、中链脂肪酸（6~12 碳）和长链脂肪酸（14 碳以上）；按其饱和度可分为饱和脂肪酸、单不饱和脂肪酸和多不饱和脂肪酸。不饱和脂肪酸含量高的脂肪在常温下多呈液态，如大部分植物油；饱和脂肪酸含量高的在常温下多呈固态，如大部分动物脂肪。

根据人体能否自身合成或合成速度能否满足人体需要，可以把脂肪酸分为必需脂肪酸和非必需脂肪酸。在脂肪酸中，人体所必需但自身不能合成，必须由食物供给的多不饱和脂肪酸，称为必需脂肪酸，包括亚油酸、α- 亚麻酸。

另外，根据脂肪酸不饱和双键的空间结构，可以将脂肪酸分为顺式脂肪酸和反式脂肪酸。自然界天然存在的脂肪酸大部分是顺式脂肪酸，大部分反式脂肪酸是对植物油进行氢化处理时产生的，如氢化油脂、人造黄油、起酥油中都含有一定量的反式脂肪酸。研究表明，反式脂肪酸摄入量多时可升高低密度脂蛋白，降低高密度脂蛋白，增加患动脉粥样硬化和冠心病风险。反式脂肪酸可干扰必需脂肪酸代谢，可能影响儿童的生长发育及神经系统健康。

2. 类脂

类脂包括磷脂、糖脂、脂蛋白和固醇类等。类脂在体内所占比例相对稳定，不受营养状况和机体活动的影响，称为定脂。

3. 脂类的生理功能

（1）构成机体组织：类脂是生物膜的重要组成成分，构成疏水性的屏障，可以分隔细胞水溶性成分和细胞器，维持细胞正常结构与功能。皮下脂肪可以防寒，减少外界对身体带来的压力，维持体温；大网膜和肠系膜处的脂肪可以减少体内各脏器之间的摩擦，并分泌一些黏液，起到保护器官的作用。

（2）供给能量：人体每日所需的总能量有20%～30%由脂肪提供。人体储存的脂肪常处于分解（供能）与合成（储能）的动态平衡中。

（3）供给必需脂肪酸：必需脂肪酸在体内的主要生理功能是构成线粒体和细胞膜的重要成分；与胆固醇代谢有密切关系，能降低血脂含量，减少血液的黏稠性，有利于保持微血管的弹性，预防动脉粥样硬化；能促进生长发育，有利于智力发育，保护视力；可以有效预防 X 线引起的皮肤损伤。必需脂肪酸缺乏，可引起生长迟缓、生殖障碍、皮肤受损（出现皮疹）等；另外，还可引起肝脏、肾脏、神经和视觉等多种疾病。

（4）促进脂溶性维生素的吸收：食物中的脂溶性维生素 A、维生素 D、维生素 E、维生素 K 必须溶解在脂肪中才能被人体吸收及利用。例如：鱼肝油中富含维生素 A 和维生素 D，植物油中含有丰富的维生素 E 和维生素 K，蔬菜中含有的胡萝卜素又称维生素 A 原，必须溶解在脂肪中才能被人体吸收及利用。

此外，油脂烹调食物可以改变食物的感官性状和口感，能够增加膳食的美味，促进食欲；脂肪进入十二指肠后，刺激肠黏膜产生肠抑胃素，使胃的排空时间延迟，增加饱腹感。

4. 食物脂肪营养价值的评价

一般来说，植物油的营养价值高于动物脂肪。评价食物脂肪营养价值的高低，可以从以下三个方面进行。

（1）脂肪的消化率：不饱和脂肪酸含量越高，熔点越低，越容易消化，一般植物油比动物脂肪容易消化，植物油的消化率一般可达到100%；动物脂肪，如牛油、羊油，含饱和脂肪酸多，熔点都在40℃以上，消化率较低，为80%～90%。

（2）必需脂肪酸的含量：脂肪中必需脂肪酸含量越多，其营养价值越高。通常植物油中必需脂肪酸含量较多，动物脂肪中含量较少。

（3）脂溶性维生素的含量：动物脂肪几乎不含维生素，但肝脏脂肪中富含维生素 A、维生素 D；植物油富含维生素 E、维生素 K。

5. 脂类的食物来源与参考摄入量

膳食脂类主要来源于动物的脂肪组织、肉类和植物的种子。食用油的种类不同，烟点也不同，不同的烹调方法应选择不同的烹调用油。例如：各种精炼的植物油、棕榈油、茶油烟点较高，更适合热炒和煎炸。富含多不饱和脂肪的油，如葵花籽油、亚麻籽油等烟点较低，适合凉拌、蒸、煮等。含磷脂丰富的食品有蛋黄、动物肝脏、大豆及其制品、麦胚和花生等。

0～3岁婴幼儿脂肪酸参考摄入量（DRIs）：6个月以内，亚油酸为7.3%E（AI）、亚麻酸为0.87%E（AI）；6个月～1岁，亚油酸为6.0%E（AI）、亚麻酸为0.66%E（AI）；1～3岁，亚油酸为4.0%E（AI）、亚麻酸为0.60%E（AI）。

对于0～3岁婴幼儿来说，总脂肪可接受范围（AMDR）：6个月以内为48%E（AI）；6个月～1岁为40%E（AI）；1～3岁为35%E（AI）。

（三）蛋白质

蛋白质是一切生命的物质基础，可以说没有蛋白质就没有生命。蛋白质主要由碳、氢、氧、氮等化学元素组成。蛋白质是人体氮元素的唯一来源，各种蛋白质的含氮量很相近，平均约为16%，折算每克氮相当于6.25g蛋白质，即蛋白质的转化系数。

1. 氨基酸

蛋白质的基本构成单位是氨基酸。构成人体蛋白质的氨基酸目前已发现20余种。在组成人体蛋白质的氨基酸中，有些是人体不能合成的或合成速度不能满足生长发育的需要，必须由食物提供的氨基酸称为必需氨基酸。对婴幼儿来说，共需9种必需氨基酸，分别是：蛋氨酸、缬氨酸、亮氨酸、异亮氨酸、苏氨酸、苯丙氨酸、色氨酸、赖氨酸、组氨酸。

有些氨基酸在体内可以自行合成，称为非必需氨基酸，如甘氨酸、丙氨酸、丝氨酸、脯氨酸、精氨酸、天门冬氨酸、谷氨酸、胱氨酸等。

半胱氨酸、酪氨酸在体内分别由蛋氨酸和苯丙氨酸转化而来，如果膳食中能直接提供这两种氨基酸，则人体对蛋氨酸和苯丙氨酸的需要可分别减少30%和50%。因此，半胱氨酸、酪氨酸这类可减少人体对某些必需氨基酸需要量的氨基酸被称为条件必需氨基酸或半必需氨基酸。

食物中的蛋白质消化从胃开始，但主要在小肠进行。一般来说，食物蛋白质水解成氨基酸和短肽后方能被人体吸收利用。

2. 蛋白质的生理功能

（1）构成和修复机体组织：蛋白质是构成机体组织、器官的重要成分，是人体组织修补和更新的主要原料。成年人体内蛋白质含量约占体重的 16%，其中 3% 的蛋白质参与组织更新。人体组织如毛发、皮肤、肌肉、骨骼、内脏、大脑、血液等都有蛋白质参与组成。无论机体是否摄入足量蛋白质，机体都会进行蛋白质的分解和合成。婴幼儿还需要额外的蛋白质来满足生长发育的需要。

（2）调节生理功能：人体内大部分生理活性物质是由蛋白质构成的，包括合成代谢和分解代谢中起重要作用的酶；很多调节生理功能的激素如生长激素、胰岛素、甲状腺素等；能抵御有害物质和微生物入侵的抗体、补体、细胞因子；细胞膜和血液中担负着运输和交换使命的血红蛋白等。此外，蛋白质还参与构成神经递质及胶原蛋白、血液凝固、肌肉运动、视觉形成、维持机体内渗透压等活动。

（3）供给能量：人体每日所需能量的 10%～15% 来自食物蛋白质。当膳食中碳水化合物的摄入量少，或当个体处于饥饿状态，蛋白质是唯一能从头合成可利用的葡萄糖的最佳来源，此过程被称为糖异生。肝脏是糖异生的主要部位。

3. 食物蛋白质营养价值的评价

通常情况下食物的蛋白质含量越高、越容易被消化吸收和利用，则食物蛋白质的营养价值就越高。蛋白质的机体利用率与食物蛋白质中各种必需氨基酸的构成比例即氨基酸模式相关，与人体蛋白质氨基酸模式越接近，食物蛋白质的营养价值也相对越高。所含必需氨基酸种类齐全、数量充足、比例适当的蛋白质可促进儿童的生长发育，维持人体的健康，这些蛋白质被称为优质蛋白质，如蛋、奶、鱼、肉等动物蛋白质以及大豆蛋白质等。

婴幼儿生长发育迅速，保证优质的蛋白质供给是非常重要的，故婴幼儿食物中应保证有 50% 以上的优质蛋白质。食物的合理搭配及加工可达到蛋白质互补，提高食物蛋白质的生物价值。例如，大米、小麦、玉米等赖氨酸含量低，蛋氨酸含量高，而豆类则相反，将两者搭配，可大大提高蛋白质的利用率。为了更好地发挥蛋白质互补作用，应遵循以下原则：一是搭配食物的种类越多越好，二是搭配食物的生物学种属越远越好，三是食用时间越近越好，同时食用最好。

4. 蛋白质的食物来源与参考摄入量

蛋白质广泛分布于动植物性食物中。动物性食物蛋白质含量丰富，肉类的蛋白质含量在 15%～22%，蛋类蛋白质含量为 11%～14%，奶类蛋白质含量为 3%～3.5%。植物性食物中，蛋白质含量以豆类及豆制品最为丰富，其中大豆蛋白质含量为 35%～40%；坚果类，如花生、核桃、莲子等，蛋白质含量在 12%～36%，粮谷类蛋白质含量在 6%～10%；蔬菜水果中蛋白质含量较低，约 1%。

中国营养学会推荐的 0～3 岁婴幼儿蛋白质的参考摄入量（RNI）：6 个月以内为 9g/d（AI），6 个月～1 岁为 20g/d（AI），1～3 岁为 25g/d（AI），优质蛋白质不低于 1/3。

知识链接

宏量营养素的利用与储存

三、微量营养素

微量营养素包括矿物质和维生素，人体对其需要量较少，在膳食中所占比例也小，因而被称为微量营养素。

（一）矿物质

矿物质又称无机盐，是人体必需的营养素之一。矿物质是构成人体组织和维持正常生理功能必需的各种元素的总称。人体中除了碳、氧、氢、氮等主要以有机物形式存在，其余60多种元素均以无机盐的形式存在，统称为矿物质。矿物质不能在人体内合成，在人体新陈代谢过程中，各种矿物质都会通过尿、粪、汗、指甲、皮屑等途径排出一部分，因此必须通过膳食补充。

根据化学元素在机体内的含量和膳食需要量，可将矿物质分为常量元素和微量元素两类。体内含量大于体重的0.01%的矿物质称为常量元素，包括钙、镁、钠、钾、磷、氯、硫7种元素，占矿物质总量的60%~80%；体内含量小于体重的0.01%的矿物质称为微量元素，如铁、铜、锌、碘、硒、氟、锰、钳、钴、铬、硼、钒、硅、镍等。

1. 矿物质的主要生理功能

（1）构成机体组织的重要材料：常量矿物质在人体和食品中主要以离子状态存在。钠、钾、钙是阳离子，硫、磷、氯是阴离子，分别以硫酸盐、磷酸盐、氯化物的形式存在。钙、磷、镁是构成骨骼、牙齿的主要成分。矿物质也以有机化合物的组分存在，如磷蛋白类、磷脂类、金属酶类和其他金属蛋白质如血红蛋白。碘参与甲状腺素的合成。不少无机离子常作为酶的辅酶或激活剂影响酶的活性，如细胞色素氧化酶含铜，碳酸酐酶含锌，氯离子是淀粉酶的激活剂。

（2）维持机体的酸碱平衡和渗透压：人体血液酸碱度（pH值）应保持相对恒定，变动范围在7.35~7.45。正常人血液酸碱度变化很小，主要依赖于血液中抗酸和抗碱物质形成的缓冲系统的作用和正常肺呼吸功能及肾排泄功能。如果这些功能不良或受疾病的影响，则可出现酸碱平衡紊乱，临床上则表现为酸中毒或碱中毒。钠离子（Na^+）和氯离子（Cl^-）是维持细胞外液渗透压的主要离子；钾离子（K^+）、磷酸根离子（HPO_4^{2-}）是维持细胞内液渗透压的主要离子。正常人体细胞内、外液渗透压基本相等，由此维持细胞内、外液水的动态平衡。

（3）维持神经肌肉的应激性：神经细胞、肌细胞的正常兴奋性的维持离不开钠离子、钾离子、钙离子、镁离子等。钠离子、钾离子浓度升高，可增强神经肌肉的兴奋性，钙离子、镁离子浓度升高，可抑制其兴奋性。

通常食物中的矿物质含量较为丰富，能满足机体需要。在膳食搭配不当、偏食或患某些疾病等情况下，会造成矿物质缺乏。婴幼儿比较容易缺乏的矿物质有钙、铁、碘、锌等，生活在某些特殊地区的人群还可能缺乏硒。一些矿物质摄入过量也可发生中毒。

2. 常见易缺乏的矿物质

（1）钙：钙是人体中含量最多的一种常量元素。正常人体内含钙总量为 $1000 \sim 1200g$，占体重的 $1.5\% \sim 2.0\%$。人体内 99% 的钙存在于骨骼和牙齿中，其余 1% 的钙一部分与柠檬酸螯合或与蛋白质结合，另一部分以离子状态存在于细胞外液、血液和软组织中，统称为混溶钙池。为维持体内所有的细胞正常生理状态，混溶钙池的钙与骨骼钙需要保持动态平衡。机体主要通过甲状旁腺激素、降钙素及甾固醇激素相互作用来调节钙平衡。

钙的主要生理功能包括 5 个方面。①构成骨骼和牙齿：钙使机体具有坚硬的结构支架，具有支持和保护作用，是维护机体完整性不可缺少的组成部分。骨骼、牙齿中的钙主要是以羟基磷灰石或磷酸钙的形式存在。②维持神经与肌肉的活动：钙离子可与细胞膜的蛋白和各种阴离子基团结合，具有调节细胞受体结合、离子通透性及参与神经信号传递物质释放等作用，以维持神经与肌肉的正常生理功能，包括神经肌肉的兴奋性、神经冲动的传导、心脏搏动等。③促进体内某些酶的活动：钙离子对许多参与细胞代谢的酶具有调节作用，如腺苷酸环化酶、鸟苷酸环化酶、酪氨酸羟化酶、磷酸二酯酶等。④参与血液凝固：钙是血液凝固必需的凝血因子，可催化凝血酶原转变为凝血酶，将血纤维蛋白原转变为不溶性的血纤维蛋白网状物而发挥止血功能。⑤参与调节激素的分泌，维持体液酸碱平衡以及细胞内胶质稳定性，降低血压等。

奶和奶制品是婴幼儿最好的含钙食品，不仅钙的含量较高，而且吸收率高。海产品，如小鱼、海米、贝类、紫菜、海带等，大豆及其制品等也是钙的良好食物来源；蔬菜中的金针菜、香菇、萝卜、木耳、西蓝花等含钙量也较高。

$0 \sim 3$ 岁婴幼儿钙的推荐摄入量（RNI）或适宜摄入量（AI）：6 个月以内为 $200mg/d$（AI），6 个月 ~ 1 岁为 $250mg/d$（AI），$1 \sim 3$ 岁为 $600mg/d$（AI）。

（2）铁：铁是人体含量最多且最容易缺乏的必需微量元素。人体 $60\% \sim 75\%$ 的铁存在于血红蛋白，3% 存在于肌红蛋白，1% 存在于含铁酶类、辅助因子及运铁载体中，统称为功能性铁；其余的铁主要以铁蛋白和含铁血黄素的形式存在于肝、脾和骨髓中，称为储备铁。铁在人体的分布极为普遍，几乎所有组织中都有，其中以肝、脾中铁的含量最高，其次为肾、心、骨骼肌和脑。铁在体内的含量受年龄、性别、营养状况和健康状况的影响而产生较大的个体差异。

铁是构成血红蛋白、肌红蛋白、白细胞、色素以及某些呼吸酶的组成成分，参与体内氧的运送和组织呼吸过程；维持正常的造血功能；维持正常的免疫功能；促进β-胡萝卜素转化为维生素A、嘌呤与胶原的合成、脂类在血液中转运，以及药物在肝脏分解代谢等。

铁的主要食物来源是：动物肝脏、动物全血、瘦肉、蛋黄、禽类、鱼类等均是铁的良好来源；豆类、绿色蔬菜等均含有丰富的铁质，其中无机铁较多。

0~3岁婴幼儿铁的推荐摄入量（RNI）或适宜摄入量（AI）：6个月以内为0.3mg/d（AI），6个月~1岁为10mg/d（AI），1~3岁为9mg/d（AI）。

（3）碘：人体内含碘20~50mg，其中约80%集中在甲状腺组织中，其余分布在骨骼肌、卵巢、肾、肺、淋巴结、肝和脑等组织中。

碘在体内主要参与甲状腺素的合成，可以调节能量代谢，促进蛋白质合成和神经系统发育，促进碳水化合物和脂肪代谢，激活体内许多重要的酶，调节水电解质代谢，促进维生素代谢。自然环境缺碘，可导致某些内陆地区食物缺碘，长期食用缺碘食物可导致人缺碘。碘缺乏最主要的危害是影响胎儿和0~3岁婴幼儿脑发育和体格发育，造成不可逆的损伤。胎儿期碘缺乏的危害主要包括流产、早产、死产、先天性畸形、克汀病（地方性呆小症）及亚临床克汀病。新生儿碘缺乏引起先天性甲状腺机能低下症检出率的升高。在婴儿期碘缺乏表现为对周围的人和事物反应及自身运动能力、智能和生长发育落后。

碘的主要食物来源：海带、紫菜、干贝、淡菜、鲜海鱼、海参、龙虾等都是碘的良好食物来源。

0~3岁婴幼儿碘的推荐摄入量（RNI）或适宜摄入量（AI）：6个月以内为85μg/d（AI），6个月~1岁为115μg/d（AI），1~3岁为90μg/d（AI）。

（4）锌：锌在体内分布广泛但不均匀，60%存在于肌肉，30%存在于骨骼，血液中含量不到总量的0.5%。血浆中的锌主要与蛋白质结合，游离锌含量很低。锌在体内的主要存在形式是酶的构成成分。

锌的主要生理功能包括5个方面。①锌是许多酶的活性中心或酶的激活剂：目前已经发现的含锌酶多达百余种，如 DNA 聚合酶、醛脱氢酶、碳酸酐酶等。②促进生长发育和组织再生：锌是调节 DNA 复制、翻译、转录的 DNA 聚合酶的必需组成成分，对于蛋白质和核酸的合成，细胞的生长、分裂和分化均起重要作用，生长发育期缺锌可致侏儒症。锌还有利于伤口的愈合。③促进食欲：缺锌时，会出现食欲下降、味觉迟钝，严重者出现异食癖。④促进性器官和性功能的正常发育：缺锌可导致性发育延迟，若给予补锌治疗，症状会好转或消失。⑤促进免疫功能：维持胸腺和脾脏细胞的增殖，参与包括免疫反应细胞在内的细胞增殖。

锌的主要食物来源：海产的蛤贝类、肉类、蛋类、菇类、硬果类含锌量均较丰富。

0~3 岁婴幼儿锌的推荐摄入量（RNI）或适宜摄入量（AI）：6 个月以内为 2.0mg/d（AI），6 个月~1 岁为 3.5mg/d（AI），1~3 岁为 4.0mg/d（AI）。

（5）硒：硒在人体内含量为 14~20mg，广泛分布在人体所有组织器官中，肝脏和肾脏中浓度最高，其次为胰、心、脾、牙釉质及指甲，而肌肉组织中硒的总量最多，脂肪组织中最低。

硒的主要生理功能包括 4 个方面。①抗氧化作用：硒通过构成谷胱甘肽过氧化物酶的组成成分和硒蛋白化合物，从而发挥抗氧化作用、清除自由基，保护生物膜免受过氧化产物的损伤，维持细胞正常结构及功能的完整。②维护心血管和心肌的健康：硒对心肌纤维、小动脉及微血管的结构及功能有保护作用。调查显示，含硒高的地区人群心血管疾病发病率低。③对有毒重金属有解毒作用：硒与金属有很强的亲和力，在体内与汞、甲基汞、砷、镉、铅等重金属形成金属硒蛋白复合物而解毒，并排出体外。④其他：增强机体抵抗力、促进生长发育、保护视觉器官、抗肿瘤作用等。

硒的主要食物来源：海产品和动物内脏是硒的良好食物来源，如鱼子酱、海参、牡蛎、蛤蜊和猪肾等。

0~3 岁婴幼儿硒的推荐摄入量（RNI）或适宜摄入量（AI）：6 个月以内为 15μg/d（AI），6 个月~1 岁为 20μg/d（AI），1~3 岁为 25μg/d（AI）。

其他人体所需要的矿物质的主要生理功能、主要食物来源和推荐摄入量（RNI）或适宜摄入量（AI）见表 1-2。

表 1-2　其他矿物质在人体中的营养作用

常量元素	主要生理功能	主要食物来源	0～3岁婴幼儿推荐摄入量（RNI）或适宜摄入量（AI）
磷	85%～90%存在于骨骼和牙齿中；磷是细胞中DNA、RNA、ATP、磷脂的组分，也是重要的代谢物，调节酸碱平衡	动、植物性食品中均含有丰富的磷，如瘦肉、禽、蛋、鱼、坚果、海带、紫菜、油料作物种子、豆类等	6个月以内：100mg/d（AI）；6个月～1岁：180mg/d（AI）；1～3岁：300mg/d（AI）
镁	60%～65%存在于骨骼和牙齿中，27%存在于肌肉、肝、心、胰等组织，主要分布在细胞内，参与多种酶促反应、维持肌肉神经的兴奋性、细胞内能量代谢等	广泛存在于各种食物中，如全谷物、绿叶蔬菜、坚果、口蘑、木耳、香菇、肉类、奶类等	6个月以内：20mg/d（AI）；6个月～1岁：65mg/d（AI）；1～3岁：140mg/d（AI）
钾	主要存在于细胞内，约占98%，其他存在于细胞外；维持糖、蛋白质正常代谢，维持细胞内正常渗透压、神经肌肉的应激性、心肌的正常功能、细胞内外酸碱平衡，降低血压	大部分食物都含有钾，蔬菜和水果中含量丰富，如紫菜、黄豆、冬菇等	6个月以内：350mg/d（AI）；6个月～1岁：350mg/d（AI）；1～3岁：900mg/d（AI）
钠	骨骼中含量为40%～47%，细胞外液占44%～50%，其余在细胞内液	普遍存在于各种食物中，食盐、酱油、面酱等调味品也是人体获得钠的主要来源	6个月以内：170mg/d（AI）；6个月～1岁：350mg/d（AI）；1～3岁：700mg/d（AI）
氯	广泛分布于全身，主要以氯离子形式与钠、钾化合存在；维持细胞外液的容量与渗透压、体液酸碱平衡，参与血液CO_2运输、胃液中胃酸的形成等	膳食氯几乎完全来源于氯化钠，仅少量来自氯化钾，因此，食盐及其加工食品如酱油、盐渍、腌制食品，酱咸菜以及咸味食品等都富含氯化物	6个月以内：260mg/d（AI）；6个月～1岁：550mg/d（AI）；1～3岁：1100mg/d（AI）

续表

微量元素	主要生理功能	主要食物来源	0～3岁婴幼儿推荐摄入量（RNI）或适宜摄入量（AI）
铜	存在于所有组织中，在肝、脑、心和肾含量高；构成含铜酶与铜结合蛋白的成分，维持正常造血功能，促进结缔组织形成，维护中枢神经系统健康，调节生理机能	广泛存在于各种食物中，牡蛎、贝类等海产品以及坚果类是铜的良好来源，其次是动物的肝、肾，谷类胚芽部分，豆类等次之	6个月以内：0.3mg/d（AI）；6个月～1岁：0.3mg/d（AI）；1～3岁：0.3mg/d（AI）
氟	在骨骼和牙齿的形成中有重要作用，有防止龋齿的作用，可加速骨骼生长，维护骨骼的健康	一般情况下，动物性食品中氟高于植物性食品，海洋动物中氟高于淡水及陆地食品，鱼和茶叶氟含量较高	6个月以内：0.01mg/d（AI）；6个月～1岁：0.23mg/d（AI）；1～3岁：0.6mg/d（AI）
铬	人体各部分都存在铬，主要以三价铬的形式存在；能加强胰岛素的作用，预防动脉粥样硬化，促进蛋白质代谢和生长发育，提高应激状态下人体免疫力	广泛分布于食物中，主要来源是全谷类、肉类及鱼贝类	6个月以内：0.2μg/d（AI）；6个月～1岁：4.0μg/d（AI）；1～3岁：15μg/d（AI）
锰	分布在身体各种组织和体液中，骨、肝、胰、肾中锰浓度较高，锰在体内一部分作为金属酶的组分，另一部分作为酶的激活剂起作用，在肝细胞线粒体中含量丰富	全谷类、坚果、叶菜类、茶叶中富含锰	6个月以内：0.01mg/d（AI）；6个月～1岁：0.7mg/d（AI）；1～3岁：1.5mg/d（AI）
钼	人体各种组织都含有，肝、肾中含量最高，作为黄嘌呤氧化酶/脱氢酶、醛氧化酶和亚硫酸盐氧化酶的辅基而发挥其生理功能	广泛存在于各种食物中，动物肝、肾中含量最丰富，谷类、奶制品和干豆类是钼的良好来源	6个月以内：2μg/d（AI）；6个月～1岁：15μg/d（AI）；1～3岁：40μg/d（AI）

（二）维生素

维生素是人体必需的一类微量的有机化合物。这类物质既不能供能也不构成机体组织，只需要少量即可维持人体正常的生理功能，但机体不能合成或合成量很少，必须由食物供给。体内多数维生素以辅酶形式存在，天然食物中以本体或前体化合物（维生素原）的形式存在。

维生素种类多，目前发现的已有30余种，按溶解性可将其分为脂溶性维生素和水溶性维生素两大类。

脂溶性维生素包括维生素 A、维生素 D、维生素 E、维生素 K，其共同特点是：不溶于水，易溶于脂肪及有机溶剂；膳食中的脂溶性维生素必须溶解在脂肪中才能被人体有效吸收，摄入后大部分储存于脂肪组织与肝脏，并通过肠肝循环排出体外；缺乏时症状出现缓慢，大剂量摄入易引起中毒。

水溶性维生素有维生素 B 族和维生素 C，其共同特点是：易溶于水，不溶于脂肪及有机溶剂；多余的可随尿液排出体外；在体内仅有少量储存，缺乏时症状出现较快；大多数以辅酶或辅基的形式参加各种酶系统，参与物质代谢和调节生理机能。

常见的易缺乏的维生素主要有维生素 A、维生素 D、维生素 B_1、维生素 B_2 和维生素 C。

1. 维生素 A

维生素 A 是指含有视黄醇结构，并具有其生物活性的一大类物质，它包括存在于动物性食物中已形成的维生素 A（视黄醇、视黄醛和视黄酸等）和植物性食物中能在机体转变为维生素 A 的胡萝卜素，又称维生素 A 原。二者对碱和热稳定，但易被氧化和被紫外线破坏。脂肪酸败可使其严重破坏。

（1）生理功能与缺乏症：①用于合成视网膜上的感光物质视紫红质，维持正常的暗视觉功能。长期缺乏可降低眼睛暗适应能力，严重时可导致夜盲症。②参与上皮细胞生长和分化，维持上皮细胞的形态完整和功能健全。长期缺乏，可导致干眼病，表现为眼睛干燥、怕光、流泪，眼结膜和角膜干燥、溃疡、穿孔，严重时导致失明；也可以引起其他组织上皮增生和角化，出现皮肤干燥、毛囊丘疹，黏膜尤其是呼吸道容易发生感染等。③促进机体生长发育，维护正常生殖功能。维生素 A 参与 DNA 和 RNA 的合成，对细胞分化和组织更新有重要影响。长期缺乏维生素 A 时，长骨形成和牙齿发育均受影响。④调节细胞和体液免疫，增强机体对疾病的抵抗力；还具有抗氧化作用；能够预防或抑制肿瘤生长等。维生素 A 缺乏时，免疫细胞内的视黄酸受体的表达下降，因此影响机体的免疫功能。

（2）主要食物来源：维生素 A 最好的食物来源是动物肝脏，乳制品、鸡蛋、鱼油等也含有丰富的维生素 A。维生素 A 原（胡萝卜素）的良好来源是胡萝卜、红薯、菠菜等深绿色蔬菜或黄红色蔬菜，以及杧果和柑橘等水果。

（3）0~3 岁婴幼儿膳食推荐摄入量（RNI）或适宜摄入量（AI）：6 个月以内为 300μgRAE/d（AI），6 个月~1 岁为 350μgRAE/d（AI），1~3 岁为 310μgRAE/d（AI）（RAE 表示视黄醇活性当量）。

过量摄入维生素 A 可引起中毒和致畸毒性，表现为恶心、呕吐、眩晕、视野模糊、肌肉活动失调和婴儿前囟门出现饱满等，严重时可出现嗜睡、厌食和乏力等。

2. 维生素 D

维生素 D 是指具有钙化醇生物活性的一类物质的总称，主要形式有维生素 D_2（麦角钙化醇）及维生素 D_3（胆钙化醇）两种。维生素 D_3 可以在体内由储存于皮下的 7- 脱氢胆固醇经紫外线照射转变而成。

维生素 D 是白色晶体，一般烹调加工不会引起维生素 D 的损失，脂肪酸败可使其破坏；其在中性和碱性溶液中耐热，不易被氧化，但在酸性环境中逐渐分解。

（1）生理功能及缺乏症：①促进小肠对钙的吸收和肾脏对钙、磷的重吸收。②与甲状旁腺激素共同作用，维持血钙的正常水平，调节体内钙磷代谢。③促进骨、软骨和牙齿的矿化，维持正常生长发育。④近年来研究发现，维生素 D 的作用非常广泛，除了改善免疫力，还有助于预防癌症、哮喘、心血管病、糖尿病等疾病。膳食中长期缺乏维生素 D，在婴幼儿期表现为佝偻病，在成年期表现为骨质软化症、手足抽搐症和骨质疏松症。

（2）主要食物来源：维生素 D 的良好食物来源是动物性食品，如含脂肪高的海鱼和鱼卵，肝脏、蛋黄、奶油和乳酪等，蔬菜、谷类及其制品和水含量很少。母乳和牛奶中维生素 D 含量低，因此，未添加辅食的婴幼儿应注意补充鱼肝油。此外，经常晒太阳是人体获取维生素 D 的重要途径。

（3）0~3岁婴幼儿膳食推荐摄入量（RNI）或适宜摄入量（AI）：6个月以内为 $10\mu g/d$（AI），6个月~1岁为 $10\mu g/d$（AI），1~3岁为 $10\mu g/d$（AI）。

过量摄入维生素 D 可导致高钙血症和高钙尿症，中毒症状包括食欲减退、体重下降、恶心、呕吐、腹泻、多尿、头痛、烦渴和发热等，以致发展成动脉、心肌、肺、肾、气管等软组织转移性钙化和肾结石，严重的可以致死。

3. 维生素 B_1

维生素 B_1 也称硫胺素、抗脚气病因子、抗神经炎因子，为白色晶体，在酸性环境下较稳定，在碱性条件下易被加热、氧化破坏。

（1）生理功能及缺乏症：①构成辅酶，参与体内能量和碳水化合物代谢。②抑制胆碱酯酶的活性，促进胃肠蠕动。缺乏时，胆碱酯酶活性增强，乙酰胆碱水解加速，因而胃肠蠕动缓慢，腺体分泌减少，食欲减退。③对神经组织的作用：确切作用还不清楚，可能通过改变大脑细胞膜的通透性调节大脑的氯化物及水解作用；还可影响神经系统碳水化合物的代谢和能量供应。

维生素 B_1 摄入不足可出现下肢软弱无力、恶心、食欲差、淡漠、沮丧、心电图异常等症状，长期缺乏则可导致脚气病，分为三种类型，分别是干性脚气病、湿性脚气病和婴儿脚气病。婴儿脚气病多发生于 2~5 个月的婴儿，多是因其乳母缺乏维生素 B_1 所致。此病发病急，病情重，初期有食欲不振、呕吐、心跳快、呼吸急促等症状，晚期有紫绀、水肿、心力衰竭和强直性痉挛等症状。婴儿先天性脚气病常因母亲孕期缺乏维生素 B_1 所致，主要症状有皮肤青紫、吮吸无力和嗜睡等。

（2）主要食物来源：维生素 B_1 广泛存在于天然食物中，含量丰富的食物有未加工的粮谷类、豆类、花生、动物内脏、肉类等。

（3）0~3岁婴幼儿膳食推荐摄入量（RNI）或适宜摄入量（AI）：6个月以内为 $0.1mg/d$（AI），6个月~1岁为 $0.3mg/d$（AI），1~3岁为 $0.6mg/d$（AI）。

4. 维生素 B_2

维生素 B_2 又称核黄素，在酸性及中性环境中较稳定，但在碱性环境中易被热和紫外线破坏。食物中的核黄素有结合和游离两种形式存在，分别是黄素腺嘌呤二核苷酸

（FAD）和黄素单核苷酸（FMN）。前者较稳定，后者易被日光和热破坏。

（1）生理功能与缺乏症：①以辅酶形式参与体内生物氧化和能量代谢，在氨基酸、脂肪酸、碳水化合物的代谢中均发挥重要作用，使其逐步释放能量供细胞利用，维护皮肤和黏膜的完整性。② FAD 和 FMN 分别作为辅酶参与色氨酸转变为烟酸、维生素 B_6 转变为磷酸吡哆醛。③ FAD 作为谷胱甘肽还原酶的辅酶，参与机体抗氧化防御系统，维持还原性谷胱甘肽的浓度。④ FAD 与细胞色素 P450 结合，参与药物代谢，提高机体对环境应激适应能力等。

维生素 B_2 缺乏时主要表现出眼、口腔和皮肤的炎症反应，如睑缘炎、口角炎、唇炎、舌炎和脂溢性皮炎。维生素 B_2 缺乏影响体内铁的吸收、贮存及动员，严重时可造成缺铁性贫血，影响婴幼儿生长发育。

（2）主要食物来源：核黄素广泛存在于动植物性食品中，各种肉类、动物内脏、蛋类和奶类含量尤为丰富，植物性食品以绿色蔬菜、豆类含量较高。

（3）0～3岁婴幼儿膳食推荐摄入量（RNI）或适宜摄入量（AI）：6个月以内为 0.4mg/d（AI），6个月～1岁为 0.5mg/d（AI），1～3岁为 0.6mg/d（AI）。

5. 维生素 C

维生素 C 又称抗坏血酸，是无色无味的片状晶体，具有较高的还原性，遇空气中的氧、热、光、碱性物质，以及铜、铁等重金属离子存在时，易被氧化破坏。

（1）生理功能及缺乏症：

①抗氧化作用。维生素 C 具有强还原性，可直接与氧化剂作用。一是可以将组织中氧化型谷胱甘肽还原为还原型谷胱甘肽，保持二者之间的平衡，使体内氧化还原过程正常进行。二是可以还原超氧化物、羟基、次氯酸以及其他活性氧化剂，避免影响 DNA 的转录或损伤 DNA、蛋白质或膜结构。三是能够清除体内的自由基，延缓细胞衰老，增强疾病抵抗力。四是可以防止维生素 A、维生素 E、不饱和脂肪酸的氧化。

②参与羟化反应。羟化反应是体内许多重要物质合成或分解的必要步骤，在羟化反应过程中，必须有维生素 C 参与。一是促进胶原合成。维生素 C 缺乏时，胶原合成出现障碍，从而导致坏血病。坏血病早期症状有倦怠、疲乏、呼吸急促、牙龈出血、伤口愈合不良等。严重者可出现牙龈红肿、溃烂、牙齿松动、皮下毛细血管破裂出血导致皮下组织、肌肉、关节

和腱鞘等处出血，甚至形成血肿或瘀斑，也可出现贫血、肌肉纤维衰退、心力衰竭、严重内出血等。骨骼因有机质形成不良而导致骨质疏松症。二是促进神经递质 5- 羟色胺及去甲肾上腺素的合成。三是促进类固醇羟化，高胆固醇患者，应补给足量的维生素 C。四是促进有机物或毒物羟化解毒。维生素 C 能提升混合功能氧化酶的活性，增强药物或毒物的解毒（羟化）过程。

③还原作用。维生素 C 可以以氧化型，也可以以还原型存在于体内，所以可作为供氢体，又可作为受氢体，在体内氧化还原过程中发挥重要作用。一是促进抗体形成。高浓度的维生素 C 有助于食物蛋白质中的胱氨酸还原为半胱氨酸，进而合成抗体。二是促进铁的吸收。维生素 C 能使难以吸收的三价铁还原为易于吸收的二价铁，从而促进了铁的吸收。此外，还能使亚铁络合酶等的巯基处于活性状态，以便有效地发挥作用，故维生素 C 是治疗贫血的重要辅助药物。三是促进四氢叶酸形成。维生素 C 能促进叶酸还原为四氢叶酸后发挥作用，故对巨幼红细胞性贫血也有一定疗效。四是维持巯基酶的活性和谷胱甘肽的还原状态，从而发挥解毒作用。体内补充大量的维生素 C 后，可以缓解铅、汞、镉、砷等重金属对机体的毒害作用。

④增强免疫功能。维生素 C 能促进免疫球蛋白的合成，增加 T 淋巴细胞的数量和活力，发挥多种生物学功能，可以帮助身体抵御疾病感染、肿瘤的形成。

⑤预防癌症。许多研究证明维生素 C 可以阻断胃中致癌物 N- 亚硝基化合物合成，降低食管癌、胃癌等的发病率；通过促进机体合成透明质酸酶抑制物，阻止癌细胞的扩散。

（2）主要食物来源：维生素 C 主要来源于新鲜的蔬菜和水果，叶菜类含量一般多于根茎类，酸味水果比无酸味水果含量多，含量较丰富的蔬菜有：辣椒、油菜、卷心菜、菜花、西蓝花、芥蓝、苋菜、蒜苗、豌豆苗、苦瓜等。含量较多的水果有：柑橘、柠檬、柚子、草莓、鲜枣、山楂等。某些野果如刺梨、沙棘、猕猴桃和酸枣中维生素 C 含量尤为丰富。

（3）0 ~ 3 岁婴幼儿膳食推荐摄入量（RNI）或适宜摄入量（AI）：6 个月以内为 40mg/d（AI），6 个月 ~ 1 岁为 40mg/d（AI），1 ~ 3 岁为 40mg/d（AI）。

其他人体所需要的维生素的主要生理功能、主要食物来源和 0 ~ 3 岁婴幼儿推荐摄入量（RNI）或适宜摄入量（AI）见表 1-3。

表 1-3　其他维生素的营养作用

脂溶性维生素	主要生理功能	主要食物来源	0～3岁婴幼儿推荐摄入量（RNI）或适宜摄入量（AI）
维生素E（生育酚）	抗氧化；预防动脉粥样硬化和心血管疾病；提高机体免疫力，预防和延缓衰老，抑制肿瘤发生；维持动物的生殖功能。早产儿可能存在维生素E缺乏风险	植物油、麦胚、坚果、豆类和谷类中含量丰富	6个月以内：3mgα-TE/d（AI）；6个月～1岁：4mgα-TE/d（AI）；1～3岁:6mgα-TE/d（AI）
维生素K（K₁又称叶绿醌，K₂又称甲萘醌）	调节凝血蛋白质合成；调节骨组织钙化和形成；参与调节大脑中与鞘脂代谢有关的酶以及其他酶系统；还在与年龄有关的骨质流失、心血管疾病和炎症的调解中起作用	维生素K_1广泛分布于动、植物性食品中，如菠菜等绿叶蔬菜、鱼肝油、动物肝脏、蛋黄等，肠内细菌可合成维生素K_2	6个月以内：2μg/d（AI）；6个月～1岁：10μg/d（AI）；1～3岁：30μg/d（AI）
水溶性维生素	主要生理功能	主要食物来源	0～3岁婴幼儿推荐摄入量（RNI）或适宜摄入量（AI）
烟酸（尼克酸、维生素PP、抗癞皮病因子）	是辅酶Ⅰ和Ⅱ的组成成分，参与体内生物氧化与能量代谢；构成葡萄糖耐量因子，是一种对多种疾病有很大潜力的强大细胞保护剂，对阿尔茨海默病、帕金森病、糖尿病、癌症和缺血性脑病可能有影响	烟酸广泛存在于各种动植物性食物中，在肝、肾、瘦肉、鱼及坚果中含量丰富，乳和蛋中的烟酸含量低，但是色氨酸含量较高，在体内可以转化为烟酸	6个月以内：2mgNE/d（AI）；6个月～1岁：3mgNE/d（AI）；1～3岁：6mgNE/d（AI）
维生素B_6（吡哆醛、吡哆醇、吡哆胺）	维生素B在体内被磷酸化可以形成三种活性辅酶形式（PLP、PNP、PMP）；其中磷酸吡哆醛（PLP）是多种酶的辅酶，参与体内氨基酸、糖原、脂肪和一碳代谢，也参与内分泌腺功能调节、辅酶A的形成，在维持机体免疫功能方面发挥作用	广泛存在于各种食物中，含量高的食物为白色肉类如禽肉、鱼肉，全谷类（特别是小麦），其次为肝脏、豆类、坚果类和蛋黄、水果、蔬菜等	6个月以内：0.2mg/d（AI）；6个月～1岁:0.4mg/d（AI）；1～3岁：0.6mg/d（AI）

续表

水溶性维生素	主要生理功能	主要食物来源	0~3岁婴幼儿推荐摄入量（RNI）或适宜摄入量（AI）
维生素B_{12}（氰钴胺素）	在体内以两种辅酶形式即甲钴胺素（甲基B_{12}）和脱氧腺苷钴胺素（辅酶B_{12}）发挥生理作用，参与体内生化反应；缺乏时可导致高同型半胱氨酸血症和巨幼红细胞贫血（恶性贫血），还会影响脂肪酸的正常合成，导致维生素缺乏引起的神经疾患	主要来源于动物性食品，如动物肝、肾、肉类以及蛤类、鱼类、蛋类	6个月以内：$0.3\mu g/d$（AI）；6个月~1岁：$0.6\mu g/d$（AI）；1~3岁：$1.0\mu g/d$（AI）
叶酸（蝶酰谷氨酸）	叶酸的活性形式是四氢叶酸，是体内生化反应中一碳单位转移酶系的辅酶，起着一碳单位传递体的作用，对于细胞分裂和组织生长具有极其重要的作用；缺乏时可引起巨幼红细胞贫血，孕妇先兆子痫胎盘早剥等，孕早期缺乏可引起胎儿神经管畸形；高同型半胱氨酸血症	广泛存在于各种动、植物性食品中，如绿叶蔬菜、水果、酵母、肝、肾、肉类、鸡蛋、豆类等	6个月以内：$65\mu g DFE/d$（AI）；6个月~1岁：$100\mu g DFE/d$（AI）；1~3岁：$160\mu g DFE/d$（AI）
胆碱	促进脑发育和提高记忆力，保证信息传递，调控细胞凋亡，构成生物膜的重要组成成分，促进脂肪代谢，促进体内转甲基代谢；降低血清胆固醇	广泛存在于各种食物中，特别是肝脏、花生、蔬菜中含量较高	6个月以内：$120mg/d$（AI）；6个月~1岁：$150mg/d$（AI）；1~3岁：$200mg/d$（AI）
生物素（维生素H、辅酶R）	在脱羧-羧化反应和脱氨反应中起辅酶作用，缺乏时，6个月以下婴儿可出现脂溢性皮炎	广泛存在于天然食物中，干酪、肝、大豆粉中最为丰富，其次为蛋类	6个月以内：$5\mu g/d$（AI）；6个月~1岁：$9\mu g/d$（AI）；1~3岁：$17\mu g/d$（AI）
泛酸（维生素B_5）	在体内转变成辅酶A（CoA）或酰基载体蛋白（ACP），参与糖、脂肪、蛋白质和能量代谢，提高机体抗病能力	在食物中几乎无所不在，其中，动物内脏、牛肉、猪肉、未经精加工的谷类、豆类、坚果、啤酒酵母、蜂王浆、蘑菇、绿叶蔬菜等含量丰富	6个月以内：$1.7mg/d$（AI）；6个月~1岁：$1.9mg/d$（AI）；1~3岁：$2.1mg/d$（AI）

各类食物的营养价值

拓展阅读

营养配餐与食谱编制

四、水

水在人体中含量最多，是维持生命活动最基本的物质。如果一个人断食而只饮水时可以生存数周；如果断食又断水，则只能生存数日。人断食至所有体脂和组织蛋白质耗尽 50%时，才会死亡；而断水至失去全身水分 10% 就可能死亡。由此可见，水对于生命的重要性。

（一）生理功能与缺乏

1. 构成细胞、体液的重要成分

总体水（体液总量）可因年龄、性别和体型的胖瘦而存在个体差异。新生儿总体水最多，约占体重的 80%；婴幼儿次之，约占体重的 70%；随着年龄的增长，总体水逐渐减少。总体水还随机体脂肪含量的增多而减少，因为脂肪组织含水量较少，仅 10%～30%，而肌肉组织中含水量最多，可达 75%～80%。

水在人体内主要分布于细胞内和细胞外。细胞内液约占总体水的 2/3，细胞外液约占总体水的 1/3。各组织器官含水量相差很大，以血液中含水量最多，可达 80% 以上。

2. 参与人体内物质运输与代谢

水是体内一切生理过程中生物化学变化必不可少的介质。水具有很强的溶解能力和电离能力，可使水溶性物质以溶解状态和电解质离子状态存在，甚至一些脂肪和蛋白质也能在适当条件下溶解于水中，构成乳浊液或胶体溶液。水具有较大的流动性，可作为体内许多物质的载体，在消化、吸收循环、排泄过程中，可加速协助营养物质的运送和废物的排泄，使人体新陈代谢和生理化学反应得以顺利进行。水不仅是体内许多生化反应的媒介，参与细胞代谢，而且水本身也可作为反应物参与体内氧化、还原、合成、分解等化学反应。

3. 具有调节体温作用

水的比热高，1g 水升高或降低 1℃需要 4.2J 的热量，在代谢过程中产生的热能可以被水吸收，有利于维持体温的恒定；水的蒸发热大，在 37℃体温的条件下，蒸发 1g 水可带走 2.4kJ 的热量。因此在高温下，通过出汗可以借助皮肤散发体热，以保持体温恒定。水的导热性强，可以使体内各组织器官间的温度趋于一致。

4. 具有润滑作用

体内关节、韧带、肌肉、膜等处的活动，都由水作为润滑剂。水的黏度小，可使体内摩擦部位润滑，减少体内脏器的摩擦，防止损伤，并可使器官运动灵活。

5. 维持良好的消化吸收功能

消化腺分泌的消化液如唾液、胃液、肠液、胰液和胆汁，含水量高达 90%，因此，饮水充足时，有利于消化液的产生，维持机体正常的消化吸收功能。

水摄入不足或因腹泻、呕吐、排汗过多或发热等造成机体水丢失增加，均可导致机体发生水缺乏，严重时可导致脱水。根据水与电解质丧失比例不同，脱水分为三种，即高渗性脱水、低渗性脱水和等渗性脱水。

高渗性脱水又称原发性脱水或伴有细胞外液减少的高钠血症，其特征是失水多于失钠，导致细胞外液渗透压增高。严重时细胞外液渗透压增高可导致脱水热与脑细胞脱水。前者是由于皮肤及汗腺细胞脱水，汗腺分泌汗液及皮肤蒸发水减少，散热受影响导致体温升高，这在体温调节能力较差的婴幼儿中较常见。后者可引起中枢神经系统功能障碍的症状，如嗜睡、肌肉抽搐、昏迷，甚至导致死亡。

低渗性脱水又称继发性脱水或伴有细胞外液减少的低钠血症，其特征是失钠多于失水，引起细胞外液渗透压降低。由于细胞外液减少，血浆容量也就减少，使血液浓缩，血浆胶体渗透压升高，导致组织间液进入血管补充血容量，结果组织间液减少更为明显，故患者皮肤弹性丧失、眼窝及婴儿囟门凹陷，出现明显的脱水貌。

等渗性脱水又称混合性脱水或血钠浓度正常的细胞外液减少，其特征是水与钠成比例地丢失，轻症以失盐的表现为主，如厌食、恶心、软弱、口渴、尿少、口腔黏膜干燥、眼窝凹陷和皮肤弹性下降等；重症主要表现为外周循环衰竭。

（二）人体水平衡的调节

人体需要通过饮水、摄取食物从外界吸收水分，同时体内碳水化合物、脂肪、蛋白质代谢时也产生代谢水。体内水的排出以经肾脏为主，约占 60%，其次经肺、皮肤和粪便排出。人体吸收的水与排出的水应保持动态的平衡。机体水平衡的调节通过两种途径实现，即通过中枢神经系统控制水的摄入和通过肾脏控制水的丢失。

机体水丢失过多时，细胞外液中的电解质，尤其是钠的浓度增加，使唾液中的水吸收增加，产生口干、口渴和想喝水的感觉。同样，血中钠浓度增加，刺激下丘脑产生一种渴感刺激物，并促进垂体分泌抗利尿激素（ADH），ADH 可促进肾对水的重吸收，减少通过肾排出的水量，血中钠浓度增加 1% 即可引起口渴和 ADH 的分泌。

此外，体内水分丢失过多时，会引起血液容积和血压下降，血压降低可刺激肾细胞产生肾素，肾素进而激活血液中的血管紧张素原使之形成血管紧张素，血管紧张素是一种很强的血管收缩剂，使血管收缩、血压升高，并可刺激肾上腺分泌肾上腺皮质激素，从而减少钠和水的排出量。

相反，如果人体摄入的水超过需要，则细胞外液中电解质浓度下降，此种情况下不会产生口渴的感觉，同样也不会刺激 ADH 的分泌，肾对水的重吸收会相应下降，以增加水从尿中的排出量。

（三）科学饮水

人体对水的需要量主要受代谢情况、性别、年龄、体力活动、温度、膳食等因素的影响，故水的需要量变化较大。对婴幼儿来说，要做到科学饮水，需要从以下 4 个方面进行。

1. 明确婴幼儿每日所需水量

婴幼儿每日所需水量与热量消耗成正比。由于婴幼儿体表面积大，身体中水分的百分比和代谢率较高，肾脏对调节因生长所需摄入高蛋白时的溶质负荷的能力有限，易发生严重缺水，因此，婴幼儿水的需要量以每日 1.5mL/4.184kJ 为宜。《中国居民膳食营养素参考摄入量速查手册（2013 版）》中推荐的 0～3 岁婴幼儿膳食水适宜摄入量（AI）见表 1-4。

表1-4 0～3岁婴幼儿膳食水适宜摄入量（AI）

月龄	饮水量 [a]/（L/d）	饮水量 [b]/（L/d）
0～6	—[c]	0.7[d]
6～12	—	0.9
12～36	—	1.3

注：[a] 温和气候条件下，轻身体活动水平；如果在高温或进行中等以上身体活动时，应适当增加摄入量；[b] 总摄入量包括食物中的水以及饮水中的水；[c] 未制定参考值者用"—"表示；[d] 来自母乳。

2. 选择正确的饮用水

我国《生活饮用水卫生标准（GB 5749—2022）》于 2022 年 3 月 15 日发布，于 2023 年 4 月 1 日正式实施。标准中规定，生活饮用水的水质应符合下列基本要求，保证用户饮水安全。

（1）生活饮用水中不应含有病原微生物；

（2）生活饮用水中化学物质不应危害人体健康；

（3）生活饮用水中放射性物质不应危害人体健康；

（4）生活饮用水感官性状良好；

（5）生活饮用水应经消毒处理。

白开水是目前认为最符合人体需要的饮用水，清洁无菌，煮沸后，水质和水硬度得到改善，保存适量矿物质，是最经济的健康饮品。白开水不含卡路里，不用消化就能被人体直接吸收利用。

3. 合理安排饮水时间

一般情况下，6 个月内母乳喂养的婴儿一般不需要额外补充水分。7～12 月龄的婴儿每天 540mL 左右水来自母乳或配方奶粉，剩下的 360mL 左右水就需要从辅食和饮水中摄取了。1～3 岁幼儿每天大概 500mL 的水来自母乳或配方奶粉，大概 500mL 的水来自一日三餐，剩下的 300mL 的水就需要喝水来补充。

建议婴幼儿喝水的时间可以安排在起床后、两餐之间、运动后、洗澡前、吃完辅食后，每次的饮水量没有标准，看婴幼儿情况，10～30mL 都可，但需要注意吃完辅食后喝水量不需要太多，喝两口起到清洁口腔的作用就行，太多的水会让婴幼儿肚子不舒服。

4. 帮助婴幼儿养成正确的饮水习惯

在家庭和托育机构，可以采取以下方式帮助婴幼儿养成正确的饮水习惯。

（1）让婴幼儿在拟人游戏中养成爱喝水的习惯。例如：小汽车的游戏结束后，可以这样引导婴幼儿："小汽车需要加油了！"然后，自然地引入喝水环节。

（2）儿歌故事法。利用儿歌如"小水滴"或者故事如"小水滴旅行记"引起婴幼儿喝水的兴趣，激发婴幼儿喝水的欲望。

（3）选用婴幼儿喜欢的吸管杯或鸭嘴杯饮水。婴幼儿抱着自己喜欢的水杯，既有安全感，又保证了充足的饮水。

（4）鼓励表扬法。婴幼儿按时足量饮水时，给予其鼓励表扬，有助于强化婴幼儿正确的饮水行为，最终形成自觉饮水的习惯。

知识链接

饮料代替饮水的危害

果汁饮料是以水果为原料经过物理方法如压榨、离心、萃取等得到的汁液产品，一般是指纯果汁或 100% 果汁。果汁按形态分为澄清果汁和混浊果汁。果汁中保留有水果中相当一部分营养成分，例如维生素、矿物质、糖分和膳食纤维中的果胶等，口感也优于普通白开水。但是大部分果汁之所以"好喝"，是因为加入了糖、甜味剂、酸味料、香料等成分调味后的结果。长期饮用此类饮料，容易导致糖分、添加剂摄入过多，加重身体消化负担。因此，果汁不能完全代替水果，也不能代替白开水。

碳酸饮料的主要成分包括碳酸水、柠檬酸等酸性物质以及白糖、香料，有些含有咖啡因、人工色素等。除糖类能给人体补充能量外，充气的"碳酸饮料"中几乎不含营养素。长期饮用会影响人体钙元素的吸收，不利于人体骨骼发育，诱发缺铁性贫血等症状。碳酸饮料里的一种常见防腐剂能够破坏人体 DNA 的一些重要区域，严重威胁人体健康。碳酸饮料中含有大量的碳酸成分，会极大地抑制人体肠胃中的细菌，时间久了可能会造成胃酸分泌紊乱、腹胀、食欲下降，甚至造成胃肠功能的紊乱，进而引发胃肠疾病。碳酸饮料中的磷酸、碳酸会与牙釉质产生反应，导致牙釉质脱钙，牙齿矿物质被溶解，牙面变薄，表面变脆弱、碎落，继而出现牙体缺损、牙龈暴露。碳酸饮料一般含有约 10% 的糖分，经常喝容易使人发胖，过分摄入糖分可能引起人肥胖、代谢紊乱。摄入过多的咖啡因会导致尿液中的钙离子含量增加，容易产生结石。因此，不建议给婴幼儿喝碳酸饮料。

拓展阅读

食品营养强化与膳食补充剂

本节内容回顾

本节内容架构		应知应会星级
一、能量	（一）能量单位和能量系数	★★
	（二）能量消耗与需要	★★★★
	（三）能量平衡的重要性	★★★★★

续表

本节内容架构		应知应会星级
二、宏量营养素	（一）碳水化合物	★★★★
	（二）脂类	★★★★
	（三）蛋白质	★★★★
三、微量营养素	（一）矿物质	★★★
	（二）维生素	★★★★★
四、水	（一）生理功能与缺乏	★★★
	（二）人体水平衡的调节	★★
	（三）科学饮水	★★★★

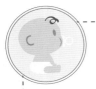

— 课后自测 —

一、单项选择题

1. 在人体所需七大类营养素中，可以产能的营养素有（　　）类。

  A. 2   B. 3

  C. 4   D. 5

2. 碳水化合物的能量系数是（　　）kcal/g。

  A. 9   B. 4

  C. 12   D. 6

3. 一个7月龄的女婴体重为9kg，则其每天需要的总能量是（　　）kcal/d。

  A. 800   B. 900

  C. 720   D. 1000

4. 具有抗生酮作用、节约蛋白质作用、解毒作用的是（　　）。

  A. 碳水化合物   B. 脂肪

  C. 维生素   D. 矿物质

5. 假如一名 13 月龄的女童，一天摄入碳水化合物 120g，则碳水化合物供能比例为（　　）。

    A. 50%   B. 60%

    C. 65%   D. 55%

6. 婴幼儿食物中应保证有（　　）以上的优质蛋白。

    A. 30%   B. 45%

    C. 60%   D. 50%

7. 婴幼儿最好的含钙食品是（　　）。

    A. 奶和奶制品   B. 小鱼

    C. 海带   D. 大豆及其制品

8. 克汀病又称地方性呆小症，是由于胎儿在生长发育过程中缺（　　）造成的。

    A. 镁   B. 碘

    C. 硒   D. 铜

9. 人体缺乏维生素 A 容易患（　　）。

    A. 口角炎   B. 夜盲症

    C. 角膜炎   D. 癞皮病

10. 食物中长期缺乏维生素 B_1 易引起（　　）。

    A. 贫血   B. 癞皮病

    C. 脚气病   D. 坏血病

二、多项选择题

1. 产能营养素包括（　　）。

    A. 蛋白质   B. 脂肪

    C. 碳水化合物   D. 维生素

2. 0～3 岁婴幼儿能量的消耗主要用于（　　）、排泄等方面。

A. 基础代谢   B. 食物热效应

C. 身体活动   D. 生长发育

3. 葡萄糖属于（   ），乳糖属于（   ），棉子糖属于（   ），淀粉属于（   ）。

A. 多糖   B. 双糖

C. 寡糖   D. 单糖

4. 对婴幼儿来说，下列氨基酸属于必需氨基酸的是（   ）。

A. 甘氨酸   B. 组氨酸

C. 赖氨酸   D. 精氨酸

5. 评价食物蛋白质营养价值的高低可以从以下（   ）方面进行。

A. 蛋白质含量   B. 所含必需氨基酸种类

C. 所含必需氨基酸数量   D. 所含必需氨基酸比例

6. 婴幼儿比较容易缺乏的矿物质有（   ）等。

A. 钙   B. 铁

C. 碘   D. 锌

7. 功能性铁主要存在于（   ）。

A. 血红蛋白

B. 肌红蛋白

C. 含铁酶类、辅助因子及运铁载体

D. 肝、脾和骨髓

扫码查看参考答案

三、判断题

1. 一般来说，植物油的营养价值高于动物脂肪。   （   ）

2. 没有蛋白质就没有生命。   （   ）

3. 维生素可以用来构成机体组织。   （   ）

4. 胡萝卜煮着吃有利于胡萝卜素的吸收。   （   ）

5. 过量摄入维生素 D 可导致高钙血症和高钙尿症。   （   ）

— 技能训练 —

1. 请分别画出能量、宏量营养素、微量营养素、水的思维导图，上传学习通班级空间。

2. 请自主选取一个知识点，录制 5~8 分钟的微课，上传学习通班级空间。

（本节编者：杨明福　向　好　杨小利）

第二节　促进婴幼儿发育的活性物质

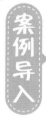

贝贝 11 个月了，因为是早产儿，父母及家人格外疼爱。近期经常发生便秘，家人带贝贝到医院就医。经过检查，排除了疾病因素。医生问询了贝贝的饮食，妈妈说，自添加辅食开始，精心挑选食材，多以谷类、动物性食品为主，贝贝不爱吃菜，水果吃得也较少。最后医生指出，贝贝的便秘是蔬菜类的膳食纤维摄入少造成的，并且指导家长制作适合孩子的饮食方法。

思考： 如何对贝贝和妈妈进行营养健康教育和偏食纠正指导？

婴幼儿在生长发育过程中，除了从母乳和食物中获得的碳水化合物、脂肪、蛋白质、矿物质、维生素等基本营养素以外，还有一些特殊营养素，如多不饱和脂肪酸中的 DHA 和 ARA、膳食纤维也是必需的。另外，人的皮肤、生殖器、口腔，特别是肠道等部位寄生着数以万亿计的细菌和其他微生物。当新生儿通过产道时，母亲体内的共生细菌，就会转移到婴儿身上，并开始繁殖。随着与父母、祖父母、兄弟姐妹、朋友，还有床单、毯子等的接触，婴幼儿体内的细菌会变得越来越多，到婴幼儿后期，体内已经形成了地球上最复杂的微生物群落。饮食结构不合理、生病用药等原因都会破坏肠道内正常菌群，因此，合理补充益生菌能够促进肠道恢复正常微生态。

一、二十二碳六烯酸（DHA）

二十二碳六烯酸（DHA）属于 n-3 脂肪酸，与亚麻酸 ALA（十八碳三烯酸）、EPA（二十碳五烯酸）属于同系列长链多不饱和脂肪酸（LCPUFA）。

（一）DHA 的生物学特性和功用

DHA 是细胞膜的重要组成成分，在大脑和视网膜中含量高，与细胞膜的流动性、渗透性、酶活性及信号转导等多种功能有关。机体缺乏 DHA 会影响细胞膜稳定性和神经递质传递。在体内 DHA 可以通过亚麻酸合成，但是转化率低。

联合国粮食及农业（FAO）专家委员会指出，尽管 DHA 属于非必需脂肪酸，可由 α- 亚麻酸合成，但因其转化率低且对胎儿、婴儿脑发育和视网膜发育至关重要，因此对孕期和哺乳期妇女而言，DHA 可视为条件"必需氨基酸"。

（二）DHA 与婴幼儿发育的关系

科学研究表明，母亲孕期补充 DHA 能够降低早期早产发生风险并适度促进胎儿生长。

1. 促进神经功能发育

胎儿期至出生后 3 岁是大脑发育的关键期，大脑的快速生长需要较高的 DHA，大脑内 DHA 累积速度在妊娠中期加快，妊娠后期最高，婴儿期减慢。大脑中约一半的 DHA 是在妊娠期间积累的，DHA 的累积速率与机体大脑总容量和质量的发育水平一致。

早产儿因其母亲在孕晚期储备的 DHA 较少，体内转化效率低，且出生后母乳喂养可能受限，其神经发育易受 DHA 的影响。有研究证实，DHA 对早产儿认知功能和精神运动发育有促进作用，同时可减少严重发育迟缓、支气管及肺发育不良、坏死性肠炎和过敏等不良事件的发生。

母亲妊娠期及哺乳期 DHA 的适量摄入会促进胎儿大脑发育，还会增加母乳中 DHA 的含量。母婴环境健康研究发现母亲膳食 ω-3 多不饱和脂肪酸摄入与 6 月龄婴儿的心理和精神运动发育显著相关。

2. 促进视觉发育

基础研究证实，DHA 占视网膜 ω-3 多不饱和脂肪酸总量的 93%，DHA 可增加视杆细胞膜盘的可塑性，易化细胞弯曲性，以便更好适应视紫质构象的改变。临床研究发现，孕期和婴儿期补充 DHA，能显著提高婴幼儿视敏度。

视觉功能直接影响着婴幼儿的反应能力、空间知觉，甚至知觉速度。如果婴幼儿缺乏 DHA，常表现为视敏度发育迟缓，对光信号刺激的注视时间延长，然后影响到婴幼儿的反应能力和观察能力。补充足够的 DHA，尽早促进婴幼儿的视觉发育，有助婴幼儿更早地认识这个世界，进而刺激婴幼儿的脑部发育。

3. 调节免疫功能

有研究表明，母亲在孕晚期和哺乳期补充 DHA，可对足月儿的过敏和特应性免疫反应有保护作用。还有研究表明，婴儿在 9 月龄至 12 月龄期间每日补充鱼肝油（DHA 平均在 381mg/d）能显著提高 12 月龄 γ- 干扰素水平，进一步提示 DHA 免疫调节功效。

4. 可能改善新生儿睡眠

有研究发现，母亲孕晚期血浆 DHA 浓度与新生儿睡眠质量有关联，表现为 DHA 浓度高的母亲所生新生儿活跃睡眠与安静睡眠之比更小，活跃睡眠时间少，睡眠质量更高，且能显著减少新生儿睡眠惊醒次数。

（三）DHA 的良好来源与参考摄入量

人体所需 DHA 主要通过膳食摄取，主要来源为富含脂肪的冷水深海鱼类如野生的大马哈鱼、三文鱼和沙丁鱼等。蛋黄也含有较高 DHA，DHA 的其他来源包括母乳、海藻等。

孕妇和乳母需合理膳食，维持 DHA 水平，以利母婴健康。中国营养学会建议，孕妇和乳母每日摄入 DHA 不少于 200mg，可通过每周食鱼 2~3 次且有一次以上是富脂海产鱼，每日食鸡蛋 1 个，来加强 DHA 摄入。若膳食不能满足推荐的 DHA 摄入量，需个性化调整饮食结构；若调整饮食结构仍不能达到推荐摄入量，需应用 DHA 补充剂。

婴幼儿每日 DHA 摄入量宜达到 100mg。母乳是婴儿 DHA 营养的主要来源，应倡导和鼓励母乳喂养，母乳喂养的足月婴儿不需要另外补充 DHA。在无法母乳喂养和母乳不足的情况下，可选用含 DHA 的配方奶，其中 DHA 含量应为总脂肪酸的 0.2%~0.5%。对于幼儿，宜调整膳食以满足其 DHA 需求。

二、花生四烯酸（ARA）

花生四烯酸（ARA）又称二十碳四烯酸，与必需脂肪酸中的亚油酸同属于 n-6 长链多不饱和脂肪酸。

（一）ARA 的生物学特性和功用

ARA 是许多循环二十烷酸衍生物的生物活性物质，如前列腺素 E2（PGE2）、前列腺环素（PGI2）、血栓烷素 A2（TXA2）和白细胞三烯和 C4（LTC4）的直接前体。

ARA 是人体大脑和视神经发育的重要物质，对提高智力和增强视敏度具有重要作用。在幼儿时期 ARA 属于必需脂肪酸，ARA 的缺乏对于人体组织器官的发育，尤其是大脑和神经系统发育可能产生严重不良影响。成长后人体所需花生四烯酸能由必需脂肪酸亚油酸、亚麻酸转化而成，因此属于半必需脂肪酸。

（二）ARA 的良好来源与参考摄入量

ARA 与 DHA 一样，在母乳中含量丰富，且比 DHA 相对稳定。如果人工喂养，则需给婴幼儿额外补充 ARA。

我国《食品安全国家标准婴儿配方食品》（GB 10765）、《食品安全国家标准 较大婴儿配方食品》（GB 10766）和《食品安全国家标准幼儿配方食品》（GB 10767）中均规定了 ARA 和 DHA 的添加标准，且 ARA 和 DHA 应保持一定的比例。

三、膳食纤维

膳食纤维是碳水化合物中一类非淀粉类多糖，主要成分是来自植物细胞壁的成分，包括纤维素、木质素、阿糖基木聚糖、抗性淀粉、抗性糊精、蜡、甲壳质、果胶、β- 葡聚糖、菊糖和低聚糖等。

世界卫生组织对膳食纤维的定义为：膳食纤维共性特点是指 10 个和 10 个以上聚合度的碳水化合物聚合物，且该物质不能被人体消化酶所消化、不能被人体小肠吸收，并对人体有健康效益，被誉为第七大营养素。

（一）分类和主要来源

膳食纤维根据是否溶解于水，可以分为两大类：可溶性纤维和不可溶性纤维。

1. 可溶性纤维

可溶性纤维是指既可以溶解于水，又可以吸水膨胀并能被大肠内微生物酵解的一类纤维，包括果胶、树胶、藻胶、豆胶、琼脂、部分低聚糖及少数半纤维素等。果胶通常存在于水果和蔬菜中，柠檬、柑橘、苹果、菠萝、香蕉等水果和卷心菜、苜蓿、豌豆、蚕豆等蔬菜含量较多；燕麦和大麦含有较多的 β- 葡聚糖。

2. 不可溶性纤维

不可溶性纤维是指既不能溶解于水又不能被大肠中微生物酵解的一类纤维，常存在于植物的根、茎、干、叶、皮、果中，主要有纤维素、半纤维素、木质素等。粮谷类、豆类的麸皮、糠、豆皮含有大量的纤维素、半纤维素和木质素。

富含膳食纤维的食物通常分为三大类。第一类是全谷物、杂豆类、薯类。如糙米、燕麦、鹰嘴豆、红小豆、绿豆等。全谷物膳食纤维含量一般在 3% 以上，杂豆大多在 5% 以上，薯类中的膳食纤维含量没全谷物、杂豆类那么高，但也在 1% 以上。相比之下，大米中的膳食纤维含量只有 0.7%。第二类是蔬菜、水果类。蔬菜中的膳食纤维含量在 1%～5%。其中，菌类优势明显，鲜香菇（3.3%）、金针菇（2.7%）、木耳（2.6%）都是富含膳食纤维的"佼佼者"。鲜豆类膳食纤维含量也很不错，如毛豆（4%）、蚕豆（3.1%）、豌豆（3%）等。水果中也有不少纤维"高手"，如库尔勒梨（6.7%）、石榴（4.8%）、桑葚（4.1%）、猕猴桃（2.6%）、鲜枣（1.9%）、杧果（1.3%）等。第三类是坚果、大豆类。坚果类膳食纤维含量大多在 4%～11%，个别如黑芝麻、松子分别高达 14%、12.4%。不过，坚果普遍含油脂较高，吃的时候一定要控制量，每天 10g 左右即可。干的大豆膳食纤维含量都在 10% 以上，也就是 1 两大豆中至少有 5g 膳食纤维。但大豆制品在加工过程中，大都需要经过水洗和过滤去渣等工艺，导致很多膳食纤维流失。不滤渣的豆浆则可以保留大部分膳食纤维，一杯 200mL 的豆浆膳食纤维含量在 1.5g 左右。

（二）生理功能

1. 维护肠道健康，预防结肠癌的发生

机体分解蛋白质和脂肪会促进胆汁酸生成，而胆汁酸浓度过高会诱发结肠癌。膳食纤维可以使大便增重，增加排便量，缩短粪便和毒素在肠道中的停留时间，同时阳离子膳食纤维会吸附胆汁酸，且阳离子膳食纤维越多，吸收的胆汁酸就越多。膳食纤维会促进肠道益生菌的生长，并会抑制有害菌生长，防止一些腐生菌产生致癌物质。通过观察婴幼儿粪便的形状、辨别味道可以判断其饮食结构和肠道是否健康。食物中膳食纤维充足，排出的粪便形状似香蕉，表面光滑、质地柔软，不粘黏马桶壁，无特殊腐臭味，显示肠道健康。

2. 调节血糖，预防糖尿病

膳食纤维通过以下 3 种方式减缓小肠对葡萄糖的吸收，抑制餐后血糖升高，即：增加肠液黏度，阻碍葡萄糖的扩散；束缚葡萄糖，降低肠液中葡萄糖的有效浓度；影响 α - 淀粉酶对淀粉的降解作用，延长酶解时间，降低肠液中葡萄糖的释放速率。研究表明，膳食纤维有助于延缓和降低餐后血糖，升高血清胰岛素水平，维持餐后血糖的平稳，避免血糖水平的剧烈波动。

3. 降低血液胆固醇和甘油三酯，预防心血管疾病和胆石症

其机理为：一方面可溶性膳食纤维在小肠形成黏性溶液或带有功能基团的黏膜层，黏膜层的厚度与完整性是甘油三酯和胆固醇在小肠吸收速度的一种限制屏障；另一方面膳食纤维可通过形成凝胶吸附胆酸，造成胆酸减少，使机体利用胆固醇合成胆酸，达到增加胆固醇的去路、降低血清胆固醇的目的。

4. 增强肠道功能，预防肥胖症

膳食纤维具有较强的膨胀功能和吸水作用，其在肠胃中吸水形成凝胶类物质，增加饱腹感，可减少食物的摄入量。膳食纤维对油脂的吸附能力较强，使其随粪便一起排出体

外，减少了脂肪的消化吸收，从而对预防肥胖症具有积极的作用。

5. 调节婴幼儿消化道菌群

膳食纤维喂养的主要对象是人类的共生微生物；充足的膳食纤维摄入能保持肠道菌群平衡和多样性，促进肠道有益及无害微生物生长和肠脑正常运行；肠道细菌代谢膳食纤维可产生多种重要活性物质，比如各种短链脂肪酸，保证人体的良好生存；短期缺乏膳食纤维就可引起菌群改变，肠道屏障功能减退和肠脑功能异常，长期缺乏膳食纤维则可能出现各个系统功能紊乱和疾病；现代人目前出现的各种代谢疾病，免疫疾病，内分泌疾病，神经系统疾病和心理疾病等都与摄入膳食纤维不足密切相关。

（三）婴幼儿膳食纤维的需要量

适量的膳食纤维对于婴幼儿是十分必要的。婴儿通过母乳获得两种特别重要的可溶性膳食纤维——人乳低聚糖和乳糖。6个月以后的婴幼儿可以逐步添加膳食纤维，每天从1.12g/80kcal开始；到1岁时，男孩可达12.6g/900kcal、女孩可达11.2g/800kcal；2岁时，男孩可达15.4g/1100kcal、女孩可达14g/1000kcal；3岁时，男孩可达17.5g/1250kcal、女孩可达16.8g/1200kcal。

要注意避免婴幼儿膳食纤维摄入过量对其健康产生危害。首先，婴幼儿的胃容量和消化能力都非常有限。长期大量摄入膳食纤维可能会造成包括能量、蛋白质、铁、钙等营养素的摄入不足，而对于那些本身就某些营养素缺乏的婴幼儿就更是会加重病情。其次，不溶性膳食纤维对胃部和消化道刺激较大，易造成不适感。研究发现过多食用膳食纤维会导致腹部不适，如增加肠蠕动和增加产气量。同时，如果不注意同时补充大量水分，还会诱发肠梗阻。

四、益生菌

益生菌是一类定植于人体肠道、生殖系统内，能产生确切健康功效从而改善宿主微生态平衡、发挥对肠道有益作用的活性有益微生物的总称。人体、动物体内有益的细菌或真菌主要有：酪酸菌、乳酸菌、双歧杆菌、嗜酸乳杆菌、放线菌、酵母菌等。

（一）婴幼儿肠道菌群的来源

母亲的产道中存在各种各样的细菌，在婴儿娩出的过程中，会通过吞咽使部分益生菌进入体内，剖宫产婴儿则不会接触到母亲产道中的益生菌。有研究表明，剖宫产和顺产婴儿的肠道菌群完全不同，前者呈现出基本缺少双歧杆菌的特征，后者则存在以特异性微生物菌群为主要特征的双歧杆菌等优势菌种。另有研究表明，与顺产婴儿相比，剖宫产婴儿在出生后 1 周内和 12 周时的肠道中，双歧杆菌和乳酸杆菌的平均数量下降，这种影响可持续到出生后 6 个月甚至更久。

新生儿在吮吸第一口母乳时就获得妈妈体内的益生菌。母乳里有专门促进优势菌群双歧杆菌大量繁衍的营养成分和免疫因子，帮助婴儿形成良好的免疫系统和代谢系统。因此，相比人工喂养的婴儿，母乳喂养的婴儿肠道内益生菌的数量普遍比较多，免疫功能也较好。哺乳是让婴儿体内的正常菌群发展的最重要途径。母乳喂养的婴儿微生物群被认为是健康肠道菌群的标准。如果婴幼儿肠道菌群紊乱，很容易引起过敏、便秘、腹泻、没有食欲、失眠、焦虑等症状。

（二）益生菌对婴幼儿健康的作用

母乳喂养的妈妈可通过自身改变饮食结构来帮助婴幼儿改善肠道问题。婴幼儿经常做运动对促进肠胃蠕动也很有帮助，可以改善身体血液循环，增强体质。另外，家长可在医生建议下给婴幼儿服用益生菌等制剂，调理肠胃功能。益生菌对婴幼儿的健康作用表现在以下几个方面。

1. 预防和治疗婴幼儿腹泻

腹泻是一种婴幼儿时期常见的疾病，其中轮状病毒是婴幼儿腹泻的主要病因。多项针对益生菌治疗轮状病毒性腹泻的研究取得了良好效果。

2. 预防和治疗婴幼儿便秘

婴幼儿便秘是临床上一种十分常见的症状，其中，功能性便秘约占 90%，可出现食欲减退、腹痛、腹胀等症状，长期持续将影响婴幼儿的生活质量。益生菌可产生有机酸，降低肠道 pH 值，促进肠道蠕动，从而防止便秘的产生。

3. 对婴幼儿乳糖不耐受的作用

乳糖不耐受是指因人体缺乏乳糖酶而无法水解食物中的乳糖，使其被肠道中的细菌分解，产生大量气体，出现腹泻、腹痛、腹胀等症状。益生菌可通过产生乳糖酶或激活体内乳糖酶的活性，从而治疗和缓解乳糖不耐受。

4. 减少抗生素的影响

抗生素在儿科中应用广泛，然而抗生素在杀灭有害菌的同时，也会杀灭肠道中的有益菌，引起肠道菌群失调，从而产生腹泻等不良胃肠道反应。婴幼儿由于其肠道菌群仍处于建立阶段，更容易受到抗生素的影响，腹泻发生率也更高。

5. 对预防和治疗呼吸道感染的作用

益生菌通过促进分泌抗体 SIgA，提高婴幼儿呼吸道抗感染能力，从而降低发病率。

知识链接

益生元与其他生物活性物质

益生元的概念由国际"益生元之父"——格伦·吉布索于 1995 年提出，系指一些不被宿主消化吸收却能够选择性地促进体内有益菌的代谢和增殖，从而改善宿主健康的有机物质。

常用的益生元有低聚糖类，包括低聚果糖、低聚半乳糖、低聚木糖、低聚异麦芽糖、大豆低聚糖、菊粉等，有些微藻类也可作为益生元，如螺旋藻、节旋藻等，此外多糖（如云芝多糖，胡萝含氮多糖）、蛋白质水解物（如酪蛋白的水解物，α-乳清蛋白，乳铁蛋白等）以及天然植物中的蔬菜、中草药、野生植物等也能作为益生元使用。下面重点介绍功能性低聚糖。

功能性低聚糖，又称非消化性低聚糖，是由 2～7 个单糖分子脱水通过 α、β 型等糖苷键连接形成的带有支链或直链的低度聚合糖，具有一定甜度、黏度和水溶性等糖类的特性。功能性低聚糖包括水苏糖、棉子糖、异麦芽酮糖、乳酮糖、低聚果糖、低聚木糖、低聚半乳糖、低聚异麦芽糖、低聚异麦芽酮糖、低聚龙胆糖、大豆低聚糖、低聚壳聚糖等。人体肠道内没有水解它们（除异麦芽酮糖外）的酶系统，因而它们不被消化吸收而直接进入大肠内优先为双歧杆菌所利用，是双歧杆菌的增殖因子。

功能性低聚糖具有独特的生理功能，能够调节菌群结构、增殖有益菌群；降低龋齿发生概率；增加排便、防治便秘；生成营养物质、增加营养吸收；调节血脂和胆固醇代谢；增强机体免疫能力，抵抗肿瘤的形成。

合生元是益生菌和益生元的复合制剂。合生元一方面可发挥益生菌的生理活性，另一方面又能选择性地增加益生菌数量，使其作用更加显著和持久。

后生元是益生菌经加工处理后的益生菌代谢物成分统称，包括菌体与代谢产物。日本研究证实，经过筛选的后生元，增强免疫能力优于原活菌，即使经由高温作用或肠胃消化液处理，仍保有高度生理活性。已知后生元对人体具有多种健康助益，包括增强免疫力、平衡肠道菌群、调节生理功能等。后生元包括：益生菌代谢产物和菌体成分两类。益生菌代谢产物包括维生素、脂质、酵素、蛋白质、胜肽、有机酸、短链脂肪酸、细胞内多糖等。菌体成分包括脂壁酸、磷壁酸、肽聚糖、细胞表面蛋白、多糖、细胞膜蛋白、细胞外多糖。

益生菌、益生元、合生元、后生元，都属于微生态制剂。一般情况下，没有菌落失调症状的，不推荐使用；在有相关症状时，可在医生的指导下选用合理的方案。

随着科技的不断进步，科学家发现在自然界植物体内含有种类繁多的植物化合物，主要包括类胡萝卜素、植物固醇、皂苷、芥子油苷、多酚、蛋白酶抑制剂、单萜类、植物雌激素、硫化物、植酸等。有些是抗营养因子，如植酸能与钙形成植酸钙镁盐，影响钙的吸收。但是研究证实，从天然植物中分离出的植物化合物对人体具有重要的生物学作用，可以抗癌、抗氧化、抗微生物、降低胆固醇、促进免疫调节、抗血栓、抑制炎症过程、影响血压、调节血糖、促进消化。

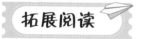

营养素补充与疾病预防

本节内容回顾

	本节内容架构	应知应会星级
一、二十二碳六烯酸（DHA）	（一）DHA 的生物学特性和功用	★★
	（二）DHA 与婴幼儿发育的关系	★★★★
	（三）DHA 的良好来源与参考摄入量	★★★★
二、花生四烯酸（ARA）	（一）ARA 的生物学特性和功用	★★
	（二）ARA 的良好来源与参考摄入量	★★★★
三、膳食纤维	（一）分类和主要来源	★★★
	（二）生理功能	★★★★
	（三）婴幼儿膳食纤维的需要量	★★★★
四、益生菌	（一）婴幼儿肠道菌群的来源	★★★
	（二）益生菌对婴幼儿健康的作用	★★★★

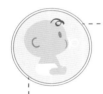

— 课后自测 —

一、单项选择题

1. (　　) 是视网膜光受体中最丰富的多不饱和脂肪酸。

　　A. DHA

　　C. 维生素 A

　　B. ARA

　　D. 维生素 D

2. DHA 主要来源是 (　　)。

　　A. 花生油

　　C. 棕榈油

　　B. 橄榄油

　　D. 鱼油

3. 对孕期和哺乳期妇女而言，(　　) 可视为条件必需脂肪酸。

　　A. 油酸

　　C. ARA

　　B. DHA

　　D. 饱和脂肪酸

4. 在幼儿时期 (　　) 属于必需脂肪酸。

　　A. DHA

　　C. EPA

　　B. ARA

　　D. 油酸

二、多项选择题

1. DHA 与婴幼儿发育的关系包括 (　　)。

　　A. 促进神经功能发育

　　C. 调节免疫功能

　　B. 促进视觉发育

　　D. 可能改善婴儿睡眠

扫码查看参考答案

2. 膳食纤维的生理功能包括 (　　)。

　　A. 维护肠道健康

　　C. 降低血液胆固醇和甘油三酯

　　B. 调节血糖

　　D. 增强肠道功能

3. 益生菌对婴幼儿健康促进作用有很多，其中包括（　　　）。

　　A. 预防和治疗婴幼儿腹泻　　　　B. 预防和治疗婴幼儿便秘

　　C. 治疗和缓解乳糖不耐受　　　　D. 减少抗生素的影响

三、判断题

1. ARA 在母乳中含量丰富，且比 DHA 相对稳定。　　　　　　（　　　）

2. 6 个月以后的婴幼儿可以逐步添加膳食纤维，从每天从 2g/80kcal 开始。　　　　　　　　　　　　　　　　　　　　　　　　　（　　　）

3. 采取补充益生菌的方法，可以对婴幼儿的肠道菌群进行调节，有利于恢复肠道菌群平衡。　　　　　　　　　　　　　　　　　　（　　　）

一 技能训练 一

1. 请分别画出 DHA、ARA、膳食纤维、益生菌的思维导图，上传学习通班级空间。

2. 请自主选取一个知识点，录制 5 ~ 8 分钟的微课，上传学习通班级空间。

一 学思践悟 一

党的二十大报告指出，树立大食物观，发展设施农业，构建多元化食物供给体系。请从关心关爱婴幼儿健康成长角度出发，谈谈你对大食物观重要论述的理解。

（本节编者：王丽梅　王姗姗　周晓倩）

第二章

婴幼儿与营养相关
的常见病预防

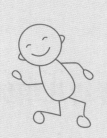

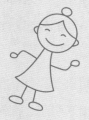

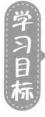

1. 明确婴幼儿单纯性肥胖、营养不良、缺铁性贫血、锌缺乏症、维生素 D 缺乏性佝偻病的发病原因、症状表现。

2. 掌握婴幼儿单纯性肥胖、营养不良、缺铁性贫血、锌缺乏症、维生素 D 缺乏性佝偻病的预防措施。

3. 能够运用所学知识对婴幼儿和家长开展营养健康教育。

4. 能够运用所学知识对婴幼儿的某些异常表现进行初步的评估，为家长及时提出就医建议。

0~3 岁时期，婴幼儿生长发育受多种因素影响，如新生儿出生体重与胎龄、性别及母亲妊娠期营养状况有关。婴幼儿生长环境、家庭经济状况、当地食品供应情况以及母亲及家庭成员缺乏科学喂养知识和喂养指导，导致喂养不当，就会引发婴幼儿营养缺乏或营养过剩，严重的会导致肥胖、蛋白质 – 能量营养不良、营养性缺铁性贫血、锌缺乏症及维生素 D 缺乏性佝偻病。

第一节　婴幼儿单纯性肥胖症

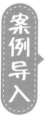

　　10 个月的婴儿，正常体重应在 8~10kg，可一个同龄男孩乐乐体重已达到了 18.5kg，在同龄宝宝中俨然是个"小巨人"。肥嘟嘟的大腿比成人的胳膊还要粗，手臂和小腿粗得得用成人的两只手才能握住，一双脚丫要穿 18 码的鞋子。

　　思考：如何对超重 / 肥胖的婴幼儿和家长开展营养健康教育并配合医生对肥胖的婴幼儿进行健康管理？

　　超重是指体内脂肪累积过多，可能造成健康损害的一种肥胖前的状态。肥胖是指由多种因素引起、因摄入的能量超过消耗的能量，导致体内脂肪累积过多，达到危害健康的一种慢性代谢性疾病或称营养障碍性疾病。按病因不同，可以分为原发性肥胖和继发性肥胖。前者又称单纯性肥胖，已成为一个全球性的、重要的儿童健康问题。儿童期单纯性肥胖不仅影响儿童的健康，且还可延续至成人，容易引起高血压、冠心病、糖尿病、癌症等疾病。因此，对婴幼儿及家长开展单纯性肥胖预防普及性健康教育势在必行。

一、发病原因

0~3岁时期，婴幼儿体重增长有一定的规律。一般健康新生儿出生时的体重在3.2~3.3kg，3~4月龄时可达2倍出生体重，12月龄时可达3倍出生体重，2岁时可达4倍出生体重，2~3岁时每年增加2~3kg。体重不按常规增加或者下降，除患病以外，大都是由于护理不当或营养供给失衡，必须及时纠正。对婴幼儿来说，定期测量体重十分重要。6个月以内的婴儿最好每月测量一次，6~12月每2个月测量1次，1~2岁每3个月测量1次，2~3岁每半年测量1次。每次测得的数字，要记录下来并与正常小儿的标准作比较。

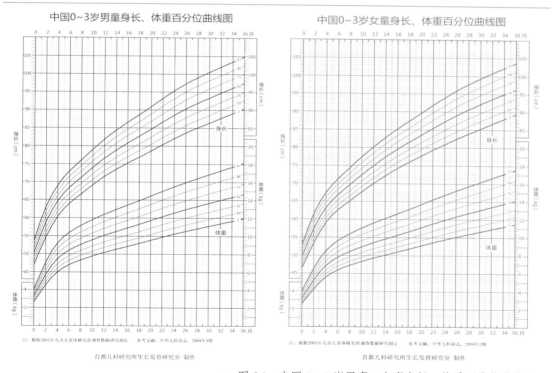

▼ 图2-1　中国0~3岁男童、女童身长、体重百分位曲线图

如图 2-1 所示，不同月龄的婴幼儿体重在第 3 百分位至第 97 百分位之间属正常范围。具体使用方法是：在测量月龄的位置上找到相应体重所在的位置，并画点，凡落在第 25～75 百分位范围内属中等，在第 75～97 百分位之间为中上等，在第 97 百分位以上者为上等；在第 3～25 百分位之间为中下等，在第 3 百分位以下为下等。

如果婴儿的体重超过第 97 百分位或低于第 3 百分位，或几次测量描记的点连接起来的曲线变平或下降，都应找医生检查，以便及时发现问题并给予纠正。

一般来说，婴幼儿理想体重的科学标准是：

1～6 个月：标准体重（kg）= 出生体重（kg）+ 月龄 ×0.6

7～12 个月：标准体重（kg）= 出生体重（kg）+ 月龄 ×0.5

1 岁以上：标准体重（kg）= 8 + 年龄 ×2

根据公式：（实测体重／标准体重 -1）×100%，如果超过了标准体重的 10%，可以视为超重，一旦超过了 20%，则属于肥胖。

根据世界卫生组织制定的标准来判断：体重超过同性别同身高标准体重的 10%，属于超重儿；体重超过同性别同身高标准体重的 20%，属于轻度肥胖；体重超过同性别同身高标准体重的 30%，属于中度肥胖；体重超过同性别同身高标准体重的 50%，属于重度肥胖。

我国婴幼儿肥胖的流行有以下几个特点：超重肥胖率呈现上升趋势，超重率高于肥胖率；男童超重肥胖率高于女童；城市婴幼儿超重肥胖率高于农村婴幼儿；农村儿童肥胖率增长速度快；婴儿期与学龄前期是超重肥胖的高发年龄，正好与脂肪组织的发育活跃期及重聚期相吻合。不同性别、不同年龄的幼儿肥胖都以轻度为主，随着年龄增长，中、重度肥胖逐渐增多，重度肥胖主要出现在 3 岁以后，并且男童高于女童。

婴幼儿单纯性肥胖的产生是多种因素影响的结果，主要包括以下几种影响因素。

（一）遗传因素

遗传因素主要指遗传物质（染色体、DNA）发生改变而导致的肥胖。肥胖有高度的遗传性，目前认为，肥胖的家族性与多基因遗传有关。父母双方超重肥胖或单方超重肥胖都可以通过遗传因素影响子女超重肥胖的发生，使婴幼儿发生超重肥胖的风险明显增高。双亲均为肥胖者，子女中有 70%～80% 的人表现为肥胖；双亲之一（特别是母亲）为肥胖者，子女肥胖的发生率为 40%～50%。人群的种族、性别、年龄差别对致肥胖因子的易感性不同。研究表明，遗传因素对肥胖形成的作用占 20%～40%。出生前的母亲体型及营养代谢状况，也将会影响幼儿期甚至成年期肥胖相关慢性疾病的发生风险。

（二）致胖环境因素

"致胖环境"是指鼓励人们不从事或少从事体力活动以及对不健康食品的选择，从而助长了人口层面肥胖的环境，它主要包含助长获取不健康食品的食物环境和导致四体不勤的身体活动环境。

1. 膳食结构和饮食行为不合理

婴幼儿出生后前 3 个月和出生后 1 年，身体脂肪组织细胞增长较快。怀孕晚期，母亲过多摄入碳水化合物（主食）和饱和脂肪（如奶油、油炸食品），会导致胎儿过大。乳母营养过剩不会影响母乳质量，但是辅食添加不当可能会引发婴幼儿超重或肥胖的风险。例如：研究证据表明，与 4～6 月龄添加辅食相比，早于 4 月龄添加辅食可增加幼儿发生超重或肥胖的风险，对于婴儿配方奶喂养的婴儿，辅食添加时间早于 4 月龄者肥胖发生风险是 4 月龄后添加辅食者的 6 倍。而较晚（≥6 月龄）添加辅食对幼儿发生超重或肥胖的风险无明显影响。婴儿期较高的能量和蛋白质，尤其是奶类蛋白摄入可能会增加幼儿机体肥胖度。研究结果发现，与 4～6 月龄添加鱼肝油相比，婴儿早期（<3 月龄）添加鱼肝油可增加幼儿在 4～5 岁发生超重的危险。

2 岁以下幼儿肥胖与大年龄儿童肥胖的危险性不同，并不预示将增加成年期肥胖和患慢性病的风险，除非体重过重导致发育迟缓。2 岁以上幼儿如果肉类摄入过多、蔬菜水果摄入过少，喜欢吃能量密度高的食物，如煎炸食品、巧克力、甜点和含糖饮料等，再加上进食时食量大、咀嚼少、进食速度快，均可导致能量的过量摄入，就会促进肥胖的发生和发展。不良的饮食行为如不吃早餐、经常吃西式快餐，家长的饮食消费观念导致食物环境的改变如高脂肪、高糖食物的家庭购买量或食用次数增加等，都会导致儿童肥胖率提升。

2. 身体活动不足

有的家长认为 3 岁以下的婴幼儿能吃能睡、不哭不闹就好了，其实不然。活动量过少和缺乏适当的体育锻炼，使用电脑、平板、手机等静态活动时间增加，均会导致婴幼儿能量消耗减少，长期会造成脂肪堆积，导致肥胖。绝大多数肥胖儿都不喜欢运动，因为运动会导致心肺负荷过重，吃动不平衡造成剩余脂肪不能消耗而大量堆积，致使肥胖加重，导致肥胖儿运动负荷更大，更不喜欢运动，最终形成"肥胖—不喜欢运动—肥胖"的恶性循环。

（三）社会文化因素

1. 家庭环境及父母行为

家庭是婴幼儿的主要生活场所，父母是孩子的第一任老师。父母营养知识与健康素养的缺失，不良的饮食行为和不健康的生活方式均会对婴幼儿饮食行为的形成和肥胖的发生发展产生重要的影响。例如，长时间看电视导致能量消耗低，边看电视边吃零食，导致能量摄入不知不觉增加。

2. 广告宣传

电视、媒体中大量的高脂、高糖的食品广告宣传会影响健康的饮食观念和行为，影响家长的食物购买以及喂养观念，增加肥胖发生的风险。

3. 社会文化

在我国的传统观念里，人们习惯将肥胖看成富有、身份和福气的象征，认为多吃才能身体健康。对肥胖的向往常常反映在家长鼓励婴幼儿多吃的行为上，从而导致肥胖的风险。

二、症状表现

肥胖婴幼儿食欲亢进，进食量大，喜食甘肥，懒于活动，常有明显的疲劳感，用力时气短或腿痛。外表呈肥胖高大，不仅体重超过同龄儿，而且身高、骨龄皆在同龄儿的高限，甚至还超过。皮下脂肪丰满，但分布均匀，以面颊、肩部、胸乳部及腹壁脂肪积累较为显著，腹部膨隆下垂，四肢以大腿、上臂粗壮而肢端较细。严重肥胖者会因皮下脂肪过多，使胸腹、臀部及大腿皮肤出现皮纹；因体重过重，走路时两下肢负荷过重可致膝外翻和扁平足。皮肤因皱褶加深，局部潮湿易引起皮肤糜烂、炎症。男孩可因会阴部脂肪堆积，阴茎被埋入，而被误认为外生殖器发育不良。女孩胸部脂肪堆积应与乳房发育相鉴别，后者可触到乳腺组织硬结。严重肥胖者由于脂肪的过度堆积限制了胸廓和膈肌运动，使肺通气量不足造成低氧血症、心脏扩大或出现充血性心力衰竭甚至死亡，称肥胖－换氧不良综合征。

三、预防措施

建立良好饮食习惯是早期预防的关键。婴幼儿期是建立良好饮食习惯和生活习惯的关键时期，因此生命早期也是预防超重、肥胖的关键期。对超重、肥胖的干预要从加强对家长的健康宣教和合理喂养着手。

（一）对家长开展健康教育

健康教育的内容包括饮食与运动原则、培养健康的饮食行为、合理地选择食物等。

1. 饮食与运动原则

家庭成员应当根据《中国居民膳食指南（2022）》调整家庭膳食结构，认真落实平衡膳食八准则，做到：食物多样，合理搭配；吃动平衡，健康体重；多吃蔬果、奶类、全谷、大豆；适量吃鱼、禽、蛋、瘦肉；少油少盐，控糖限酒；规律进食，足量饮水；会烹会选，会看标签；公筷分餐，杜绝浪费。孕妇和乳母要在此基础上参照《孕妇膳食指南（2022）》和《乳母膳食指南（2022）》进行食物选择和合理搭配。

为了保证0~3岁婴幼儿生长发育和健康成长，需要依据《0~6月龄婴儿母乳喂养指南（2022）》《7~24月龄婴幼儿喂养指南（2022）》和《学龄前儿童膳食指南（2022）》进行合理喂养和定期测量体重和身长。

根据《中国人群身体活动指南（2021）》，身体活动的原则是：动则有益、多动更好、适度量力、贵在坚持；减少静态行为，每天保持身体活跃状态；身体活动达到推荐量；安全地进行身体活动。

2岁及以下婴幼儿每天与看护人进行各种形式的互动式玩耍，能独立行走的幼儿每天进行至少3小时的身体活动，静态行为时间每次不超过1小时，不建议看各种屏幕。

3~5岁幼儿鼓励多做户外活动，每天要进行至少3小时的身体活动，其中包括1小时的活力玩耍；每次静态行为不超过1小时；每天看屏幕时间累计不超过1小时。

2. 培养健康的饮食行为

第一，家长要为婴幼儿做好表率。家庭对幼儿良好饮食行为的培养起着举足轻重的作用。有些家长本身没有从小养成良好的饮食习惯，吃饭时看电视、玩手机，挑食偏食，喜欢吃外卖，爱吃零食、甜品、油炸食品，爱喝含糖饮料等不良饮食行为。因此，家长在备孕、怀孕、婴儿出生以后，要以身作则，及时纠正自己的不良饮食习惯，崇尚健康的生活方式，并积极学习婴幼儿营养与喂养知识，科学地喂养婴幼儿。

第二，根据婴幼儿生长发育规律，适时培养婴幼儿健康的饮食行为。0~6月龄：母乳喂养的婴儿按需喂养即可，混合喂养或人工喂养的婴儿注意避免过度喂养。7~12月龄：注意培养婴儿自主就餐意识，手抓食物是婴儿自己动手吃饭的第一步，父母要支持婴儿手抓食物放在口中吮吸、啃咬，为将来用匙吃饭做准备。帮助婴儿练习用杯子喝水或喝奶。添加辅食时避免煮得过烂、太甜或太咸、品种单一、过于油腻，逐渐养成规律饮食，做到定时、定量、定点饮食，避免边吃边玩。13~24月龄：注意幼儿的进食量，防止吃得过多造成积食；注意培养幼儿自己吃饭的能力，少给幼儿吃膨化食品；不要边吃饭边喝水。2岁以后的幼儿避免过量饮食，正确食用零食，不能用零食代替正餐，不能用含糖饮料、果汁等代替饮水。

第三，及时纠偏。有些婴儿在添加辅食后，对某种甜的或咸的食物特别感兴趣，会一下子吃得很多，因此，不挑食、偏食的良好饮食习惯应该从添加辅食时开始培养。父母应养成观察记录婴幼儿每天饮食的习惯，循序教导婴幼儿规律饮食，不挑食、偏食、过量饮食。如果婴幼儿挑食、偏食，父母应尽力纠正。可以从以下几点入手：一是父母以身作则，不挑食、偏食；二是对婴幼儿进行营养知识的启蒙教育；三是找出婴幼儿挑食、偏食的原因，对症下药；四是当婴幼儿有进步时及时鼓励。

3. 合理地选择食物

肥胖的根本原因是能量摄入超过能量消耗而导致的体内脂肪储存过多，但是，仅仅通过严格控制能量摄入来控制肥胖并不可取，婴幼儿的生长发育还需要充足的营养供给来保证正常需要，因此，合理地选择食物，对于避免和改善婴幼儿肥胖至关重要。

每个婴儿的发育程度不同，每个家庭的饮食习惯不同，因此，为婴儿添加辅食的时间、品种、数量也可以有所不同。总的添加辅食的原则是由稀到稠、由细到粗、由少到多，由一种到多种，适应婴儿咀嚼、吞咽、消化，逐渐做到食物品种多样化、食物形状多样化且色、香、味俱全，满足其对营养素和能量的需要。

　　添加辅食的顺序：7~9月龄先从添加强化铁的米粉开始，再适量添加蛋黄泥、肉泥等富含铁的食物。婴儿适应后，可以多种食物混合喂养。10~12月龄可以继续扩大食物品种，并适当增加食物的黏稠度和粗糙度，注重培养婴儿对食物和进食的兴趣。13~24月龄主要培养幼儿自主进食，并逐步适应家庭日常饮食。

　　为避免超重或肥胖，婴幼儿应少吃的食物有：糖果、蜜饯、巧克力、冷饮、甜点、膨化食品、西式快餐、肥肉、黄油、油炸食品、各种含糖饮料。

（二）合理喂养

　　合理喂养是预防婴幼儿单纯性肥胖的最重要、最有效的措施之一。要做到合理喂养，家长首先要知晓婴幼儿生长发育的特点及每个月龄段对营养素和能量的需求；其次，要科学喂养、顺应喂养，帮助婴幼儿建立良好的饮食及生活规律；最后，保证质量、控制数量，做到合理营养、食不过量是关键。

知识链接

幼儿肥胖的治疗方法

拓展阅读

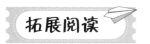

幼儿健康减肥食谱

　　2~3岁幼儿的消化系统结构和功能仍处在发育阶段，因此，对于肥胖儿来说，每日膳食在保证生长发育所需要的营养的同时，减少能量摄入，可偶尔进食低脂膳食。

　　早餐搭配要合理，即粗细搭配、荤素搭配、干稀搭配。要有谷类、豆制品类、奶类、蛋类、肉类、蔬菜、水果等，例如：菌菇汤面条，食材有：香菇、鸡蛋、番茄、小白菜、杂粮面条。

午餐应该增加优质蛋白质的摄入，主食多样化，适量搭配蔬菜、水果，宜清淡少盐，在烹调方式上，宜采用蒸、煮、炖、煨等方式，避免使用高温油炸、煎、烤的方式。例如：紫薯丁米饭、彩椒炒牛柳、蒜蓉生菜、萝卜豆腐鲫鱼汤。

晚餐减少蛋白质脂肪的摄入，以易消化吸收的食物为主，例如：花卷、紫菜蛋花汤、双菇炒青菜、清蒸带鱼。

早午餐、午晚餐之间可以根据情况进行加餐，加餐以新鲜水果、酸奶为主，量不宜过多，每天保证足量饮水。

总之，坚持谷类为主的平衡膳食模式，每天的膳食应包括谷薯类、蔬菜水果，畜、禽、鱼肉，蛋、奶和豆类食物，平均每天摄入 12 种以上食物，每周 25 种以上，小分量多样，同类食物常变换，不同食物巧搭配，五颜六色增食欲，合理营养保健康。

本节内容回顾

	本节内容架构	应知应会星级
一、发病原因	（一）遗传因素	★★★★
	（二）致胖环境因素	★★★★
	（三）社会文化因素	★★
二、症状表现		★★★★
三、预防措施	（一）对家长开展健康教育	★★★★
	（二）合理喂养	★★★★★

— 课后自测 —

一、单项选择题

1. 肥胖可发生于任何年龄，但最常见于（　　　）。

　　A. 新生儿期和幼儿期　　　　　B. 幼儿期或青春期

　　C. 婴儿期、5 ~ 6 岁和青春期　　D. 中年期

2. 一般健康新生儿出生时的体重大约在（　　　）kg。

　　A. 3.2 ~ 3.3　　　　　　　　　B. 3.5

　　C. 4　　　　　　　　　　　　　D. 2.5

3. 对婴幼儿来说，定期测量体重十分重要，6 个月以内的婴儿最好（　　　）。

　　A. 每月测量一次　　　　　　　B. 每 2 个月测量一次

　　C. 每 3 个月测量一次　　　　　D. 每半年测量一次

4. 参照同性别同身高标准体重，诊断轻度肥胖的标准为（　　　）。

　　A. 体重超过 10% 者　　　　　　B. 体重超过 20% 者

　　C. 体重超过 30% 者　　　　　　D. 体重超过 50% 者

5. 双亲肥胖，子女肥胖的概率为（　　　）。

　　A. 40% ~ 50%　　　　　　　　　B. 50% ~ 60%

　　C. 60% ~ 70%　　　　　　　　　D. 70% ~ 80%

二、多项选择题

1. 儿童期单纯性肥胖不仅影响儿童的健康，且还可延续至成人，容易引起
（　　　）等疾病。

　　A. 高血压　　　　　　　　　　B. 冠心病

　　C. 糖尿病　　　　　　　　　　D. 癌症

2. 不良的饮食行为如（　　　）等，都会导致儿童肥胖率提升。

　　A. 不吃早餐

　　B. 经常吃西式快餐

　　C. 高脂肪、高糖食物的家庭购买量增加

　　D. 高脂肪、高糖食物的家庭食用次数增加

3. 2岁以上幼儿如果（　　　），均可导致能量的过量摄入，就会促进肥胖的发生和发展。

　　A. 肉类摄入过多

　　B. 蔬菜水果摄入过少

　　C. 喜欢吃能量密度高的食物

　　D. 进食时食量大、咀嚼少、进食速度快

4. （　　　）均会导致婴幼儿能量消耗减少，长期会造成脂肪堆积，导致肥胖。

　　A. 活动量过少

　　B. 缺乏适当的体育锻炼

　　C. 使用电脑、平板、手机等静态活动时间增加

　　D. 吃动不平衡

5. 根据《中国人群身体活动指南（2021）》，身体活动的原则是（　　　）。

　　A. 动则有益、多动更好、适度量力、贵在坚持

　　B. 减少静态行为，每天保持身体活跃状态

　　C. 身体活动达到推荐量

　　D. 安全地进行身体活动

扫码查看参考答案

三、判断题

1. 肥胖是一种慢性代谢性疾病或称营养障碍性疾病。　　　　（　　　）

2. 辅食添加不当可能会引发婴幼儿超重或肥胖的风险。　　　（　　　）

3. 2 岁及以下婴幼儿互动玩耍，不看屏幕。　　　　　　　（　　　）

4. 胖是富有、身份和福气的象征，多吃才能身体健康。　　（　　　）

5. 预防婴幼儿单纯性肥胖的最有效的措施是少吃。　　　　（　　　）

── 技能训练 ──

1. 请画出婴幼儿单纯性肥胖的思维导图，上传学习通班级空间。

2. 请自主选取一个知识点，录制 5 ~ 8 分钟的微课，上传学习通班级空间。

（本节编者：王丽梅）

第二节　婴幼儿营养不良

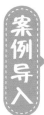

陈女士的儿子在 2 岁时被诊断为牛奶蛋白过敏，于是陈女士在母婴店导购的推荐下购买了某品牌"食用特医奶粉"。食用该奶粉期间，陈女士发现孩子长得很慢，颅骨也长得比别的孩子慢。

后经相关部门确认，该品牌"食用特医奶粉"为固体饮料，不属于婴幼儿配方奶粉，更不是特殊医学用途配方食品，其蛋白质和营养素含量远低于婴幼儿配方乳粉和特殊医学用途配方食品，不能满足婴幼儿生长发育所需。陈女士的儿子由于较长时间食用该品牌固体饮料，导致其营养不良，并出现佝偻病症状。

思考： 如何避免婴幼儿营养不良的发生。

2015 年欧洲肠外肠内营养学会（ESPEN）专家共识提出了全新概念——营养紊

乱，指营养物质摄入不足、过量或比例异常，与机体的营养需求不协调，从而对细胞、组织、器官的形成、组成、功能及临床结局造成不良影响的综合征。营养紊乱可分为营养不良、微量营养素异常及营养过剩。营养不良特指能量和（或）蛋白质摄入不足或吸收障碍造成的营养不足，即通常所说的蛋白质－能量营养不良，表现为低体重、发育迟缓、消瘦或水肿性营养不良。

营养不良是一种全身性疾病，会影响儿童的生长发育、降低认知能力、增加感染的风险，增加成年期患慢性疾病的风险；严重营养不良几乎影响机体所有的器官和系统，甚至影响患者心理和社会角色。因此，婴幼儿营养不良应引起家长和托育机构工作者的高度重视。

一、发病原因

蛋白质－能量营养不良一般是由于食物供给不足、长期喂养不当或疾病因素引起的。

（一）食物供给不足

原发性营养不良常与土地贫瘠、气候恶劣、自然灾害（如水灾、旱灾等）、贫穷、战争等原因造成的食物短缺有关。联合国儿童基金会驻华办事处与中国营养学会共同发布的《2019年世界儿童状况报告》指出，至少三分之一的（超过2亿名）5岁以下儿童或营养不足，或超重。近三分之二的6个月至2岁婴幼儿的饮食无法保障其身体和大脑的迅速发育。这些儿童可能面临大脑发育不良、学习能力差、免疫力低下、易受感染甚至死亡等各类风险。随着我国社会经济的发展，由于食物短缺造成的营养不良已经显著减少。报告指出，来自最贫困以及最边缘化社区的儿童和青少年正承受着最沉重的各类营养不良负担。在最贫困的家庭中，只有五分之一的6个月至2岁的婴幼儿能够获得保证他们健康成长所需的充足的、多样化的膳食。报告还指出，与气候相关的灾害导致了严重的粮食危机。例如，干旱造成了80%的农业损害和损失，深刻改变着儿童及其家庭的膳食结构，也左右着食物的质量和价格。

（二）长期喂养不当

造成我国儿童营养不良的主要原因是由于家长知识缺乏造成的喂养不当。如母乳喂养不足，未及时添加其他乳制品或突然停止母乳喂养未及时增加其他食物；或人工喂养食物质量较差、较少，如奶粉配制过稀；婴儿长期以淀粉食品为主食；辅食添加过晚，动物性食物添加不足，辅食太稀等。幼儿自主进食后，偏食、挑食、不规律饮食如不吃早餐等不良饮食习惯也会导致营养不良。

（三）疾病因素

由于疾病影响婴幼儿对食物和营养素的摄入、消化吸收和代谢而发生营养不良，称为继发性营养不良。

腹泻、败血症、支气管肺炎、获得性免疫缺陷综合征（艾滋病）、结核病等疾病对食物和营养素的消化、吸收和代谢产生负面影响，被确定为因蛋白质－能量营养不良住院儿童的共病。婴幼儿先天性不足，如双胞胎、多胞胎、早产以及一些先天性疾病，如先天性食管狭窄，婴幼儿在进食固体食物时，出现吞咽困难、呕吐、反复肺炎，导致食物摄入不足，因而致营养不良。5岁以下儿童直接饮用井水、地表水、泉水和雨水也与营养不良的发生有关，不安全的饮用水会增加腹泻、寄生虫感染的风险，从而减少营养素的消化吸收，增加能量和营养素的消耗。在疾病的恢复期或是生长发育的快速阶段均有可能因为对营养的需要量增加而摄入不足造成营养不良。

蛋白质－能量营养不良根据蛋白质和（或）能量缺乏的原因可分为三种类型，即消瘦型营养不良、恶性营养不良和混合型营养不良。消瘦型营养不良通常发生在婴幼儿期，主要是饮食中能量供给不足造成的。恶性营养不良多发生在婴幼儿断奶后仅喂以含蛋白质很少的淀粉类食物，能量摄入通常能满足需要，但是优质蛋白质严重缺乏。混合型营养不良是能量和蛋白质同时严重缺乏造成的。在我国严重的蛋白质－能量营养不良已经很少见，但是轻度蛋白质－能量营养不良在一些地区仍然存在。

二、症状表现

根据婴幼儿营养不良的轻重程度不同，可分为以下三种不同的临床表现。

（一）I 度营养不良

I 度营养不良即轻度营养不良，婴幼儿身高不受影响，精神状态正常，体重低于正常值的 15%～25%，腹壁皮下脂肪层变薄，肌肉不坚实，皮肤干燥。

（二）Ⅱ度营养不良

Ⅱ度营养不良即中度营养不良，婴幼儿身长低于正常，体重减少25%～40%，脂肪层消失，肋骨、脊柱突出，皮肤苍白失去弹性，肌张力低下，不能站立，哭声无力，运动功能发育迟缓，情绪不稳定，睡眠不安，食欲低下。

（三）Ⅲ度营养不良

Ⅲ度营养不良即重度营养不良，婴幼儿身长低于正常，体重减轻40%以上，发育迟缓，骨龄低，脂肪层消失，颌颧骨突出，老人貌，皮肤苍白干燥，无弹性，生命体征低弱，情绪不稳定，食欲低下或消失，易腹泻，呕吐合并感染。

患儿由于营养摄入不足，机体消化、吸收、代谢的功能不完善，先后动用体内的糖原、脂肪、蛋白质氧化供能，最终导致负氮平衡，血浆蛋白、血糖、胆固醇均下降，基础代谢仅为正常小儿的70%或更低。营养不良小儿的消化道运动及分泌功能减弱，体液细胞免疫功能低落。其他如维生素A、维生素D、维生素E、B族维生素、钙、铁、锌等的缺乏与营养不良并存。

总之，Ⅰ度、Ⅱ度营养不良患儿主要表现为皮下脂肪减少，糖原储备不足，肌肉萎缩。Ⅲ度营养不良，可见肠壁变薄，黏膜皱褶消失，心肌纤维混浊肿胀，肝脏脂肪变性，淋巴组织、胸腺及内脏均萎缩。

知识链接

Z评分

目前，世界卫生组织对婴幼儿生长发育状况评价采用的是Z评分。新标准以母乳喂养婴儿为生长和发育的标准。Z评分采用的是一个统计学指标，即将身长（身高）、体重和体质指数（BMI）Z评分应用于0～5岁儿童营养与健康状况的评价。计算方法为：儿童身高实测值与同年龄、同性别参考人群身高中位数之差和该参考人群身高标准差相比，所得比值就是年龄别身高Z评分。同理可计算年龄别体重Z评分和身高别体重Z评分。

Z评分是将某个儿童测量的数据与推荐的理想儿童群体的数据进行比较，若该儿童的生长数据高于这个群体一般水平，则 Z 评分为正值，反之则为负值。Z 评分的绝对值越小（最小为 0），说明该儿童的生长状况越接近一般水平，Z 评分的绝对值越大，说明该儿童的生长状况越好或者越差。Z 评分 <-2 为过低，-2 ~ 2 为正常，> 2 为过高，在实际应用中主要关注 Z 评分 <-2 的对象。

调查资料显示，当婴幼儿情绪不佳、发生异常变化时，可能与体内某些营养素缺乏相关。如婴幼儿变得郁郁寡欢，反应迟钝，表情麻木，多提示体内缺乏蛋白质与铁元素。若婴幼儿忧心忡忡，惊恐不安，失眠健忘，可能表明体内 B 族维生素不足。如果婴幼儿情绪多变，爱发脾气，可能与甜食摄入过多有关，医学上称为"嗜糖性精神烦躁症"。如果婴幼儿固执任性，胆小怕事，则可能是维生素 A、B 族维生素、维生素 C 与钙元素不足。

三、预防措施

婴幼儿营养不良应以预防为主、治疗为辅，具体预防措施如下。

（一）倡导合理喂养，坚持母乳喂养

科学合理的喂养方式是婴幼儿吸收足够营养的保证。母乳喂养是预防营养不良的关键。因此，必须加强农村、社区妇幼保健工作及围产期、婴幼儿系统保健，宣传科学育儿知识，大力提倡科学母乳喂养。哺乳期女性应养成合理均衡的膳食习惯和良好的作息习惯，保持愉悦的心情。若母乳不足或无法母乳喂养者，应采取合理的混合喂养或人工喂养，优先选择配方奶，6 个月内的婴儿尽量不用鲜牛奶，其他婴儿也不能选择脱脂奶粉、炼乳、麦乳精作为主食，不应单独以淀粉喂养，并应及时、合理添加辅食，特别要注意断奶后的营养。

（二）帮助婴幼儿养成良好的生活习惯

婴幼儿正处于生长发育的最重要时期，这个时期养成良好的生活习惯对预防营养不良将产生十分积极的影响。对此，家长应以身作则，为婴幼儿建立合理的饮食习惯，包括建立平衡的膳食结构，培养自主进食的能力和专注进食的习惯。促使婴幼儿养成良好的作息习惯，保证充足的睡眠。加强婴幼儿身体锻炼，注意饮食卫生，同时培养其良好的卫生习惯，减少疾病的发生。

（三）定期进行健康监测，积极进行疾病预防

建立健全婴幼儿保健卡制度，进行生长发育、营养状态监测，早期发现问题，及时采取干预措施，增加营养，祛除病因。及早纠正先天性畸形，按时进行预防接种，预防各种传染病和感染性疾病的发生。

知识链接

婴幼儿营养不良的治疗方法

婴幼儿营养不良治疗原则为祛除病因，调整饮食，选择适合患儿消化能力和符合营养需求的高蛋白、高热量、高维生素食物及各种新鲜蔬菜和水果，保证均衡营养、促进消化功能。

1. 消除营养不良的相关因素

0～6月龄坚持纯母乳喂养，从6个月开始可以添加辅食，保证动物性食物的摄入。及早纠正先天畸形，控制感染性疾病，根治各类消耗性疾病。

2. 进行营养干预

按照病情轻重和消化能力强弱循序渐进，逐渐增加能量和蛋白质。

（1）轻度营养不良

能量从每日80～100kcal/（kg·bw）开始递增至140kcal/（kg·bw），蛋白质从每日3g/（kg·bw）逐渐增加至3.5～4.5g/（kg·bw），体重接近正常后，再恢复生理需要量。

（2）中度以上营养不良

能量从每日40～60kcal/（kg·bw）开始递增至120～150kcal/（kg·bw），蛋白质摄入量从每日1.5～2.0g/（kg·bw）逐步增加到3.0～4.5g/（kg·bw），待体重接近正常后，恢复生理需要量。

3. 必要时补充功效营养素

为促进消化，改善代谢给予多种酶（胃蛋白酶、胰酶等）以助消化；根据体检报告及时补充已缺乏的微量元素和维生素；重度营养不良，也可选用葡萄糖、氨基酸、脂肪乳等高营养液静脉注射；根据需要补充儿童益生菌。

4. 调整饮食

原则是由少到多、由稀到稠，循序渐进逐步补充。

（1）根据程度、消化能力、耐受性逐步调整。

（2）食物应该热量高、富含优质蛋白，并补充维生素和微量元素。

（3）重度营养不良要定时喂糖水，以防发生低血糖。

（4）注意避免诱发腹泻、感染，以免形成恶性循环。

适宜食用的蛋白质类食物有脱脂乳，蒸发乳，配方奶，豆浆，鸡蛋黄，鱼粉，肉泥，肝泥等；脂肪类食物除以上食物外，可适当添加植物油、奶油等，但只能少量添加；碳水化合物食物有米汤、小米汤、面糊、藕粉、代藕粉、粥、烂饭、蛋糕、饼干等；富含维生素、无机盐的食物有鲜果汁、蔬菜汁，如患儿腹泻，可从维生素制剂中补充。

总之，对Ⅲ度营养不良患儿的哺喂必须耐心；对严重消化紊乱的患儿，不宜使用饥饿疗法。

5. 定期复查

在做好相应防治措施的基础上，患儿家属需定期带患儿进行复查，以便了解婴幼儿的营养不良改善情况，并得到科学合理的指导。

本节内容回顾

	本节内容架构	应知应会星级
一、发病原因	（一）食物供给不足	★★
	（二）长期喂养不当	★★★★
	（三）疾病因素	★★★
二、症状表现	（一）Ⅰ度营养不良	★★★
	（二）Ⅱ度营养不良	★★★
	（三）Ⅲ度营养不良	★★★
三、预防措施	（一）倡导合理喂养，坚持母乳喂养	★★★
	（二）帮助婴幼儿养成良好的生活习惯	★★★★★
	（三）定期进行健康监测，积极进行疾病预防	★★★★

一 课后自测 一

一、单项选择题

1. 婴幼儿的营养不良，首先表现在（　　　）。

　　A. 体重增长很慢　　　　　　　　B. 肤色灰暗无光泽

　　C. 人呆呆的没有一点精神　　　　D. 免疫力低下，经常腹泻、感冒等

2. 生长发育评价中最重要和最常用的形态指标是（　　　）。

　　A. 身高、体重　　　　　　　　　B. 头围、胸围

　　C. 身高、胸围　　　　　　　　　D. 体重、头围

3. （　　　）是预防营养不良的关键。

　　A. 母乳喂养　　　　　　　　　　B. 疾病预防

　　C. 养成良好生活习惯　　　　　　D. 健康监测

4. 恶性营养不良多发生在断奶后仅喂（　　　）食物，能量摄入通常能满足需要，但是优质蛋白质严重缺乏。

　　A. 淀粉类　　　　　　　　　　　B. 肉类

　　C. 蔬菜　　　　　　　　　　　　D. 水果

二、多项选择题

1. 蛋白质－能量营养不良一般是由于（　　　）引起的。

　　A. 食品供给不足　　　　　　　　B. 长期喂养不当

　　C. 疾病因素　　　　　　　　　　D. 误食不健康食品

2. 蛋白质－能量营养不良根据蛋白质和（或）能量缺乏的原因可分为三种类型，即（　　　）。

　　A. 消瘦型营养不良　　　　　　　B. 恶性营养不良

　　C. 混合型营养不良　　　　　　　D. 水肿型营养不良

3. 根据婴幼儿营养不良的轻重程度不同，可分为以下三种不同的临床表现（　　　）。

    A. Ⅰ度营养不良　　　　　　　　B. Ⅱ度营养不良

    C. Ⅲ度营养不良　　　　　　　　D. 营养消瘦或营养水肿

4. 婴幼儿营养不良的预防措施是（　　　）。

    A. 倡导合理喂养，坚持母乳喂养

    B. 帮助婴幼儿养成良好的生活习惯

    C. 积极进行疾病预防

    D. 定期进行健康监测

扫码查看参考答案

三、判断题

1. 营养不良是一种全身性疾病。　　　　　　　　　　　　　　　（　　　）

2. 营养不良是由于蛋白质的摄入不足引起的。　　　　　　　　（　　　）

3. 消瘦型营养不良通常发生在婴幼儿期，主要是饮食中能量供给不足造成的。　　　　　　　　　　　　　　　　　　　　　　　　　　（　　　）

4. Ⅱ度营养不良：即中度营养不良，婴幼儿身长不影响，体重减少25% ~ 40%。　　　　　　　　　　　　　　　　　　　　　　　　　（　　　）

─ 技能训练 ─

1. 请画出婴幼儿营养不良的思维导图，上传学习通班级空间。

2. 请自主选取一个知识点，录制 5 ~ 8 分钟的微课，上传学习通班级空间。

（**本节编者：江玲丽**）

第三节　婴幼儿缺铁性贫血

案例导入

心怡9个月了，近期经常爱哭，不爱笑了，甚至常常烦躁不安，情绪难以安抚，面色发黄。妈妈不得已带着她去看医生。医生通过了解，发现心怡9个月来只吃母乳，从没有添加过辅食。化验血常规显示，血色素仅8.5克，属于中度贫血。

思考： 如何为婴幼儿家长开展预防缺铁性贫血家庭指导？

缺铁性贫血（IDA）是由于体内铁缺乏，导致血红蛋白合成减少，引起红细胞形态变小，属于小细胞低色素性贫血，这是婴幼儿时期最常见的一种贫血。6个月~2岁婴幼儿为缺铁性贫血的高发人群，其中农村婴幼儿贫血患病率高于城市，西部地区婴幼儿贫血患病率最高。随着我国居民生活水平的提高和妇幼保健、营养干预等工作的推进，婴幼儿贫血状况持续改善，但缺铁性贫血仍然是影响我国乃至全世界儿童健康状况的主要营养缺乏病。

一、发病原因

缺铁性贫血的发病原因主要有以下5个方面。

（一）先天储备不足

早产、双胎／多胎、胎儿失血、低出生体重儿、母亲妊娠期铁缺乏均可导致婴幼儿体内贮存铁不足。正常新生儿体内含铁约70mg/kg，一个出生时3.3kg体重的足月新生儿体内含铁约242mg，若是出生时1.5kg的早产儿体内储铁仅122mg，当婴儿生长发育体重超过出生体重1倍以后，出生时体内储存的铁耗尽，就容易出现贫血。出生时体重越低，体内储铁的总量越少，发生贫血的可能性越大。因此，早产儿、双胎儿更容易出现贫血，母亲孕期有中度贫血，所生的婴儿储铁减少也易发生贫血。

（二）摄入不足

正常新生儿的铁贮存，可以满足4个月内的婴儿对铁的需要。母乳含铁低，但吸收率高，可达50%，因此，可以满足6个月以内婴儿的铁需求。6个月以后，婴儿体内的贮存铁逐渐消耗，仅靠母乳喂养不能满足其生长发育的需要，如果发生富含铁的辅食摄入不足，可导致缺铁性贫血。早产儿/低出生体重儿铁储存少，不到4个月体内铁已耗尽，若不及时补铁，也容易导致缺铁性贫血。

（三）生物利用率低

食物中铁的存在形式有两种，主要分为血红素铁和非血红素铁。血红素铁是与血红蛋白及肌红蛋白中的原卟啉结合的铁，主要存在于动物血液、肝脏、畜禽肉类等动物性食品中，它以原卟啉铁的分子形式直接被肠黏膜上皮细胞吸收。血红素铁容易被人体吸收，不受膳食中植酸、磷酸等的因素影响，其吸收率比非血红素铁高。

非血红素铁主要以$Fe(OH)_3$络合物的形式存在于植物性食物中，在小肠上的吸收受体也不同于血红素铁，进入人体后必须先在胃酸的作用下与其他有机部分分离，还原为亚铁离子（Fe^{2+}）才能通过黏膜细胞被吸收。其吸收常可受到一些膳食因素的影响，例如：食物中所含的植酸盐、草酸盐、碳酸盐、磷酸盐能与铁形成不溶性铁，影响铁的吸收；茶叶所含的鞣酸在肠内与铁形成难溶性的复合物，妨碍铁的吸收；乳制品中的钙或大豆蛋白可影响铁的吸收；蛋黄中的卵黄高磷蛋白可与铁结合成不溶性物质，影响铁的吸收。因此，植物性食品中铁的吸收率很低。食物中有些成分，如维生素C、胱氨酸、半胱氨酸、赖氨酸、组氨酸、葡萄糖、果糖、柠檬酸、琥珀酸、脂肪酸、肌苷、山梨酸等能与铁螯合成小分子可溶性单体，阻止铁的沉淀，因而有利于铁的吸收。维生素C除了能与铁螯合以促进铁的吸收外，它作为还原性物质，在肠道内将三价铁还原为二价铁而促进铁的吸收。畜、禽、鱼类食物中有一种叫"内因子"的物质，能显著地促进非血红素铁的吸收，尽管目前机理还不清楚，但是有研究表明，膳食中动物蛋白质充足可促进非血红素铁的吸收。

膳食中铁的平均吸收率为10%，因此，膳食中铁的生物利用率低，如果膳食结构不合理，长期摄入的植物性食品过多或动物性优质蛋白质摄入不足均会导致铁的缺乏，引起缺铁性贫血。

（四）生理需要量增加

吸收后的铁在血浆中与运铁蛋白结合而被转运，体内各种细胞通过调节其表面的运铁蛋白受体的数目来满足自身铁的需求。体内每天参与周转的铁为35～40mg，约有20mg

为红细胞衰老解体释放的铁，来自肠道吸收的仅为 0.5～1.5mg，体内储存铁在维持血浆铁水平稳定中发挥着重要作用。正常情况下，体内铁吸收与排泄是平衡的，每天大约为1mg 且是恒定的。婴幼儿由于生长发育，体重和血容量的增长，以及铁的不断丢失，必须每日从食物中摄取铁。早产儿、双胞胎、低出生体重儿出生后追赶生长，铁的生理需要量增加，膳食供给量不足就会导致缺铁性贫血的发生。

（五）疾病因素

有些疾病能够导致铁异常丢失，如隐性失血性出血疾病：消化性溃疡、梅克尔憩室、息肉、血管瘤、炎症性肠病等；钩虫感染、严重消化道牛奶蛋白食物过敏也可能导致铁丢失。

近年来，婴幼儿炎症性肠病发病率有上升趋势，表现有腹胀、腹痛、腹泻；大便呈黏液稀便、黏膜脓便或脓血便，甚至血水样便，可伴有里急后重；可以出现有不同程度发热及各种肠外表现，如关节炎、强直性脊柱炎、皮疹、虹膜睫状体炎等。病程较长或反复发作对患儿营养和生长发育造成很大影响，会导致缺铁性贫血。

二、症状表现

根据体内铁损耗程度可将婴幼儿铁缺乏分为铁减少期、红细胞生成缺铁期与缺铁性贫血三个阶段。当婴儿铁缺乏时，肝储存的铁会最先下降，随之次优先使用铁的组织如骨骼肌和小肠中的铁也会下降。当铁缺乏程度更为严重时，心肌铁的储存也会减少，接着是脑铁下降，最后是红细胞中的铁减少。实验室检测指标显示，在铁减少期（组织储存铁耗竭）：红细胞游离原卟啉、血清铁、血红蛋白、平均红细胞容积均正常，但是血清铁蛋白、运铁蛋白饱和度下降，血清运铁蛋白受体升高。红细胞生成缺铁期（红细胞血红蛋白量不足）：血清铁、血红蛋白、平均红细胞容积均正常，血清铁蛋白、运铁蛋白饱和度下降，红细胞游离原卟啉、血清运铁蛋白受体升高。缺铁性贫血（红细胞小、低色素）：血清铁、血红蛋白、平均红细胞容积、血清铁蛋白、运铁蛋白饱和度均下降，红细胞游离原卟啉、血清运铁蛋白受体升高。

由于体内缺铁程度及病情进程早晚不同，因此临床表现也不同，临床上根据血红蛋白减低的程度不同而将贫血分为四级：轻度贫血者，血红蛋白在 90～120g/L；中度贫血者，血红蛋白在 60～90g/L；重度贫血者，血红蛋白在 30～60g/L；极重度贫血者，血红蛋白在 30g/L 以下。

（一）一般症状

任何年龄均可出现缺铁性贫血，以 6 个月至 2 岁婴幼儿最多见，发病缓慢。铁缺乏会导致身体细胞功能紊乱，肌肉能量不足，引起体力下降，易疲乏，不爱活动。皮肤苍白或下眼睑内侧苍白是缺铁的其他常见症状，以面部、牙龈、嘴唇或下眼睑内、指甲苍白较常见，严重者全身皮肤苍白。体重不增或增长缓慢，年长儿可诉头晕、眼前发黑、耳鸣等。

（二）骨髓外造血症状

由于骨髓外造血反应，肝、脾可见轻度肿大；年龄越小、病程越久、贫血越重者，肝脾肿大越明显。但肿大程度少有超过中度者，淋巴结肿大较轻。

（三）非造血系统症状

缺铁会导致患儿消化系统功能受损，表现为食欲减退，少数有异食癖（如嗜食泥土、墙皮、煤渣等）；可引起呕吐、腹泻、口腔炎、舌炎或舌乳头萎缩；重者可出现厌食症、萎缩性胃炎或吸收不良综合征。缺铁还会导致肠道铅吸收增加，加重铅中毒。

缺铁能导致神经系统功能改变，表现为精神烦躁不安或萎靡不振、表情淡漠、注意力减退、智力减低等。婴幼儿严重缺铁会影响认知、学习能力和行为发育，这种影响甚至在补铁后仍不可逆。

缺铁会导致循环系统负担增加，表现为心率增快、气急、心脏扩大，伴随收缩期杂音；合并呼吸道感染时易发生心力衰竭。

缺铁还会导致免疫功能下降，患儿会发生反复感染，出现皮肤干燥、毛发易脱落，指、趾甲可因上皮组织异常而出现反甲。

三、预防措施

（一）积极预防和纠正妊娠期母亲缺铁性贫血

妇女在怀孕期间比其他人群更易出现缺铁性贫血，全国相关调查显示：我国孕妇缺铁性贫血的发病率比较高，有的地区可高达 50% 以上。轻微的缺铁或许不会造成胎儿明显的畸形或发育迟缓，但可能会影响胎儿的脑发育，导致胎儿先天铁储备不足，出生后会很快发生缺铁性贫血。严重缺铁性贫血可能会增加胎儿早产、出生体重低、胎死宫内和新生儿死亡等的风险。

因此，孕期妇女应注意摄入富含铁的食物，如瘦猪肉、牛肉、羊肉、鸭肉、鸡肉及鱼肉等含血红素铁的动物性食物；谨慎选择肝脏类和血块，在确定相对安全的情况下，每周可以适量进食1~2次；多摄入富含维生素C的蔬菜和水果可以促进非血红素铁的吸收。对于摄入肉类、肝脏、血块等食物较少以及素食者患贫血的风险可能较高，可以选择强化铁的食品，如强化铁的酱油。必要时，从妊娠第3个月开始，在医生指导下补充铁剂及叶酸等其他维生素和矿物质，预防和纠正缺铁或缺铁性贫血。

（二）提倡母乳喂养，合理添加辅食

6个月以内母乳喂养可以保证婴幼儿生长发育对铁的需要量，因此，提倡母乳喂养。混合喂养和人工喂养的婴儿要注意补铁，首选强化铁的配方奶。

从6个月开始，应及时添加富含铁的辅助食品，包括强化铁的谷类食物（米粉、米糊等）、肉泥、鱼泥、肝泥等。在添加辅食的时候要按照循序渐进的原则，从不易过敏的食物开始添加，如大米、小米、蔬果等，然后再尝试添加肉、蛋、鱼等致敏性高一些的食物。基于高铁、防过敏、易消化等特点，建议家长首选高铁婴儿米粉作为宝宝的第一口辅食。细腻的米粉更适合婴儿肠胃消化吸收，添加米粉时，遵循由少到多、由稀到稠、由单一到多样的原则，先观察2~3天，婴儿没有过敏的情况，再逐样添加其他的食物。

（三）预防性补充铁剂

足月儿采用强化铁的配方奶喂养，则婴儿不需要强化补充铁剂。美国儿科学会（AAP）提出自4月龄起，总奶量中母乳占1/2以上的婴儿，在未补充适量含铁食物前应当补充元素铁1mg/（kg·d）。早产/低出生体重婴儿需要预防性补充铁剂。从生后4周开始，母乳喂养婴儿补充元素铁2mg/（kg·d），配方奶喂养婴儿补充元素铁1mg/（kg·d），直至校正年龄1岁。

（四）训练婴幼儿养成良好的饮食习惯

0~3岁期间，婴幼儿膳食变化较频繁，这些改变可能会影响其铁营养水平。当食物从婴儿食物向成年人食物转换的时候，减少了强化铁配方奶及谷类食物摄入，同时摄入更多富含铁元素的其他食物。家长和托育机构工作人员在婴幼儿就餐时要营造积极的就餐环境，通过促进食欲或生活活动，引导、训练婴幼儿饮食多样、按时就餐、定量就餐的习惯，避免挑食、偏食、暴饮暴食等不良习惯的形成。

知识链接

婴幼儿缺铁性贫血的治疗方法

婴幼儿缺铁性贫血的治疗原则是：第一，补充铁剂；第二，去除缺铁的高危因素并增加铁的摄入和吸收。

补充铁剂时，家长应当遵医嘱进行规范的足疗程的补铁治疗。

1. 计算铁剂用量

例如：1 岁缺铁性贫血的患儿，体重 10kg。根据医生建议，患儿每天需补充的元素铁的标准推荐剂量为 3mg/kg。假如某品牌铁剂产品说明书显示每毫升含 4mg 元素铁，则该患儿每天用量（mL）=10×3÷4=7.5（mL）。

2. 掌握服用时间和次数

可以分 2～3 次，在两餐之间给予铁剂，并与水或果汁同服，但应避免与奶制品同服，因为奶制品含磷高，会与铁竞争，影响铁的吸收。

3. 定期复查

对于轻度贫血者，在治疗开始后 4 周复查，血红蛋白水平至少应上升 10g/L；中度或重度贫血者，在治疗开始后 2 周内，血红蛋白水平至少应上升 10g/L。达到这些标准被认为治疗有效。按照以上标准判定的治疗有效者，应继续进行补铁治疗。在所有血常规红细胞和血红蛋白参数恢复正常后继续补铁治疗约 2 个月，以补充铁储备。总疗程通常至少 3 个月，过早停止补铁治疗常会导致缺铁性贫血复发。

在补铁治疗开始后大约 3 个月再次进行复查，包括血常规和血清铁蛋白浓度的检测，明确是否需要继续补充铁储备。对于月龄较小幼儿应在 15 月龄或者 18 月龄再次复查。

4. 饮食调整

保证婴幼儿富含铁食物的摄入，以及减少抑制铁吸收的因素，增加加强铁吸收的因素，也是治疗的一个重要部分。

　　铁剂的最常见副作用就是消化道症状，如恶心呕吐、腹泻腹痛等。这种消化道反应与每次铁剂量的大小有很大关系，所以，可以将一天的剂量分成多次给予，会大大减少消化道的反应。选择一些新型的复合物有机铁剂可以大大减少副作用发生。

拓展阅读

铁剂如何选择？

本节内容回顾

本节内容架构		应知应会星级
一、发病原因	（一）先天储备不足	★★
	（二）摄入不足	★★★★
	（三）生物利用率低	★★★
	（四）生理需要量增加	★★★
	（五）疾病因素	★★★
二、症状表现	（一）一般症状	★★★
	（二）骨髓外造血症状	★★★
	（三）非造血系统症状	★★★
三、预防措施	（一）积极预防和纠正妊娠期母亲缺铁性贫血	★★★★
	（二）提倡母乳喂养，合理添加辅食	★★★★★
	（三）预防性补充铁剂	★★★★
	（四）训练婴幼儿养成良好的饮食习惯	★★★

一 课后自测 一

一、单项选择题

1. 小儿贫血中最常见的是（　　　）。

　　A. 再生障碍性贫血　　　　　　　B. 缺铁性贫血

　　C. 营养性巨幼红细胞贫血　　　　D. 地中海贫血

2. 正常新生儿的铁贮存，可以满足（　　　）个月内的婴儿对铁的需要。

　　A. 4　　　　　　　　　　　　　B. 3

　　C. 5　　　　　　　　　　　　　D. 6

3. 膳食中铁的平均吸收率为（　　　）。

　　A. 15%　　　　　　　　　　　　B. 3%

　　C. 10%　　　　　　　　　　　　D. 20%

4. 异食癖是由于缺乏（　　　）造成的。

　　A. 铜　　　　　　　　　　　　　B. 铁

　　C. 钙　　　　　　　　　　　　　D. 硒

5. 多摄入富含（　　　）丰富的蔬菜和水果可以促进非血红素铁的吸收。

　　A. 维生素 C　　　　　　　　　　B. 维生素 B 族

　　C. 胡萝卜素　　　　　　　　　　D. 花青素

二、多项选择题

1. 缺铁性贫血的主要病因有（　　　）、疾病因素等。

　　A. 先天储备不足　　　　　　　　B. 摄入不足

　　C. 生理需要量增加　　　　　　　D. 生物利用率低

2. 有些疾病能够导致铁异常丢失，例如（　　　）。

　　A. 消化性溃疡　　　　　　　　　B. 炎症性肠病

C. 钩虫感染　　　　　　　　D. 严重消化道牛奶蛋白食物过敏

3. 临床上根据血红蛋白减低的程度不同而将贫血分为四级，即（　　　）。

A. 轻度贫血者　　　　　　　B. 中度贫血者

C. 重度贫血者　　　　　　　D. 极重度贫血者

4. 缺铁性贫血的预防措施有（　　　）。

A. 积极预防和纠正妊娠期母亲缺铁性贫血

B. 提倡母乳喂养，合理添加辅食

C. 预防性补充铁剂

D. 训练婴幼儿养成良好的饮食习惯

5. 孕妇严重缺铁性贫血可能会增加（　　　）等的风险。

A. 胎儿早产　　　　　　　　B. 出生体重低

C. 胎死宫内　　　　　　　　D. 新生儿死亡

扫码查看参考答案

三、判断题

1. 出生时体重越低，体内储铁的总量越少，发生贫血的可能性越大。（　　　）

2. 血红素铁的吸收率比非血红素铁低。（　　　）

3. 膳食中动物蛋白质充足可促进非血红素铁的吸收。（　　　）

4. 婴幼儿严重缺铁可影响认知、学习能力和行为发育，且不可逆。（　　　）

5. 混合喂养和人工喂养的婴儿要注意补铁，首选强化铁的配方奶。（　　　）

― 技能训练 ―

1. 请画出婴幼儿缺铁性贫血的思维导图，上传学习通班级空间。

2. 请自主选取一个知识点，录制 5 ~ 8 分钟的微课，上传学习通班级空间。

（本节编者：杨　霞）

第四节　婴幼儿锌缺乏症

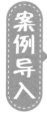

某儿科门诊的患儿 4 个月大，为早产儿，完全母乳喂养，脸和肛门 - 生殖器区域有红斑、陈旧性斑块 2 个月，同时患儿易怒，伴腹泻。皮肤拭子结果为敏感的金黄色葡萄球菌，但是口服抗生素和局部治疗方法并不奏效。根据临床表现怀疑缺锌的可能，开始口服硫酸锌。之后皮疹在 10 天内消退。实验室检查验证了患儿"缺锌"，血液中锌含量 <2μmol/L（正常范围在 11~19μmol/L）。母亲血液中和母乳中锌含量很低，均为 10μmol/L。

思考： 婴幼儿锌缺乏症的发病原因及预防措施有哪些？

锌是一种人体必需的微量元素，也是比较容易缺乏的一种微量营养素。发病人群主要是正在生长发育的婴幼儿、青少年和怀孕的妇女。由于锌在人体中发挥着重要的生理功能，当机体缺乏锌时，会影响体内 200 多种酶的活性，进而影响整个机体代谢，因此，婴幼儿家长和托育机构的工作人员要高度重视锌缺乏症的预防。

一、发病病因

锌缺乏分为营养性不足与先天性缺乏。婴幼儿锌缺乏大多为营养性，因食物来源的锌摄入不足引起。

（一）营养性不足

锌缺乏是锌吸收和消耗的平衡被破坏的结果，常见的原因是膳食摄入的锌不足、吸收利用减少、排泄增加，或者因为生长等原因导致需要增加。

1. 摄入不足或生物利用率低

大部分植物性食物含锌少，且生物利用率低。生物利用率低的原因主要是存在较多干扰锌吸收的因素，如：植物性食物普遍含有植酸，能与锌形成不溶于水的络合物而抑制锌吸收。植物纤维可以降低锌的吸收率。草酸对锌的生物利用度无明显影响，但与纤维有协同抑制锌吸收的作用。植物性食品的加工方法影响食物中锌的含量，加工越精细，锌的损失越多，如小麦加工成精面粉会损失大约 80% 的锌。

动物性食物的锌吸收率高于植物性食物。动物性食物中的锌含量丰富，且蛋白质含量丰富，可提高锌的摄入和吸收率。母乳中锌的含量比牛乳低，但其生物利用率高，因为母乳中存在一种小分子量的配位体与锌结合，可促使锌的吸收，而牛乳中锌与大分子量的蛋白质相结合，吸收困难，大量饮用牛奶可导致缺锌。

另外，钙、铁摄入量过高可减少锌的吸收。孕妇、乳母和儿童在补铁、补钙时应关注对锌吸收的影响。如果每日膳食中营养摄入不均衡，植物性食品较多且加工精细，动物性食物摄入少，会增加锌缺乏的风险。

2. 生理需要量增加

婴幼儿生长发育迅速，对膳食锌的需要量大增，如果膳食摄入不足，增加锌缺乏的风险。人体受伤后组织修复过程和营养不良的恢复期机体的锌需要量增加，如果没有及时满足，可发生锌缺乏。

3. 排泄增加、吸收障碍

腹泻是婴幼儿常见病。腹泻时肠道对锌的吸收减少、排泄增加、锌丢失增加，锌缺乏的风险增加。内源性锌排泄增加多见于患肠道疾病和肝脏疾病患者。反复出血、大面积烧伤、肾病、糖尿病、某些利尿药物等均可引起锌排泄增加，如果没有及时补充可导致锌缺乏。此外，早产、多胎的婴儿出生后更容易遇到喂养问题和患病，这些情况都会带来锌摄入不足、消耗增加，增加锌缺乏的风险。

（二）先天性缺乏

早产、多胎和母亲孕期营养不良可导致胎儿锌储存不足，增加婴儿锌缺乏的风险。胎儿锌转运和储存主要在孕晚期进行，提前出生的婴儿没有获得充足的锌储存。

某些罕见的基因突变可引起遗传性锌缺乏，虽然发病率极低，但是病情严重。遗传性锌缺乏分为锌吸收障碍和乳汁分泌锌不足。锌吸收障碍是一种常染色体隐性遗传性疾病，小肠缺乏吸收锌的载体，出生后因不能吸收锌，表现严重缺锌；患儿出生后发生肠病性肢端皮炎。乳汁分泌锌不足的女性患者，分娩后以纯母乳喂养婴儿，婴儿会出现暂时性新生儿锌缺乏。

二、症状表现

锌缺乏时可导致许多的病理变化，常见的婴幼儿锌缺乏症的临床表现有：

（一）生长发育障碍

婴幼儿锌缺乏时，首先表现为生长放慢，而体内组织所含锌浓度尚未明显减少。锌缺乏进一步发展，体内调节锌平衡的机制失灵，就会出现临床症状。主要表现为生长发育减缓、性发育与骨发育延迟，身高比同龄组的低 3~6cm，体重轻 2~3kg。

（二）味觉及嗅觉障碍

婴幼儿锌缺乏时，口腔黏膜增生及角化不全，易于脱落，堵塞舌乳头中的味觉小孔，使食物难以接触味蕾，导致味觉迟钝，从而影响食欲；还会导致唾液中的味觉素和胃酶的合成减少，早期表现为味觉减退、食欲不振，挑食、厌食、拒食、含饭，普遍食量减少，部分幼儿没有饥饿感，不主动进食；会引起幼儿异食癖，如咬指甲、衣物、玩具、硬物、吃头发、纸屑、生米、墙灰、泥土、沙石等。

（三）神经精神障碍

婴幼儿缺锌时会影响大脑发育和神经精神障碍，表现为精神萎靡、嗜睡或幻觉；影响脑功能，表现为多动、反应慢、注意力不集中、学习能力差。

（四）免疫功能下降

缺锌可引起胸腺萎缩、胸腺激素减少、T 细胞功能受损和细胞介导免疫功能改变，导致患儿免疫功能减退，容易患感染性疾病，经常感冒发热，反复呼吸道感染如扁桃体炎、支气管炎、肺炎，出虚汗，睡觉盗汗等。

（五）皮肤损害

锌缺乏患儿往往伴随铁的缺乏，肤色苍白、呈贫血貌；出现外伤时，伤口不易愈合或愈合不良；易患皮炎、顽固性湿疹；还会常见口角溃烂、口角炎、萎缩性舌炎、舌面光滑发红。

（六）视力受损

锌参与维生素 A 还原酶和视黄醇结合蛋白的合成，缺乏时，眼睛暗适应能力下降，夜间视力受影响。

（七）肠病性肢端皮炎

肠病性肢端皮炎是一种隐性遗传性疾病，起病于婴儿期。临床表现为腹泻和相继出现的手足、肛周湿疹样或疱疹性皮肤损坏和秃发，可有甲沟炎伴甲萎缩、睑缘炎、结膜炎、口炎、唇炎等。未治疗者生长迟缓，情绪障碍，并多因细菌性或霉菌性感染而早夭。

三、预防措施

从母乳和进食摄入的锌是安全的。预防锌缺乏的主要原则是提倡母乳喂养和科学喂养。在儿童保健服务和托育机构的家园合作中要指导家长给婴幼儿及时、科学地添加辅食。

（一）提倡母乳喂养

母乳中锌的吸收率高，可达62%。尤其是初乳含锌量高，平均浓度为血清锌的4~7倍。婴儿出生后6个月内坚持纯母乳喂养，6月龄开始添加辅食并继续母乳喂养到2岁，可以有效预防锌缺乏症的发生。

（二）及时添加含锌辅食

添加辅食时，可以选择肉类、动物肝脏以及海产品等富含锌的动物性食品，适当选择强化锌的婴幼儿食品。

（三）关注锌缺乏的高风险因素

关注早产儿、多胎、腹泻患儿的锌缺乏风险，及时调整喂养方式、增加食物锌摄入，必要时在医生指导下口服锌补充剂。

（四）帮助婴幼儿养成良好的饮食习惯

家庭成员和托育机构工作人员共同配合，训练婴幼儿养成不挑食、不偏食的好习惯，做到饮食多样、合理搭配。

知识链接

锌缺乏症的诊断与治疗

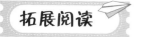

幼儿腹泻与补锌

腹泻是全球 5 岁以下幼儿的第一位死因。腹泻可导致幼儿营养不良，抗病能力下降，生长发育减缓。重度腹泻引起严重脱水，可能危及生命，对小年龄幼儿、营养不良或者免疫力受损的人群尤其危险。

尽管补锌用于治疗腹泻的机制尚不完全清楚，但已证实补充锌可以减少腹泻天数和严重程度，也可以预防并发症。因此，世界卫生组织建议腹泻患儿每日补充 10～20mg 锌，连续 10～14 天。

本节内容回顾

本节内容架构		应知应会星级
一、发病病因	（一）营养性不足	★★
	（二）先天性缺乏	★★★
二、症状表现	（一）生长发育障碍	★★★★
	（二）味觉及嗅觉障碍	★★★
	（三）神经精神障碍	★★★
	（四）免疫功能下降	★★★
	（五）皮肤损害	★★
	（六）视力受损	★★★
	（七）肠病性肢端皮炎	★★★

续表

本节内容架构		应知应会星级
三、预防措施	（一）提倡母乳喂养	★★★
	（二）及时添加含锌辅食	★★★★★
	（三）关注锌缺乏的高风险因素	★★★★
	（四）帮助婴幼儿养成良好的饮食习惯	★★★

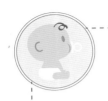

— 课后自测 —

一、多项选择题

1. 儿童锌缺乏大多为营养性不足，主要原因有（   ）。

    A. 摄入不足   B. 生物利用率低

    C. 生理需要量增加   D. 排泄增加、吸收障碍

2. 干扰锌吸收的因素有（   ）。

    A. 植酸   B. 钙

    C. 铁   D. 牛乳中大分子量的蛋白质

3. 常见的婴幼儿锌缺乏症的临床表现有（   ）。

    A. 生长发育障碍、味觉及嗅觉障碍

    B. 神经精神障碍、免疫功能下降

    C. 皮肤损害、视力受损

    D. 肠病性肢端皮炎

4. 预防婴幼儿锌缺乏症的措施有（   ）。

    A. 提倡母乳喂养   B. 及时添加含锌辅食

    C. 关注锌缺乏的高风险因素   D. 帮助婴幼儿养成良好的饮食习惯

二、判断题

1. 植物性食品加工越精细，锌的损失越多。　　　　　　　（　　　）

2. 动物性食物的锌吸收率高于植物性食物。　　　　　　　（　　　）

3. 腹泻时肠道对锌的吸收减少、排泄增加、锌丢失增加，锌缺乏的风险增加。　　　　　　　　　　　　　　　　　　　　　　　　（　　　）

4. 早产、多胎和母亲孕期营养不良可导致胎儿锌贮存不足，增加婴儿锌缺乏的风险。　　　　　　　　　　　　　　　　　　　　　（　　　）

5. 儿童异食癖与锌缺乏相关。　　　　　　　　　　　　　（　　　）

6. 锌缺乏患者往往伴随钙的缺乏。　　　　　　　　　　　（　　　）

扫码查看参考答案

— 技能训练 —

1. 请画出婴幼儿锌缺乏症的思维导图，上传学习通班级空间。

2. 请自主选取一个知识点，录制 5 ~ 8 分钟的微课，上传学习通班级空间。

（本节编者：张淑一）

第五节　婴幼儿维生素 D 缺乏性佝偻病

案例导入

家在北方的小博，在 8 个月的时候，开始出现食欲不振、盗汗、夜惊多啼、发稀、枕秃等症状，11 个月开始出牙，16 个月才能行走。刚能走路的小博看起来体形消瘦，而且易烦躁。小博的父母这时候才意识到孩子的健康可能出问题了。据了解，小博出生在十月，出生后一直母乳喂养，7 个多月的时候添加了米糊等淀粉类食物，未添加蛋黄及鱼肝油等食物。后经医生诊断，小博患上了维生素 D 缺乏性佝偻病。

思考：婴幼儿维生素 D 缺乏性佝偻病的发病原因及预防措施有哪些？

维生素 D 缺乏性佝偻病是由于婴幼儿体内维生素 D 不足引起钙磷代谢失常的一种全身慢性营养性疾病，其主要特征为长骨干骺端软骨板和骨组织矿化不全导致软骨和骨骼畸形，成熟骨矿化不全则表现为骨质软化症，以 2 岁以下婴幼儿最为常见。近年来，我国严重的维生素 D 缺乏性佝偻病发病率已逐年降低，但轻、中度佝偻病发病率仍较高。

一、发病原因

婴幼儿体内维生素 D 来源有三个途径，一是胎儿通过胎盘从母体获得；二是皮肤光照合成；三是从食物中摄入。维生素 D 缺乏性佝偻病的发病原因较多，既有内在的原因，也有外在的原因。

（一）日照不足

人的皮肤和脂肪中都含有 7- 脱氢胆固醇（VD_3 原），经日光中紫外线照射后可转变为维生素 D_3，日照时间、波长、暴露皮肤的面积（包括使用防晒霜）、皮肤色素深浅均影响维生素 D_3 的合成数量。一般情况下每日接受日光照射 2 小时以上，佝偻病的发病率可明显减少。但大多数地域的自然阳光紫外线波长为 296～310nm，不能通过普通玻璃窗；婴幼儿长期在室内活动，缺乏足够的户外活动；大城市高大建筑阻挡了日光照射；大气污染如烟雾、尘埃可吸收部分紫外线，均使内源性维生素D生成不足。地理环境和季节对紫外线的照射量影响也很大，寒冷季节日照时间短、紫外线较弱、户外活动少，故本病冬春季多见；我国北方冬季较长，佝偻病患病率明显高于南方。

（二）摄入不足

维生素D摄入不足多见于2岁以内的婴幼儿。导致婴幼儿维生素D摄入不足的因素有很多，妊娠期，特别是妊娠后期，母亲患有慢性腹泻、严重营养不良、肝肾等疾病；早产儿胎龄不足，体内维生素D、钙、磷储存少；婴儿食物中含维生素D少等均可导致婴幼儿维生素D摄入不足。

天然食物中，除少数食品外，维生素D的含量都很有限。动物性食品中的含量虽然较多，但普通膳食中的含量也难以满足机体的需要。没有充分的日光照射，喂养不当，缺少富含维生素D的食品是婴幼儿发生佝偻病的主要原因。

调查研究表明，母乳喂养的婴幼儿发生佝偻病较少，病情也较轻，这可能与乳汁中钙、磷的比值有关。人乳中钙、磷比例约为2∶1，易于吸收。牛乳中钙、磷含量虽然比较多，但比例不合适（1.2∶1），吸收较差，所以牛乳喂养的婴幼儿佝偻病发病率较高。

（三）生理需要量增加

婴儿早期生长速度较快，需要维生素D多。骨骼的生长速度与维生素D和钙的需要量成正比，且体内贮存的维生素D相对不足，若不及时补充，易引起佝偻病。早产儿、双胎儿和低出生体重儿由于先天不足，肝功能不完善，体内贮存的维生素D、钙、磷不足，且出生后生长速度较足月儿快，易患佝偻病。2岁后幼儿因生长速度减慢且户外活动增多，佝偻病的发病率逐渐降低。

（四）疾病因素

肝、肾疾病及胃肠道疾病影响维生素D、钙、磷的吸收和利用。肝和肾是活化维生素D的主要器官，肝胆慢性疾病可直接影响维生素D的正常代谢，如婴儿肝炎综合征，肝内胆道闭锁等。严重肝、肾疾病亦可致维生素D羟化障碍、生成量不足而引起佝偻病。幼儿胆汁淤积症、胆总管扩张、难治性腹泻、脂肪泻、慢性呼吸道感染，肠道脂质吸收障碍均可影响维生素 D 和钙、磷的吸收与利用而患佝偻病。

（五）药物影响

长期服用苯妥英钠、苯巴比妥等抗惊厥类药物可激活肝细胞微粒体氧化酶系统的活性，加速维生素 D 分解成无活性的代谢产物；糖皮质激素能拮抗维生素 D 对钙的转运而导致佝偻病。

二、症状表现

维生素 D 缺乏性佝偻病临床表现主要为生长最快部位的骨骼改变、影响肌肉发育以及神经兴奋性改变。重症佝偻病患者可影响消化系统、呼吸系统、循环系统及免疫系统，同时对婴幼儿的智力发育也有影响。

（一）神经精神症状

佝偻病发病早期主要表现为神经精神症状，患儿易激惹，烦躁，睡眠不安，夜惊，夜哭，多汗（与室温、季节无关）；由于汗水刺激，睡时经常摇头擦枕，以致枕后脱发；大脑皮质功能异常，条件反射形成缓慢，患儿表情淡漠，语言发育迟缓，对周围环境中的事物缺乏兴趣。若患儿血钙过低，可导致手足搐搦，神经肌肉兴奋性增高，出现面部及手足肌肉抽搐或全身惊厥，发作短暂约数分钟即停止，但亦可间歇性频繁发作，严重的惊厥可因喉痉挛引起窒息。

（二）肌肉症状

随着病情进展，出现肌张力低下，患儿全身肌肉松弛，关节韧带松懈，腹部膨大如蛙腹，动作发育迟缓，抬头、坐、站、独立行走都较晚。

（三）骨骼和牙齿症状

若没能及时发现佝偻病的早期症状，病情就会继续发展下去，婴幼儿会逐渐出现骨骼变化，骨骼的改变与年龄、生长速度及维生素 D 缺乏程度等因素有关。

（1）出牙晚，可延迟至 1 岁出牙，或 3 岁才出齐。病情严重者牙齿排列不齐，牙釉质发育不良，容易发生龋齿。

（2）头部颅骨软化多见于 3~6 个月婴儿。用手指按患儿的枕骨及顶骨部位，感觉颅骨内陷，随手放松而弹回，称乒乓球征。6个月后颅骨增长速度减慢，8~9个月以上的患儿头颅常呈方形，严重时可呈十字颅、鞍状颅，前囟闭合延迟，甚至18个月时前囟尚未闭合。

（3）胸部畸形在患儿6个月后逐渐明显。胸部两侧肋骨与肋软骨交界处，骨样组织增生，可触及或看到半球状隆起，上下排列如串珠状，形成"肋骨串珠"，以第7~10肋最明显；肋骨软化，受膈肌牵拉，其附着处的肋骨内陷形成横沟（称为赫氏沟）；严重佝偻病由于肋骨骺部内陷，胸骨中部向前突出形成"鸡胸"；胸廓下缘向外翻起为"肋缘外翻"；若胸骨剑突部向内凹陷，则可形成"漏斗胸"；由于胸部畸形影响肺扩张及肺循环，容易合并重症肺炎或肺不张，以上畸形多见于1岁左右婴幼儿。

（4）脊柱及四肢可向前后或侧向弯曲，四肢长骨干骺端肥大，腕及踝部膨大似"手镯""脚镯"，常见于7~8个月婴儿。1岁后幼儿开始行走，下肢长骨因负重向内或向外弯曲畸形，呈"O"形或"X"形腿。"O"形腿，凡两足靠拢时两膝关节距离在3cm以下为轻度，3cm以上为重度，"X"形腿两膝靠拢时两踝关节距离及轻、重判定标准同"O"形腿。

早期轻型佝偻病如能及时治疗，可以完全恢复，不留下骨骼畸形，重型至恢复期可遗留轻重不等的骨骼畸形，如方颅、鸡胸、"O"形或"X"形腿，大多见于3岁以后幼儿。

三、预防措施

预防维生素D缺乏性佝偻病需要多方支持、共同发力，预防时间从围生期开始，1岁以内婴儿为重点，持续到3岁幼儿，具体措施如下。

（一）普及科学育儿及防治佝偻病的知识

为了预防维生素D缺乏性佝偻病的发生，医院、社区、托育机构、家庭从新生儿时期就应共同配合，定期开展健康教育，普及科学育儿及防治佝偻病的知识，教会家长对婴幼儿进行预防性地补充维生素D。

（二）坚持户外活动，充分接受阳光中的紫外线照射

日光是最好的维生素D"活化剂"，新生儿期应提倡尽早开始户外活动，接触日光。

但晒太阳是一门学问，要选择恰当的时间和方式。

（1）晒太阳时，由于紫外线不能穿透玻璃，因此隔着窗是达不到效果的，最好是在户外，使皮肤暴露在阳光下，让肌肤与太阳直接接触，才是正确的做法。

（2）晒太阳的时间选择上午9点到10点之间和下午4点到5点之间，因为此时阳光中的紫外线偏弱，对皮肤的损害较小，有助于促进新陈代谢，促进肠道对钙、磷的吸收，使骨骼正常的钙化。不管哪个季节，在上午10时至下午4时，尤其是中午到下午4时这段时间，最忌长时间晒太阳，因为这个时段阳光中的紫外线最强，会对皮肤造成伤害。

（3）晒太阳的时间不宜过长，最好选择每次半小时，避免皮肤晒伤。每次晒太阳的时间长短随婴幼儿年龄大小而定，要循序渐进，可由十几分钟逐渐增加至1~2小时为宜。或每次15~30分钟，每天数次。如果发现晒太阳时出现皮肤变红、出汗增多的情况，需要及时给婴幼儿喝温开水，补充水分，用温水给婴幼儿擦身，避免脱水和皮肤的损伤。

（4）选择最适宜的方式，适当地暴露身体的皮肤，同时要保护好婴幼儿的眼睛，避免太阳直射刺激到视网膜，造成损害。不要给婴幼儿穿得太多，有的妈妈带婴幼儿晒太阳时，怕婴幼儿感冒，给其戴着帽子、手套和口罩，紫外线很难透过衣物到达皮肤。在晒太阳时还要及时更换体位，选择先晒背部再晒两侧，最后晒胸部和腹部。

（三）合理喂养，按时添加辅食

提倡母乳喂养，及时添加富含维生素D及钙磷比例适当的婴幼儿辅助食品，如海鱼、动物肝脏等动物性食品及鱼肝油。合理喂养，平衡膳食，改变婴幼儿挑食、偏食等不良饮食习惯，增强体质对预防佝偻病非常重要。

（四）补充维生素D和钙剂

维生素D缺乏性佝偻病的预防要从胎儿期开始，孕妇在妊娠中晚期每天补充维生素D400~800IU，有益于胎儿储存充足维生素D，以满足出生后一段时间生长发育的需要；每天应由膳食中补充1000mg元素钙，不足的需用钙剂补充，可以预防先天性佝偻病。

　　母乳喂养的足月儿建议出生后两周开始至 1 岁，每天补充 400IU 的维生素 D，1～2 岁时每天补充 600IU 的维生素 D。配方奶喂养的婴幼儿只有每天达到 1000mL 的奶量才可以补足维生素 D。早产儿、低出生体重儿、双胎儿或者多胎儿出生后即应补充维生素 D 每天 800～1000IU，3～12 个月改为预防量每天 400IU，1～2 岁每天补充 600IU 的维生素 D。

知识链接

维生素 D 缺乏性佝偻病的治疗方法

　　临床上，维生素 D 缺乏性佝偻病可分为早期、活动期、恢复期、后遗症期。治疗的目的在于控制活动期，防止骨骼畸形，治疗原则应以口服治疗为主。

　　0～1 岁的患儿，建议：每天补充 2000IU 维生素 D，连续服用 6 周；或每周补充 5000IU 维生素 D，连续服用 6 周。血液检测结果显示，血中 1，25（OH）$_2$D$_3$ 浓度 ≥ 75nmol/L（30ng/mL）时，采用每天补充 400～1000 IU 维生素 D 维持。

　　1～3 岁的患儿，建议：每天补充 2000IU 维生素 D，连续服用 6 周；或每周补充 5000IU 维生素 D，连续服用 6 周。血液检测结果显示，血中 1，25（OH）$_2$D$_3$ 浓度 ≥ 75nmol/L（30ng/mL）时，采用每天补充 600～1000IU 维生素 D 维持。

　　维生素 D 缺乏手足搐搦的治疗原则是：首先控制惊厥，解除喉痉挛，迅速补充钙剂，使血钙快速升至正常，然后给予维生素 D，使血钙、磷代谢恢复正常。治疗方法如下：

　　1. 急救处理

　　控制惊厥可应用镇静止痉剂，首选安定，每次 0.1～0.3mg/kg，肌内或静脉注射；或苯巴比妥，每次 5～7mg/kg，肌内注射；或 10% 水合氯醛，每次 40～50mg/kg 保留灌肠。喉痉挛时应先将舌头拉出口外，进行人工呼吸或加压给氧，必要时行气管插管术。

　　2. 钙剂治疗

　　对惊厥或喉痉挛发作者可用 10% 葡萄糖酸钙 5～10mL（或 1mL/kg）加 10% 葡

萄糖溶液 10～20mL 静脉点滴或缓慢静脉注射（10 分钟以上），重症者每日可重复 2～3 次，直到惊厥停止后改为口服钙剂。轻症或惊厥、喉痉挛控制后，先口服 10% 氯化钙，每次 5～10mL，稀释于 3～5 倍糖水内口服，一日 3 次。氯化钙有酸化血的作用，使钙离子浓度迅速升高，但不宜久服，以防高氯血症，故 3～5 天后改为活性钙口服。

3. 维生素 D 治疗

应用钙剂后同时给予维生素 D，用法同佝偻病，1 个月后改为预防量。

拓展阅读

如何选择维生素 D 制剂？

本节内容回顾

本节内容架构		应知应会星级
一、发病病因	（一）日照不足	★★
	（二）摄入不足	★★★★★
	（三）生理需要量增加	★★★★
	（四）疾病因素	★★★
	（五）药物影响	★★

续表

本节内容架构		应知应会星级
二、症状表现	（一）神经精神症状	★★★
	（二）肌肉症状	★★★
	（三）骨骼和牙齿症状	★★★
三、预防措施	（一）普及科学育儿及防治佝偻病的知识	★★★
	（二）坚持户外活动，充分接受阳光中的紫外线照射	★★★★★
	（三）合理喂养，按时添加辅食	★★★★
	（四）补充维生素 D 和钙剂	★★★

一 课后自测 一

一、单项选择题

1. 维生素 D 缺乏性佝偻病以（　　　）岁以下婴幼儿最为常见。

　　A. 2　　　　　　　　　　　　B. 3

　　C. 1.5　　　　　　　　　　　D. 5

2. 人乳中钙、磷比例约为（　　　），易于吸收。

　　A. 2：1　　　　　　　　　　B. 1.2：1

　　C. 1.5：1　　　　　　　　　D. 3：1

3. 母乳喂养的足月儿建议出生后（　　　）开始补充维生素 D。

　　A. 1 周　　　　　　　　　　B. 2 周

　　C. 3 周　　　　　　　　　　D. 4 周

4. 配方奶喂养的婴幼儿只有每天达到（　　　）的奶量才可以补足维生素 D。

　　A. 600mL　　　　　　　　　B. 700mL

C. 800mL
D. 1000mL

5. 晒太阳的时间不宜过长，最好选择每次（　　　　），避免皮肤晒伤。

A. 20 分钟
B. 30 分钟

C. 40 分钟
D. 60 分钟

二、多项选择题

1. 婴幼儿体内维生素 D 来源有三个途径，即（　　　　）。

A. 胎儿通过胎盘从母体获得
B. 皮肤光照合成

C. 从食物中摄入
D. 户外运动

2. 维生素 D 缺乏性佝偻病的发病原因有（　　　　）。

A. 日照不足
B. 维生素 D 摄入不足

C. 生理需要量增加
D. 疾病因素和药物影响

3. 维生素 D 缺乏性佝偻病在骨骼和牙齿的临床表现有（　　　　）。

A. 出牙晚
B. 头部颅骨软化

C. 胸部畸形
D. 脊柱及四肢可向前后或侧向弯曲

4. 预防维生素 D 缺乏性佝偻病的措施有（　　　　）。

A. 普及科学育儿及防治佝偻病的知识

B. 坚持户外活动，充分接受阳光中的紫外线照射

C. 合理喂养，按时添加辅食

D. 补充维生素 D 和钙剂

三、判断题

1. 早产儿、低出生体重儿、双胎儿或者多胎儿出生后即应补充维生素 D。（　　　　）

2. 佝偻病发病早期主要表现为神经精神症状，小儿易激惹、烦躁、睡眠不安、夜惊、夜哭等。（　　　　）

3. 预防维生素 D 缺乏性佝偻病的时间应从围生期开始，1 岁以内婴儿为重点，持续到 3 岁婴幼儿。（　　　　）

4. 在上午 10 时至下午 4 时，最忌长时间晒太阳。　　　　　　（　　）

5. 在晒太阳时还要及时更换体位，选择先晒胸部和腹部，再晒背部最后晒两侧。　　　　　　　　　　　　　　　　　　　　　　　　　　（　　）

扫码查看参考答案

— 技能训练 —

1. 请画出婴幼儿维生素 D 缺乏性佝偻病的思维导图，上传学习通班级空间。

2. 请模拟为托小班婴幼儿的家长普及预防婴幼儿维生素 D 缺乏性佝偻病知识，录制 5 ~ 8 分钟的微课，上传学习通班级空间。

— 学思践悟 —

党的二十大报告中指出，十年来，我们深入贯彻以人民为中心的发展思想，在幼有所育、学有所教、劳有所得、病有所医、老有所养、住有所居、弱有所扶上持续用力，人民生活全方位改善。请你结合本章所学内容，开展文献搜索，感悟十年来我国在幼有所育方面取得的巨大成就。

（本节编者：王丽梅　周晓倩　于　淼）

婴幼儿营养状况问卷调查

案例导入　　张娟是一名婴幼儿托育服务与管理专业大三的学生，在市区一家托育中心实习。托大班的孩子即将毕业，托育中心计划利用暑假期间为所在社区家有适龄入托婴幼儿的居民举办 4 次营养与健康教育公益系列讲座，张娟负责协助授课教师进行课前准备。因此，张娟想要进行一次关于讲座内容的问卷调查。

　　思考： 如果你是张娟，会如何设计问卷、组织调查、运用结果？

　　作为一名托育机构的工作人员，在婴幼儿办理入托手续时或开展营养健康教育前需要对婴幼儿或家长进行婴幼儿营养状况或家庭饮食情况和生活方式的调查，通过分析调查结果，可以发现婴幼儿和家长营养健康素养、营养知识掌握情况、不良饮食习惯、不良生活方式、不良饮食结构等，以便于有针对性地开展营养健康教育和食育指导。

一、问卷设计的原则

1. 合理性原则

合理性原则是指设计的问卷必须与调查主题紧密相关。调查的主题可以是一个，也可以是多个，但是都要为调查的目的负责。违背这一原则，再漂亮或精美的问卷都是无益的。

2. 一般性原则

一般性原则是指问题的设置是否具有普遍意义。这是问卷设计的一个基本要求，在问卷中不能出现常识性的错误。

3. 逻辑性原则

逻辑性原则是指问卷要系统设计，有整体感，即问题与问题之间要具有逻辑性，独立的问题本身也不能出现逻辑上的谬误。问题设置紧密相关，才能够获得比较完整的信息。调查对象也会感到问题集中、提问有章法，体现严谨性、条理性、程序性。不能给人以随意性的感觉。

4. 明确性原则

明确性原则实质是问题设置的规范性，即命题准确、提问清晰明确，被访者能够对问题作出明确的回答。

5. 非诱导性原则

非诱导性原则是指问题要设置在中性位置、不参与提示或主观臆断，完全将被访问者的独立性与客观性摆在问卷操作的限制条件的位置上。如果设置具有了诱导和提示性，就会在不自觉中掩盖了事物的真实性。

6. 便于整理、分析的原则

成功的问卷设计除了考虑到紧密结合调查主题与方便信息收集外，还要考虑到调查结果的容易得出和调查结果的说服力，这就需要考虑到问卷在调查后的整理与分析工作。

二、问卷调查的内容

问卷调查内容可以采取多选题、单选题、判断题等形式呈现，也可以有填空题。根据调查主题，进行问卷内容设计，确定不同问题数量。填空题建议不宜太多，避免被访问者的答案过于分散，不利于调查结果的分析，偏离调查主题。

三、问卷调查的方法

1. 书面问卷调查法

书面问卷调查法是指将设计好的问卷印制好，在一定时间内进行发放、调查、回收、统计、分析，撰写调查报告的方法。

2. 网络工具调查法

网络工具调查法是指利用手机问卷星等网络调查工具进行问卷设计并开展调查的方法，设置好开始时间、结束时间，发放给指定人群，时间结束后，自动出分析结果，撰写调查报告。

四、问卷调查报告

问卷调查报告一般分三部分，包括前言、主体、结论。

前言部分：主要交代调查目的、调查时间、地点、调查人、调查对象、调查方法、问卷发放情况、回收情况等。

主体部分：主要对调查结果进行分析汇总。可以逐题分析，也可以分类合并进行分析。

结论部分：依据调查结果分析得出结论，为后续工作开展提供服务。

【实战演练】

请根据案例中设定的工作情景，结合第一、二章所学内容，设计一份调查问卷以小组为单位自主选择一家托育机构或社区，针对 0~3 岁婴幼儿营养状况进行调查并撰写调查报告。

（本节编者：李 红）

第三章

0～6月龄婴儿喂养

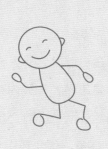

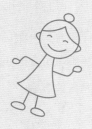

学习目标

1. 熟悉 0 ~ 6 月龄婴儿消化系统的生理特点。

2. 能根据 0 ~ 6 月龄婴儿的营养需求选择合适的食物，掌握 0 ~ 6 月龄婴儿合理喂养的方法。

3. 明确开展健康教育的对象、目标及内容，掌握开展健康教育的原则和方法。

4. 能够观察、分析、评估 0 ~ 6 月龄婴儿营养状况，分析并解决 0 ~ 6 月龄婴儿喂养过程中出现的问题。

5. 能够运用所学知识指导家长树立正确的喂养观，对家长进行科学喂养指导；能够帮助家长训练婴儿逐步养成良好的饮食、活动、睡眠习惯。

6. 能够在妇幼保健机构、基层医疗卫生机构的指导下，做好母乳喂养宣教。

第一节　营养需求与食物选择

案例导入

团团满一个月了，长得白白胖胖，惹人喜爱。最近团团妈妈发现，团团溢奶了，乳汁从口角向外流出，量不多，一天内可以发生 1 次或几次，有时发生在喂哺后不久，有时发生在喂哺后一两个小时之后。有一次更严重，团团吃完奶一会儿就吐奶了，吐得浑身到处都是，偶尔还有奶渣似的东西，家里人都非常着急，但是团团除了溢奶、吐奶以外，其余各项指标均正常。

思考：导致团团溢奶、吐奶的原因是什么？如何避免？

　　0~6 月龄婴儿的身体各器官、系统都尚未完善，处于快速的生长发育过程中，婴儿对食物营养的消化、吸收及利用与其消化系统的发育状况密切相关。因此，家长和保育人员应熟悉婴儿的生理特点，掌握该月龄段婴儿的营养需求，合理地选择食物，为下一步合理喂养奠定基础。

一、0~6 月龄婴儿的生理特点

胎儿出生以后，离开母体内的恒定环境，对外界环境有一个适应过程。同样，父母对新生儿的到来也有一个适应过程。刚出生的婴儿已经有视觉、听觉、味觉及嗅觉，也有痛觉、温度觉及触觉，例如：听到响声会出现四肢的挥动，看到明亮的光线会双眼紧闭，轻触口唇会去觅食，闻到奶头香味就向乳房方向靠。新生儿出生时由于大脑皮质的发育还不完善，所以四肢屈曲，像猫一样蜷缩着，到 3 个月时逐渐伸展。父母的陪伴可以让婴儿充满安全感，很快适应外界环境，再辅以科学的喂养，可以促进婴儿健康成长。

（一）消化系统功能发育特点

人体消化系统由消化道和消化腺两大部分组成。消化道包括口腔、咽、食道、胃、小肠（包括十二指肠、空肠、回肠）和大肠（包括盲肠、阑尾、结肠、直肠）。在临床上，常把消化道分为上消化道（十二指肠以上的消化道）和下消化道（十二指肠以下的消化道）。消化腺包括唾液腺、胃腺、肝脏、胰腺、肠腺以及消化管壁上的许多小腺体，其主要功能是分泌消化液。人体消化系统如图 3-1 所示。

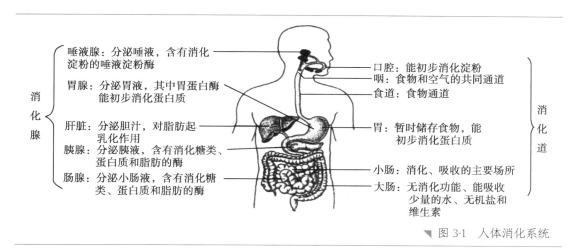

▼ 图 3-1 人体消化系统

1. 0~3 月龄婴儿的消化系统功能发育特点

（1）口腔功能发育特点

新生儿尚未萌牙，口腔小，舌体短宽，出生时已有舌乳头，两颊有厚厚的脂肪垫，齿槽上有堤状隆起，唇肌、咀嚼肌发育良好。这种解剖结构使新生儿具有较好的吸吮能力和吞咽功能。吸吮动作是复杂的天性反射，严重疾病可影响这一反射，使吸吮变得软弱无力。新生儿下颌只有前后运动，而无侧方运动，故新生儿口腔只有哺乳功能，而无咀嚼及语言功能。

（2）食道功能发育特点

新生儿的食管是漏斗状的，黏膜纤弱、弹力组织及基层不发达，食管下段贲门括约肌还不成熟，控制能力差，常发生胃食管反流。

（3）胃功能发育特点

容量较小，刚出生时胃容量为3~5mL，1月后为30~35mL，3个月时约100mL。婴儿胃呈水平位，贲门括约肌发育不完善，而幽门肌肉发育良好，喂奶后略受震动或吞咽较多空气后，容易溢奶。

（4）肠管功能发育特点

新生儿的肠管相对较长，有利于消化吸收，肠壁薄，通透性高，屏障功能差，故肠内毒素消化不全产物及过敏原等容易通过肠黏膜吸收进入体内，引起全身性感染和变态反应性疾病。婴儿肠黏膜细嫩，富有血管及淋巴管，小肠的绒毛发育良好，肠肌层发育差，肠系膜柔软而长，黏膜下组织松弛，易发生肠套叠或肠扭转。

（5）消化腺功能发育特点

唾液腺发育不良，唾液及唾液中淀粉酶分泌不足，导致口腔黏膜干燥，加之口腔黏膜柔嫩，血管丰富，容易发生黏膜损伤。胃液分泌少，消化功能差。肝脏相对较大，胆汁分泌较少，所以对脂肪的消化、吸收能力较差。婴幼儿出生3~4个月时胰腺发育较快，胰液分泌量也随之增多。在肠腔内除胰淀粉酶外其他消化酶均已具备。此阶段除了对母乳的蛋白质、脂肪消化能力较好外，对淀粉类食物及其他动物乳类的消化能力相对较弱。此外，新生婴儿肝脏中酶活性较低，葡萄糖醛酸转换酶的活力不足，是新生儿发生生理性黄疸的重要原因之一。酶不足时对某些药物的解毒能力也较差，剂量稍大即引起严重的毒性反应。

2. 4~6月龄婴儿的消化系统功能发育特点

在4~6月龄阶段，婴儿一般会长出第一颗乳牙，喜欢把接触到的东西放到口中，出现"口欲期"，唾液腺发育完善，唾液分泌显著增多，因此经常发生流涎，称生理性流涎。此阶段婴儿消化系统发育仍不成熟，各种消化酶的含量较低，消化能力较弱，因此，影响了6月龄以下的婴儿对食物的选择。

（二）进食技能发育特点

在婴儿的生长发育过程中，婴儿解剖生理的发育成熟，促进消化系统的成熟、消化道的功能成熟。很多人认为吃和咽都是与生俱来的自然进食过程，因而忽略进食技能的学习的重要性。虽然最初的进食是由先天反射来完成，但更多的进食技能，需要后天的学习来达到熟练和提高。

1. 与进食技能发育有关的感知觉发育

进食是一个复杂的生理过程，与上述讲的消化系统的结构与功能息息相关，需要口腔正常发育、完整的感知觉反馈和正常的肌肉伸展力，婴儿的进食技能发育与生长发育的过程具有一致性，都是由不成熟到成熟的过程。婴儿进食技能学习需要感知觉和感知觉的反馈，尤其是婴儿4～6月龄后的味觉发育，与以后进食的偏爱紧密相关。

（1）嗅觉发育

胎儿期的嗅觉就已经开始发育了，胎儿在母亲子宫内时就早已接触到独特的有味儿的羊水环境，胎儿对气味的特殊表现与母亲有关，因此在生后的几小时内，与其他的哺乳类动物一样，母婴还可以通过嗅觉彼此相互熟悉。而且婴儿对母乳气味的鼻后感觉尤其突出，婴儿的鼻前庭会根据对母亲气味的感觉寻找乳头的吸吮，故在哺乳时，味觉刺激、温度、母亲的声音等对婴儿的早期学习有强化作用，通过嗅觉记忆，在发育中学习到自己喜欢的和不喜欢的气味。

（2）味觉发育

羊水是胎儿的第一个味觉体验，胎儿在母亲子宫内时便开始吞咽羊水，直到足月时胎儿每日主动吞咽约1L的羊水，包含羊水中的糖、乳酸、脂肪酸、尿素、氨基酸、蛋白质和盐等各种物质。胎儿舌的解剖结构决定着各种物质刺激下的反应，在胎儿7～8周时味蕾形成，13～15周时味蕾的形态上就已接近成人。许多动物实验都证实了母亲食物的味道可以通过乳汁传给被哺乳的婴儿，并可调节婴儿后天的味觉接受能力。

2. 进食技能反射的发育特点

进食是一个需要婴儿生长发育完全且呼吸协调的运动。足月的婴儿在吸吮乳头时，约每吸 10～30 次停一下，协调的进食技能发育是保持吞咽／呼吸／吸吮三者以 1：1：1 的方式进行。若功能发育不全，则吞咽、呼吸、吸吮协调差。正常的口腔动作及进食技能发展顺序如下。

（1）0～3 个月

0～3 个月婴儿存在与进食相关的原始反射，如觅食反射、吸吮反射、吞咽反射等。觅食反射是指当新生儿闻到奶味或面颊碰到乳房时，他的头会转向这一侧。吸吮反射是指新生儿含住乳头后，向舌根部移动，用脂肪垫固定住乳头，不断吸吮。吞咽反射是指将吸吮到口腔后部的乳汁做下咽动作。舌呈前伸／后缩的活动模式，即前后运动；与下颌、唇呈整体模式活动，相互间无分离活动；舌两边上翘卷曲成杯状，将奶液引向咽；以吸吮／吞咽反射的模式进食。

（2）4～6 个月

4～6 个月婴儿在等待勺子喂入食物时或接触勺子时有啜吸动作反应；会用上下方向咬；舌和下颌间无分离运动；吸吮、呼吸、吞咽协调；5 个月后觅食反射消失，吸吮／吞咽反射存在。

3. 进食安排与进食训练

（1）进食安排

婴儿出生后的前 3 个月，不强求喂奶次数和时间，母亲要根据婴儿消化系统功能发育特点，及时识别婴儿进食的需求，如婴儿饥饿时会吧嗒嘴、哭闹等，迅速做出喂养回应。婴儿每次吃奶持续的时间、每天喂哺的次数因人而异，一般健康足月的新生儿开奶后，每隔 1～2 小时喂一次，随着月龄的增长，胃容量逐渐增大，可以过渡到每隔 2～3 小时喂一次，逐渐延长至 3～4 小时喂一次。3 个月后，婴儿夜间睡眠时间逐渐延长，可以省去一次夜奶，但是每天的哺乳次数应不少于 8 次。婴儿一般在 6 个月时开始添加辅食，进食时间一般在上午 10 点左右，每天一次，哺乳次数可逐步减少。

家长要合理安排婴儿每天进食的时间、活动时间与睡眠时间，帮助婴儿逐步养成白天定时、定量进食，夜晚以睡眠为主的生活规律。

（2）进食训练

婴儿出生后应立即开始进食训练，配合母亲开奶。让新生儿含住母亲的乳头和乳晕，吸吮3～5分钟。让新生儿裸露皮肤趴在母亲胸前吸吮，像袋鼠一样，可以提高新生儿觅食主动性，帮助尽早开奶。从添加辅食开始，就要注意逐步培养婴儿对吃的兴趣和自主进食的能力。

二、0～6月龄婴儿的营养需求

0～6月龄婴儿生长发育迅速，对能量和营养素的需求相对高于其他任何时期。根据中国居民膳食营养素参考摄入量，0～6月龄婴儿能量与营养素需要量汇总如下。

（一）能量

每日每千克体重所需能量为90kcal。体重是衡量婴儿营养状况最为敏感的指标，其稳定性不如身高，容易受到疾病和膳食质量的影响。新生儿期虽然有暂时的生理性体重下降现象，但在出生后7到10天时就可以恢复到出生时的水平，出生后3～4个月体重约等于出生时体重的2倍。假如新生儿出生时体重为3kg，每日所需能量为270kcal，3～4个月时体重达6kg，则每日所需能量为540kcal。

（二）蛋白质

蛋白质适宜摄入量为9g/d（AI）。蛋白质的主要来源是母乳和（或）0～6月龄段婴儿配方奶粉。不要直接用牛奶喂养婴儿，因为牛奶蛋白质组成中酪蛋白含量较高，乳清蛋白含量低，不符合婴儿生长发育的需要，而母乳中二者的比例适宜，符合婴儿的需要。婴儿配方奶粉一般利用乳清蛋白来改变牛奶中酪蛋白与乳清蛋白的构成比，使之近似于母乳的蛋白质构成。

（三）碳水化合物

碳水化合物适宜摄入量为60g/d（AI）。主要来源是母乳和（或）0～6月龄段婴儿配方奶粉。新生儿对于甜味有着天然的亲和性，喜食有甜味的食品，喂食葡萄糖水容易养成婴幼儿日后挑食和偏食的习惯，埋下健康隐患。更何况，如果喂食的葡萄糖水浓度过高，会使肠管内处于高渗状态，大量的液体从肠壁血管转到肠腔内，使肠壁黏膜受损，导致新生儿坏死性小肠炎，因此不能给新生儿喂食糖水。

（四）脂肪

每天脂肪适宜需要量为：亚油酸为 7.3%E（AI），亚麻酸为 0.87%E（AI），总脂肪量为 48%E（AI）。

（五）易缺乏的矿物质

钙的适宜摄入量为 200mg/d（AI），母乳喂养的婴儿不需额外补充。铁的适宜摄入量为 0.3mg/d（AI），碘的适宜摄入量为 85μg/d（AI），锌的适宜摄入量为 2.0mg/d（AI）。

（六）易缺乏的维生素

维生素 A 的适宜摄入量为 300μgRAE/d（AI），维生素 D 的适宜摄入量为 10μg/d（AI），维生素 C 的适宜摄入量为 40mg/d（AI）。

三、0～6 月龄婴儿的食物选择

（一）母乳

0～6 月龄婴儿的胃肠道和肝肾功能发育尚未成熟，对食物的消化吸收能力及代谢废物的排泄能力较低，而且 6 月龄内婴儿需要完成从宫内依赖母体营养到宫外依赖食物营养的过渡。因此，母乳是新生儿最佳的选择。母乳所含的蛋白质、脂肪、碳水化合物、矿物质、维生素等含量适中、比例适当，易于婴儿消化吸收，而且含有新生儿所需的各种免疫物质，可预防各种感染性与传染性疾病。但是母乳中维生素 D 含量低，若每天不能接受充足的日光照射，则需要适当补充维生素 D，必要时也需补充维生素 K，可预防新生儿出血症。

（二）婴儿配方奶粉

在母乳不足或无法母乳喂养的情况下，可用婴儿配方奶粉代替。

1. 婴儿配方奶粉的含义

婴儿配方奶粉指以母乳为标准，以乳及乳制品、大豆及大豆蛋白制品为主要蛋白类源，经过一定的配方设计和工艺处理而生产的用于喂养不同生长发育阶段和健康状况婴儿的食品。与普通奶粉相比，配方奶粉去除了部分酪蛋白，增加了乳清蛋白；去除大部分饱和脂肪酸，加入植物油，以增加不饱和脂肪酸；加入乳糖，使糖含量接近母乳；降低矿物质含量以减轻婴幼儿肾脏负担；添加微量元素、维生素、某些氨基酸或其他成分，使之更接近于母乳成分。但是婴儿配方奶粉毕竟是代乳品，无法与母乳相媲美。

2. 婴儿配方奶粉选购指南

选购配方奶粉时要参考国家卫生健康委、市场监管总局联合发布的奶粉新国标《婴儿配方食品（GB 10765—2021）》《较大婴儿配方食品（GB 10766—2021）》《幼儿配方食品（GB 10767—2021）》及中国营养学会发布的《婴幼儿配方乳粉科学选购专家建议（2022）》。

（1）选择适宜婴幼儿月龄的配方乳粉

根据月龄选对配方乳粉。婴幼儿配方乳粉包括婴儿配方乳粉（Ⅰ段奶粉、适合0～6个月的婴儿）、较大婴儿配方乳粉（Ⅱ段奶粉，适合6～12个月的婴儿）、幼儿配方乳粉（Ⅲ段奶粉，适合12～36个月的幼儿）。

（2）选择适宜婴儿体质的配方乳粉

以牛乳为基础的婴儿配方奶粉适用于一般健康的婴儿食用。一些有特殊生理状况的婴儿，需要经医师、营养师指导后，食用经过特别加工处理的婴儿配方乳粉。例如，对乳糖不耐受的婴儿，需要食用以牛乳为基础的无乳糖婴儿配方乳粉，或以黄豆为基础的无乳糖婴儿配方乳粉；若是早产儿，需要食用早产儿配方乳粉；对于牛乳过敏的婴儿，可选用以大豆蛋白为基质的婴儿配方乳粉；胃肠道不太好、消化能力比较差的婴儿，可以选择添加了改善胃肠道功能成分的乳粉，如含 α 乳清蛋白含量较高，容易消化吸收的配方乳粉；对于容易腹泻、感冒抵抗力比较弱的婴儿，可以选择胡萝卜素、核苷酸含量比较高的乳粉，这些成分都有助于增强免疫能力。

（3）选购时注意事项

市场上的奶粉品牌很多，选购配方奶粉时，家长要学会比较鉴别，不要盲目以价高、进口品牌为首选。要关注质量检验报告等相关信息，学会看食品标签，查看营养成分含量是否符合国家标准。

正规合格的奶粉外包装上应该有：产品名称、商标、适用对象、净含量、配料表、营养成分表、冲调食用方法、生产日期、保质期、厂址、生产批号等。

质量好的奶粉颗粒均匀，呈乳黄色，无结块，杂质少冲调性好，呈乳白色液体，有浓厚的奶香味。

0~6月龄婴儿营养评估特点

1. 膳食摄入评估特点

0~6月龄婴儿以母乳和（或）婴儿配方喂养为主，需要明确了解婴儿的喂养量，是否满足相应月龄的喂养推荐量。

根据婴儿尿量可间接评估母乳喂养的有效性。婴儿出生后第1天尿量较少；随着母乳分泌量的增加，婴儿尿量逐渐增加。新生儿出生后每天尿6~7次提示母乳量充足；如果婴儿尿量不足[<0.5~1.0 mL/（kg·h）]，尿呈深黄色，提示奶量不足。同时，采用世界卫生组织生长曲线监测体重增长速率是评估母乳喂养有效性的重要依据。研究显示，纯母乳喂养的新生儿出生后6小时有不同程度体重减轻。出生1周内新生儿体重平均下降4.9%（0~9.9%），体重下降程度与喂养方式有关，纯母乳喂养、混合喂养及配方乳喂养者1周内体重下降分别为5.5%、2.7%和1.2%。当母乳喂养新生儿体重下降超过10%时应警惕可能为母乳摄入不足。新生儿期后，母乳量充足的婴儿体重应稳步增加。因此，评估婴儿体重增长速率是衡量母乳摄入量的最重要标准。母乳喂养婴儿的体重增长不足时，应详尽分析母亲与婴儿双方的原因，针对原因积极干预。

2. 体成分检测

近年来，体成分被认为是测量婴儿营养状况的更适宜的人体测量指标。与常规身长体重等人体测量方法不同，体成分关注体脂和去脂体重的变化，可以更准确评价婴儿营养状况。准确评价婴儿营养量和成分的变化，对准确指导婴儿喂养，尤其对指导评价早产儿更适宜地追赶生长更有优势。监测婴儿脂肪和去脂体重的变化以及准确记录饮食摄入中脂肪、蛋白质、碳水化合物的配比，能够提供最佳追赶生长的营养支持，并改善神经发育结局。生长速率与神经发育结局直接相关，也与成年后疾病如糖尿病、肥胖、高血压、心血管疾病有关。追踪早产儿和足月儿体成分的变化也能够对青春期或成年期代谢性疾病如肥胖、高血压、高血脂等形成原因提供依据。

本节内容回顾

本节内容架构		应知应会星级
一、0～6月龄婴儿的生理特点	（一）消化系统功能发育特点	★★
	（二）进食技能发育特点	★★★★
二、0～6月龄婴儿的营养需求	（一）能量	★★★★
	（二）蛋白质	★★★★
	（三）碳水化合物	★★★★
	（四）脂肪	★★★★
	（五）易缺乏的矿物质	★★★★
	（六）易缺乏的维生素	★★★★
三、0～6月龄婴儿的食物选择	（一）母乳	★★★★★
	（二）婴儿配方奶粉	★★★★

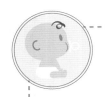

— 课后自测 —

一、单项选择题

1. 刚出生时，新生儿胃容量约为（   ）mL。

   A. 3～5   B. 30～35

   C. 40～45   D. 100

2. 在（   ）月龄阶段，婴儿一般会长出第一颗乳牙。

   A. 0～3   B. 4～6

   C. 7～9   D. 10～12

3. 3个月后，每天的哺乳次数应不少于（   ）次。

   A. 6   B. 8

   C. 7   D. 9

4. 0～6月龄婴儿每日每千克体重所需能量为（   ）kcal。

   A. 80   B. 90

   C. 70   D. 100

5. 蛋白质适宜摄入量为（   ）g/d（AI）。

   A. 60   B. 25

   C. 15   D. 9

二、多项选择题

1. 0～3个月婴儿存在与进食相关的原始反射，如（   ）等。

   A. 觅食反射   B. 吸吮反射

   C. 吞咽反射   D. 条件反射

2. 选择配方奶粉时应注意（   ）。

   A. 以牛乳为基础的婴儿配方奶粉适用于一般健康的婴儿食用

  B. 对乳糖不耐受的婴儿，需要食用以牛乳为基础的无乳糖婴儿配方乳粉

  C. 选购配方奶粉时，要学会看食品标签，查看营养成分含量是否符合国家标准

  D. 质量好的奶粉颗粒均匀，呈乳黄色，无结块，有浓厚的奶香味

三、判断题

1. 婴儿 4 个月后觅食反射消失。   （ ）

2. 婴儿出生后的前 3 个月，不强求喂奶次数和时间，母亲要及时识别婴儿进食的需求，迅速做出喂养回应。   （ ）

3. 婴儿出生后 1 小时开始进食训练，配合母亲开奶。 （ ）

4. 0~6 月龄婴儿可以喂食糖水。   （ ）

5. 母乳喂养的婴儿需要额外补充钙。   （ ）

扫码查看参考答案

— 技能训练 —

1. 请画出 0～6 月龄婴幼儿营养需求与食物选择的思维导图，上传学习通班级空间。

2. 请模拟：以小组为单位到社区开展主题为"母乳喂养好"的宣教活动，请将宣传海报、活动照片及总结打包上传学习通班级空间。

（本节编者：朱箐竹）

第二节　合理喂养

近期，嘉嘉妈妈有点焦虑了，她是一名老师，产假马上就要休完了，学校离家里比较远，一想到上班后，嘉嘉不能按时吃上母乳，既心疼他又怕影响工作，因此考虑断奶，使用配方奶粉喂养。

思考： 婴儿 6 个月内断奶是否可取？如果不断奶，如何进行混合喂养？

喂养是最让母亲操心的事，很多母乳喂养的妈妈不能够坚定信心，担心母乳喂养影响身材、怕喂奶影响上班、担心母乳不足等。应如何做到合理喂养？

一、树立正确的喂养观

（一）坚持母乳喂养

《中国婴幼儿母乳喂养指南（2022）》指出，6 月龄内的婴儿应坚持纯母乳喂养，科学研究表明，母乳喂养对母子双方都有益处。

1. 对婴儿的益处

母乳是婴儿最理想的天然食物，含有丰富的营养素、免疫活性物质和水分，能够满足 0～6 个月婴儿生长发育所需全部营养，任何配方奶、牛羊奶等都无法全部替代。

研究发现，和纯母乳喂养的婴儿相比，非母乳喂养的婴儿出现严重营养不良的概率超过 10%。多项分析表明，母乳喂养儿神经系统发育状况比配方粉喂养儿更好；而且母乳喂养时间越长，对婴幼儿智力发育更有帮助。

母乳喂养有助于婴儿免疫系统发展，增加抗感染能力，降低过敏性疾病风险。研究表明，和纯母乳喂养的婴儿相比，非母乳喂养的婴儿死于肺炎的可能性是前者的 15 倍，死于腹泻的可能性是前者的 11 倍。

母乳喂养对婴儿早期健康生长发育和成年期慢性病风险具有保护效应。母乳可降低儿童肥胖风险，母乳喂养时间越长，儿童肥胖风险越低。另外，母乳喂养可减少成年后高血压、冠心病和糖尿病等慢性病的发生风险。

2. 对母亲的益处

母乳喂养能促进母体产后恢复。分娩后新生儿吸吮乳头的动作能够刺激催产素分泌，引起子宫收缩，减少出血，促进子宫恢复到孕前的大小，并减少产后并发症。哺乳产妇子宫的复原比非哺乳产妇更加迅速、彻底。

母乳喂养可降低母亲产后体重滞留风险，有助于产妇体形恢复。国内调查数据显示，纯母乳哺乳的母亲，产后最容易恢复到孕前体重；而混合喂养婴儿的母亲，由于不能很好地处理泌乳与饮食量之间的关系，产后体重滞留最明显。

母乳喂养能降低母亲患某些疾病的风险。有证据显示，哺乳超过12个月，可降低母亲患2型糖尿病的风险9%；与从未哺乳的母亲相比，哺乳超过12个月的母亲患乳腺癌的风险降低28%，哺乳持续时间越长，卵巢癌的发病风险越低。

母乳喂养还可以帮助产后妇女赶走忧郁。研究发现，进行母乳喂养的女性患产后抑郁症的风险在统计学上显著低于未进行母乳喂养的女性，并且随着母乳喂养周数的增加，患抑郁症风险会进一步降低。

3. 对亲子关系的益处

母乳喂养是培养亲子依恋关系的重要途径。母乳喂养时的肌肤接触、眼神接触和语言动作等，有利于母婴情感交流，促进婴儿的行为发展和心理健康。

4. 对家庭的益处

母乳经济、方便、省时、卫生，温度适宜，可以随时进行喂哺，减少了母亲及家庭其他成员的劳动，还节省了消毒、奶瓶、奶粉所需要的经济消耗。另外，母乳喂养的婴儿较少得病，减轻了家庭的经济负担。

（二）特殊情形下母乳喂养，应当听从医务人员指导

哺乳母亲患病时，应当及时咨询医务人员，了解疾病和用药对母乳喂养的影响，遵循医务人员意见，确定是否继续母乳喂养。母亲患一般感冒、腹泻时，乳汁中的特异抗体可以保护婴儿免于感染，母亲可坚持母乳喂养。婴儿发生腹泻，不需要禁食，可以继续母乳喂养，应当在医生指导下及时补充体液，避免发生脱水。对于早产儿、低出生体重儿和其

他患病婴儿，应当听从医务人员指导，做到科学合理喂养。

（三）慎用混合喂养或人工喂养

混合喂养是指母乳不足，不能保证婴儿的生长发育所需，需要采取母乳 + 配方奶粉的混合喂养方式。也可母乳喂养后再进行人工喂养。由于母乳喂养具有配方奶粉无法比拟的优势，因此，建议慎用。但是以下情况不宜母乳喂养：

（1）母亲患有重症心脏病、肾病、糖尿病、高血压、心功能不全等疾病，哺乳可使病情恶化；或者患有严重的乳头裂伤、乳腺炎；或者患有精神病或癫痫服药治疗中；或者处在急慢性疾病活动期，如艾滋病、病毒性肝炎；或者接受放射性碘治疗；或者接触有毒化学物质或农药。

（2）婴儿患有苯丙酮尿症、半乳糖血症也不宜母乳喂养，需要在医生或临床营养师食用特殊医学用途婴儿配方奶粉。

（四）按需喂养，顺应喂养，避免过度喂养

0~6 月龄婴儿在生长发育过程中具有个体差异性，因此，母亲在哺乳过程中不能机械照搬书本上的喂养指导，严格执行定时、定量哺乳，而是先从按需喂养开始，不限制哺乳次数和时长，合理回应婴儿的进食需要，接受喂养指导，逐渐顺应喂养，养成定时、定量进食习惯，避免过度喂养。

二、做好母乳喂养准备

从怀胎开始，孕妇和家人就应通过产前检查、咨询、孕妇教育等各种线上、线下形式，充分了解和接受母乳喂养的知识。

（一）心理准备

孕妇应尽早了解母乳喂养的益处，增强母乳喂养的意愿，学习母乳喂养的方法和技巧，为母乳喂养做好各项准备。

（二）营养准备

孕期合理饮食、均衡营养，保持适度运动、心理平衡，适宜增重有助于产后及时泌乳。正常妇女的孕期增重中有 3~4kg 的脂肪贮存是为产后泌乳储备的能量。

（三）开奶准备

从孕中期开始，母亲要加强乳房护理，及时更换胸罩，保证乳房充分发育；孕中晚期可经常对乳头、乳晕进行揉捏、按摩等护理，以增强乳头、乳晕的韧性和对刺激的耐受性。平坦和内陷的乳头不利于婴儿吸吮，孕妇应在怀孕后期通过乳头牵拉和伸展练习，着手进行纠正，以适应婴儿衔乳的需要。

（1）乳头牵拉练习。乳头短小或扁平者可用一只手托住乳房，另一只手的拇指和中、食指抓住乳头将乳头轻轻向外牵拉，或将两拇指放在乳头两侧，左右挤动，再上下挤动，将乳头挤出。每日1次，每次重复10～20下。

（2）乳头伸展练习。乳头内陷者适用，将内陷的乳头清洗干净后，两拇指（或食指）平行放在乳头两侧，慢慢地由乳头向两侧外方伸展，牵拉乳晕皮肤和皮下组织。尽量使乳头向外突出，重复多次。随后再将两指分别放在乳头上下两侧，用同样的方法上下纵向牵拉，重复多次。每日2组，每组5分钟。与此同时，还可以借助乳头矫正器加以矫正。需要注意的是，怀孕37周后才能做牵拉和伸展练习，因为刺激乳头会引起子宫收缩可能会引发早产，一旦出现宫缩要立即停止练习。

（四）相关用品准备

（1）哺乳内衣。选购哺乳内衣时注意材质、罩杯、肩带、钢圈、开口方向，应选择纯棉、无束缚感的大罩杯、无钢圈或软钢圈的窗口式或全开式哺乳内衣。

（2）防溢乳垫。防溢乳垫是能帮助哺乳期妈妈避免乳汁不自主流出打湿哺乳内衣的辅助用品。选购时注意选择吸水性强、轻薄透气并有防水层的一次性独立包装的，卫生安全，携带方便。

（3）乳头保护罩。一方面，乳头保护罩可以帮助乳头平坦或内陷的乳母让婴儿更好地吃到奶；另一方面，可以帮助乳头皲裂的乳母更好地保护受伤的乳头。

（4）吸奶器。主要分为手动吸奶器和电动吸奶器。它可以帮助乳母吸出多余的乳汁，避免涨奶现象的发生，也可以在乳头皲裂时使用，还可以在产假后使用，以帮助乳母提前将乳汁挤出来。

（5）一次性储奶袋或储奶瓶：用于储存母乳。在选择的时候可以对比一下储奶用品的密封性、容量、重复使用率和方便性等，从而选出最适合的储奶工具。

三、合理喂养

母乳喂养是婴儿最佳的喂养方式，如果母乳不足或无法母乳喂养可选择混合喂养或人工喂养。

（一）0~6月龄婴儿母乳喂养准则

《中国婴幼儿喂养指南（2022）》提出6月龄内婴儿母乳喂养指南，包括如下六条准则。

（1）母乳是婴儿最理想的食物，坚持6月龄内纯母乳喂养。

（2）生后1小时内开奶，重视尽早吸吮。

（3）回应式喂养，建立良好的生活规律。

（4）适当补充维生素D，母乳喂养无须补钙。

（5）一旦有任何动摇母乳喂养的想法和举动，都必须咨询医生或其他专业人员，并由他们帮助做出决定。

（6）定期监测婴儿体格指标，保持健康生长。

（二）实施母乳喂养关键步骤

1. 母婴肌肤尽早接触，尽早开奶

成功实施母乳喂养的关键在于产后立即开始母婴肌肤接触并在生命最初第一小时之内开始母乳喂养。

常见的喂哺姿势有摇篮式、交叉式、橄榄球式和侧卧式。作为母亲，要根据实际情况选择适合自己和婴儿的喂哺姿势，无论用何种姿势，都应让婴儿的头和身体呈一条直线，婴儿身体贴近母亲，婴儿的头和颈部得到支撑，婴儿贴近乳房，鼻子对着乳头，保证婴儿衔乳姿势正确。

（1）按摩乳房

喂奶前轻轻地按摩乳房，有助于刺激射乳反射。一是从乳房上端开始，垂直往胸部方向按压，手指在皮肤上画圈；几秒钟后，手指移到下一个位置，用同样的方法往乳晕方向

按摩。二是用挠痒般的动作轻轻抚摸乳房，从乳房上方朝乳头方向抚摩，从胸腔到乳头，围绕着整个乳房，持续做这种抚摩，这样做有助于放松，且能刺激泌乳反射。

（2）适宜刺激

将新生儿面颊触到母亲乳房或其他部位时，新生儿即可出现寻觅乳头的动作。将一只手放在乳房外侧，拇指在上面，手掌和其余四指贴在乳房下的胸壁上，支撑乳房基底部，大拇指放在乳房上方，呈"C"形托住乳房，露出乳晕部分，用乳头轻柔地触碰新生儿的嘴唇，刺激他张开嘴巴。

（3）准确含乳

成功衔乳的关键是让婴儿含住尽可能多的乳晕，一般要求口上露出的乳晕比口下多，婴儿的嘴巴张大，下唇外翻，下颌贴近乳房；将乳头吸至嘴巴深处，牙龈和舌头包裹3～5厘米的乳晕，并给予压力，挤压乳窦，让婴儿获得更多的乳汁。

（4）有效吸吮

婴儿有效吸吮的表现是嘴唇外翻呈鱼唇状，吮吸动作缓慢有力，母亲能听到婴儿"咕嘟咕嘟"的吞咽声。婴儿开始用力吸吮后，可以将其小嘴轻轻往外拉约5毫米，目的是将乳腺管拉直，有利于顺利哺乳。

每次哺乳时，要让婴儿轮流吸吮两侧乳房，吸空一侧乳房再吸吮对侧。若一侧乳房奶量已能满足婴儿需要，应将另一侧乳房内的乳汁用吸奶器吸出。喂哺时注意观察婴儿吸吮状态，不要让乳房堵住婴儿的鼻子，尤其是在夜间喂奶时，以免影响婴儿的正常呼吸。

充分吸吮和及时排空乳房是促进母乳分泌的最有效方法。另外，婴儿的啼哭声、视觉刺激及母婴皮肤接触，均可使乳母催乳素和催产素分泌增加，促进泌乳和乳汁排出。

（5）顺利离乳

一般婴儿吃饱后会自己吐出乳头，有的婴儿会含着乳头睡过去，此时母亲可以将手指插入婴儿的嘴巴，向下按压乳头中断婴儿吮吸，这样能比较顺利地让他的嘴巴离开乳头，避免引起乳头疼痛。

完成喂奶后，不要马上把婴儿平放，应将婴儿竖直抱起，头靠在妈妈肩上，轻拍背部，帮助婴儿排出吃奶时吞入胃里的空气，可以防止溢奶。

（6）注意事项

如果顺利分娩，母婴健康状况良好，即可开始母婴皮肤接触，并重复上述步骤。刚开始初乳分泌少，婴儿吮吸时间短，要让婴儿频繁吸吮，不必计时。

注意辨别婴儿喂养需求。婴儿饥饿时的表现，先是出现不安、身体扭来扭去，张嘴伸舌左右转头，做出觅食动作，然后四肢伸展、身体活动增加，吮吸手指、衣服等嘴巴可以接触到的物品等，如果母亲不能及时回应哺乳，婴儿会哭、闹，直至面红耳赤。

2. 正确判断母乳喂养是否充足

婴儿摄乳量受到多种因素的影响，但主要取决于婴儿自身的营养需要。母乳喂养时，可以通过以下几种情况来确定乳汁分泌是否充足：

（1）婴儿每天能够得到 8~12 次较为满足的母乳喂养；

（2）哺喂时，婴儿有节律地吸吮，并可听见明显的吞咽声；

（3）出生后最初 2 天，婴儿每天排尿 1~2 次；

（4）如果有粉红色尿酸盐结晶的尿，应在产后第 3 天消失；

（5）从出生后第 3 天开始，每天排尿应为 6~8 次；或者如果婴儿每天能尿湿 5~6 个纸尿裤，就说明婴儿已经吃饱；

（6）出生后每天排便 3~4 次，每次大便应多于 1 大汤匙；

（7）出生第 3 天后，每天可排软、黄便 4~10 次；

（8）婴儿体格生长可用来判定婴儿一段时期内（2 周至 1 个月）的母乳是否充足。定期测身长、体重、头围，标记在儿童成长曲线上，就可通过其生长状况，判断母乳量是否充足。

3. 母婴积极互动，保持愉悦心情

产后妈妈情绪波动会影响乳汁的质和量，哺乳期的妈妈要避免情绪的波动和过度疲劳，保持心情舒畅，是保证母乳足量的最有效办法。

（1）家人关爱，积极沟通。首先夫妻双方要达成一致，丈夫要在力所能及的条件下帮助妻子照顾婴儿，让其保证充足的睡眠及合理的营养。

（2）每天观察婴儿吃、玩、睡的规律，找出妈妈自己的时间，进行合理安排，促进产后恢复。

（3）提前做好上班准备。在上班前一个月或半个月，开始根据上班后的作息时间，调整安排哺乳时间，可以将乳汁挤在奶瓶里，由其他照护者给婴儿喂奶，让婴儿逐步适应妈妈要上班的现实，避免母婴焦虑。

（4）掌握挤奶、背奶、母乳储存的方法。

4. 必要时采取混合喂养或人工喂养

混合喂养的方法有补授法和代授法两种。

（1）补授法适用于6个月以前的婴儿。补授法是母乳量不足时的喂养方法，每次喂完母乳后，接着补喂一定数量的婴儿配方奶以补足未及的奶量。补授法的优点是婴儿先吸吮母乳，保证了吸吮对乳房的足够刺激，有的母乳量最终可能会因吸吮刺激而逐渐增加，又重新回归到纯母乳喂养。需要注意的是，补授的乳量由婴儿食欲及母乳量多少而定，即"缺多少补多少"。

（2）代授法是指母亲奶量充足，但由于某种原因不得不用配方奶或其他乳品代替一次或数次母乳喂养。需要注意的是，每天母亲给婴儿直接喂哺母乳最好不少于3次，以保证乳汁的正常分泌。

混合喂养时要注意以下几个方面：

（1）坚持母乳优先原则。喂哺婴儿时，要先让婴儿吃母乳，坚持按时喂养母乳，每天不少于3次。每次吸空两侧乳房后再以配方奶作补充，这样可以保持母乳分泌。

（2）不要将母乳和配方奶混合喂给婴儿。在给婴儿喂奶时，一次只可以选择一种奶，即母乳或配方奶，不要将两者混合在一起。若是将母乳和配方奶混着喂给婴儿，不仅会导致婴儿消化不良，还容易使婴儿出现讨厌吃母乳的现象。

（3）按规律喂哺。母乳喂养的婴儿最好按需哺乳，配方奶喂养的婴儿则可以按照固定的规律进食，所以，在混合喂养婴儿时，也要注意，尽量按规律喂食。按规律进食有利于婴儿吸收营养，也可避免过度喂养现象的发生。加配方奶后，婴儿的喂奶间隔时间会比单纯母乳喂养时延长 0.5~1 小时。

（4）夜间尽量母乳喂养。夜间妈妈休息，乳汁分泌量相对增加，婴儿需要量又相对减少，此时要尽量采用母乳喂养。

因为特殊原因实施配方奶进行人工喂养时，一般每天喂哺的次数可能在 8 次以上，婴儿刚刚出生几天之内会在 10 次以上。需要特别强调的是，家长应该参照喂哺表的乳粉用量和用水量来冲调配方乳粉，配置得过浓或过稀都不利于婴幼儿的正常生长发育。

知识链接

用配方乳粉喂养婴幼儿的原则

在使用配方乳粉喂养时要遵循以下原则。

1. 回应喂养

初始应回应喂养，新生儿初次备奶量从约 60mL 开始尝试，并根据每次喂食后期婴儿的反应进行调整，逐渐达到婴儿合适的摄入量。对于满月后婴儿，建议每天的总奶量根据体重和能量需求估算，每公斤体重需要 100~120mL。以婴儿体重 5kg 为例，按照每公斤体重 100~120mL，每天需要 500~600mL。婴儿摄入足够奶量时往往会表现出安静和满足的样子，不会因为饥饿而哭闹。

2. 按需喂哺

0~2 月龄婴儿多是按需哺喂，不限定次数；3 月龄后婴儿要逐渐进入规律进食的模式，喂养次数也逐渐减少，特别是夜间，这对培养婴儿的良好饮食习惯和保证充足睡眠非常重要。

配方乳粉喂养的婴儿易被过度喂养，除了会增加婴儿肠道和肾脏的负担外，还会使婴儿食量越来越大，体重随之增长过多甚至肥胖。这主要是由于家长存在错误喂养行为，如担心婴儿吃不饱或尿多而奶液冲调过浓，担心浪费而强迫婴儿吃完瓶中剩下的奶液等。

除了观察婴儿表现、尿量外，长期和准确判断婴儿摄入是否足量的标准是连续记录婴儿的生长发育指标，如体重、身长等是否达标。家长应每周到半月测量一次新生儿的身长和体重，6月龄内婴儿应每月测量一次身长和体重，7～24月龄婴幼儿每3个月测量一次身长、体重、头围等体格生长指标。

婴幼儿生长有其自身规律，过快、过慢生长都不利于儿童远期健康。婴幼儿生长也存在个体差异和阶段性的波动，家长不必相互攀比生长指标。

（节选自中国营养学会《婴幼儿配方乳粉科学选购专家建议》）

本节内容回顾

本节内容架构		应知应会星级
一、树立正确的喂养观	（一）坚持母乳喂养	★★★★
	（二）特殊情形下母乳喂养，应当听从医务人员指导	★★★★
	（三）慎用混合喂养或人工喂养	★★★★
	（四）按需喂养，顺应喂养，避免过度喂养	★★★★
二、做好母乳喂养准备	（一）心理准备	★★★★★
	（二）营养准备	★★★★
	（三）开奶准备	★★★★
	（四）相关用品准备	★★★
三、合理喂养	（一）0～6月龄婴儿母乳喂养准则	★★★★
	（二）实施母乳喂养关键步骤	★★★★★

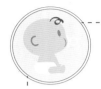

— 课后自测 —

一、单项选择题

1. 防止婴儿溢奶可采取的方法是（   ）。

    A. 喂奶后将婴儿横抱数分钟

    B. 喂奶后将婴儿轻放在床上，让其尽快入睡

    C. 将婴儿竖直抱起，头靠在妈妈肩上，轻拍背部

    D. 让婴儿向右侧趴着，轻拍其背部

2. 母亲分娩后，新生儿吸吮乳头的动作能够刺激（   ）分泌，有助于母亲产后恢复。

    A. 糖皮质激素   B. 雌激素

    C. 催产素   D. 肾上腺素

3. 6 月龄内婴儿母乳喂养应适当补充（   ）。

    A. 维生素 A   B. 维生素 D

    C. 钙   D. 铁

4. （   ）和及时排空乳房是促进母乳分泌的最有效方法。

    A. 充分吸吮   B. 按摩乳房

    C. 适宜刺激   D. 准确含乳

5. 6 月龄内婴儿每 24 小时喂哺次数应达（   ）次。

    A. 6 ~ 8   B. 2 ~ 4

    C. 4 ~ 6   D. 8 ~ 12

二、多项选择题

1. 坚持母乳喂养对（   ）都有益处。

    A. 婴儿   B. 母亲

　　C. 亲子关系　　　　　　　　　D. 家庭

2. 正确的喂养观包括（　　　）。

　　A. 坚持母乳喂养

　　B. 特殊情形下母乳喂养，应当听从医务人员指导

　　C. 慎用混合喂养或人工喂养

　　D. 按需喂养，顺应喂养，避免过度喂养

3. 母乳喂养前应做好（　　　）四个方面的准备。

　　A. 心理准备　　　　　　　　　B. 营养准备

　　C. 开奶准备　　　　　　　　　D. 相关用品准备

4. 实施母乳喂养需要注意的关键步骤有（　　　）。

　　A. 母婴肌肤尽早接触，尽早开奶

　　B. 任何情况下都要坚持母乳喂养

　　C. 正确判断母乳喂养是否充足

　　D. 母婴积极互动，保持愉悦心情

5. 婴儿饥饿的表现有（　　　）。

　　A. 吮吸手指、衣服等　　　　　B. 出现不安

　　C. 做出觅食动作　　　　　　　D. 烦躁或哭闹

扫码查看参考答案

三、判断题

1. 常见的喂哺姿势有摇篮式、交叉式、橄榄球式和侧卧式。　　（　　）

2. 母乳喂养会增加母亲产后体重滞留风险。　　（　　）

3. 6月龄内的婴儿应坚持纯母乳喂养。　　（　　）

4. 婴儿生长速度很快，其体格指标一年检测一次即可。　　（　　）

5. 婴儿从出生后第3天开始，每天排尿达到6～8次说明喂养充足。（　　）

─ **技能训练** ─

1. 请画出 0 ~ 6 月龄婴儿合理喂养的思维导图，上传学习通班级空间。

2. 请每个小组自主选取一个宣教主题（各小组不能重复），模拟为即将临产的孕妇进行 0 ~ 6 月龄婴儿合理喂养的宣教，小组合作完成 PPT、微课的制作，并模拟授课。将 PPT、微课、活动照片及总结打包上传学习通班级空间。

（本节编者：王姗姗）

第三节　健康教育

案例导入　　张女士在妊娠期间，充分了解了母乳喂养对婴儿及妈妈自身的好处，并做好了产后母乳喂养的准备。但是产后几天，因为喂奶次数少，母乳淤积，张女士母乳涨得厉害，双侧乳房硬得像石头，加上乳头皲裂，轻轻一碰就钻心地疼，看着哇哇大哭的孩子在一旁饿着肚子，张女士只好冲泡了一杯配方奶粉给孩子喝，从此，孩子再不肯吮吸母乳了，无奈之下，张女士便向医生求助。

思考：如何对张女士进行健康教育？

众所周知，健康是指人在身体、心理和社会适应、道德方面的良好状态。婴幼儿阶段是儿童身体发育和机能发展极为迅速的时期，也是形成安全感和乐观态度的重要阶段。发育良好的身体、愉快的情绪、强健的体质、协调的动作、良好的生活习惯和基本生活能力是婴幼儿身心健康的重要标志。家长在喂养0~6月龄婴儿的过程中会遇到各种各样的问题，需要接受正确的指导。

一、健康教育的对象、目标及内容

对0~6月龄婴儿家长开展健康教育，旨在帮助母亲建立母乳喂养信念，坚持母乳喂养；帮助母亲及家庭成员掌握母乳喂养的方法，解决在母乳喂养过程中遇到的问题，助力婴儿健康成长。值得注意的是，在整个生命周期中，影响健康的因素有很多，世界卫生组织认为，健康状况17%取决于环境因素，15%取决于个人生物学因素，8%取决于医疗条件，60%取决于生活方式。父母是婴儿的第一任老师，家庭支持环境、家人生活方式、遗传基因都对婴儿的生长发育和身心健康、社会适应能力产生深远的影响。

（一）健康教育的对象

在0~6月龄婴儿喂养过程中，家长遇到的问题很多，大致可以分为两个方面，一是家长自身遇到的问题，二是婴儿遇到的问题。无论哪一方面的问题都要家长来解决，因此，此阶段开展健康教育，以家庭健康教育为主，教育对象是婴儿的父母、家庭成员及照护者。

（二）健康教育的目标

从影响健康的因素可以看出，构建积极健康的生活方式有助于婴幼儿健康成长。因此，家庭健康教育目标需要在充分调研的基础上，针对不同家庭生活方式存在的问题来制定。总的来说，包括六个方面的目标。

1. 正确的健康观

坚持预防为主，牢固树立"每个人都是自己健康的第一责任人"的理念。为了婴儿的健康成长，家庭成员中的每个人都要检视自己的生活方式和饮食习惯，发现问题，及时纠正。

2. 平衡的膳食

平衡的膳食是健康的基础。家庭成员的膳食结构、饮食习惯、就餐规律对婴儿都会产生影响。合理的营养可以促进健康，营养失调会危害健康。

3. 乐观的心态

中国青少年研究中心家庭教育首席专家孙云晓认为儿童最需要培养的品质是乐观、兴趣和习惯，并认为这是最重要的儿童教育目标。美国知名心理学家、积极心理学创始人马丁·赛利格曼通过对无助感的深入研究，发现"乐观"这种优秀的性格品质可以通过后天的学习而习得。

4. 充足的睡眠

0～6个月婴儿每天大部分时间应在睡眠中度过。0～3个月婴儿每天平均睡眠时间需要13～18小时；从3～5个月起，婴儿睡眠逐渐规律，宜固定就寝时间，一般不晚于21:00，但也不提倡过早上床。节假日保持固定、规律的睡眠作息。4～6个月婴儿每天睡眠时间应保证在12～16小时。

5. 适度的运动

意大利教育家蒙台梭利说："儿童出生后三年的发展在其程度和重要性上超过儿童一生的任何阶段。"适度的运动有助于婴儿大脑的发育。刚出生时，婴儿头重大约是350～400g，约为成人头重的25%，1岁达到成人头重的50%，2岁达到成人头重的75%，3岁时幼儿的头重已基本接近成人。家长及照护者应意识到婴儿运动的重要性，及时给予婴儿适度的运动辅助。

6. 戒烟限酒

香烟中的尼古丁等有毒有害成分和酒中的乙醇及杂质等对婴幼儿的伤害毋庸置疑。尼古丁会通过母乳传给婴儿。如果妈妈吸烟的话，无论是否进行母乳喂养，婴儿的尿液中都可以检测到尼古丁和它的副产品可替宁。危害婴儿的尼古丁一部分来自母乳，另一部分来自婴儿所处的环境。尼古丁可以导致婴儿焦躁、紧张不安、食欲不振、睡眠不佳。吸入二手烟的婴儿还可能吸入其他有毒物质，比如一氧化碳与氰化物。

酒精可以通过母乳传给婴儿，因此在哺乳期最好不要大量饮酒。一份酒精性饮料（350mL啤酒、120mL红酒、30mL烈性酒）可能暂时不会对婴儿造成伤害。然而，婴儿通过母乳长期多次摄入酒精，还是存在一定风险。因此美国儿科学会明确建议哺乳期女性控制饮酒量，长期摄入酒精也可能影响母乳分泌。

酒精可以改变母乳的味道，如果饮用酒精性饮料，最好在哺乳或挤奶后喝，并且在喝酒两个小时之后再开始下一次的哺乳或挤奶，以便使身体有足够的时间将酒精代谢排出，进入婴儿体内的酒精量会减少。

（三）健康教育的内容

本阶段实施家庭健康教育的内容包括婴幼儿基础营养及与营养相关的疾病预防知识、0～6月龄婴儿喂养知识及相关技能，还包括喂养过程中遇到的常见问题以及常见误区。

1. 常见问题

（1）早产儿和患有疾病的新生儿喂哺

早产儿的妈妈分泌的乳汁在成分上略有不同，含有较多的蛋白质和矿物质，并含有更易消化吸收的不同类型的脂肪。这种差异的存在是为了迎合婴儿的需要。母乳中的脂肪会促进婴儿脑部及神经组织的发育，母乳相对于配方奶粉，更易消化，还能使婴儿并不成熟的肠道内膜免受牛奶蛋白的侵袭。产后最初几天，妈妈分泌的乳汁中含有较高浓度的抗体，能帮助婴儿抵抗病菌感染。母乳喂养的早产儿与人工喂养的早产儿相比，发生肠道感染的概率更小。

如果早产儿体重过轻、新生儿患有疾病或受出生条件所限不能吮吸，妈妈可以用吸奶器将母乳挤出，当婴儿情况稳定之后，就可以通过管子、奶瓶或小杯子喝到母乳了。如果早产儿的妈妈能够与婴儿有直接的肌肤接触，那么在抱了婴儿而与其有肌肤接触之后，立即用吸奶器将母乳挤出，可以有效增加泌乳量。

早产儿妈妈应在产后尽早开始使用吸奶器有规律地吸奶，如每天使用吸奶器6～8次，这样能刺激乳头，促进乳汁分泌。挤奶的时间要有规律，每次睡觉不要超过4～5小时。使用吸奶器时，如果没有乳汁流出了，要继续挤几分钟，这样可以刺激乳房分泌更多的乳汁。对早产儿的妈妈来说，24小时内使用吸奶器的时间不低于100分钟。频繁地吸奶以及有规律地进行母婴皮肤接触，可以帮助妈妈保持稳定的泌乳量。

一开始就使用奶瓶吃奶的婴儿会更喜欢使用奶瓶，因为相比于直接吮吸乳头，使用奶瓶时奶流出得更快，婴儿更省力。这时可以把婴儿放在妈妈的胸口，让婴儿与妈妈有直接皮肤接触，试着引导婴儿吃奶。同时将与储存有母乳的奶瓶相连的管子粘在乳头上，这样，婴儿主动吮吸时，可以通过管子吃到一部分母乳，从乳房吃到一部分母乳。早产儿容易感到困倦，因此早期哺乳的时间要尽量短一些。

（2）乳头触痛

在哺乳最开始的几天里，乳头敏感或触痛是很常见的，特别是在气候干燥的时候。通常在婴儿的几次吮吸后，这种情况就会慢慢减轻。如果乳头皲裂、破损或出血，可以在乳头上涂抹一些乳汁，也可以在哺乳之后，在乳头上涂抹高纯度的医用羊脂膏。哺乳时，让婴儿张大嘴，尽可能多地含住乳晕，哺乳后让乳头自然晾干，经常让乳头暴露在空气中，能使乳头保持健康。

（3）乳腺管阻塞和乳腺炎

乳腺管如果时常残留乳汁，说明可能出现了乳腺管阻塞，通常发生在单侧乳房。其预防方法包括：频繁喂哺，变换不同喂哺姿势，避免太紧的衣服或趴睡而造成乳房局部压迫等。若发生乳腺管阻塞，乳母可通过以下途径加以缓解：喂哺前热敷和按摩乳房，喂哺中按摩肿块，让婴儿的下巴对准肿块的方向等。乳腺管阻塞通常可在持续喂哺 24～48 小时缓解。

乳腺炎可以由乳房过度充盈发展而来，也可由乳腺管阻塞而产生。乳腺炎分为非感染性和感染性两类。非感染性乳腺炎乳母的乳房局部皮肤有红肿、疼痛、发热等现象，但一般体温不高，无全身不适；感染性乳腺炎乳母的乳房局部出现红、肿、热、痛等现象，同时伴有发热和全身不适的症状。若乳母未形成脓肿则可继续喂哺，并设法将乳房排空。约10% 的乳母会形成脓肿，这时候就得暂停患侧乳房的喂哺，并进行相关治疗。

（4）母乳性黄疸

母乳性黄疸是指发生在健康足月或近足月的母乳喂养儿中，以未结合胆红素升高为主的高胆红素血症。母乳性黄疸婴儿一般体格生长良好，无任何临床症状，无须治疗，黄疸可自然消退，应继续母乳喂养。若黄疸明显，累及四肢及手足心，则应及时就医。如果血清胆红素水平大于 15～20mg/mL，且无其他病理情况，建议停喂母乳 3 天，待黄疸减轻后，再恢复母乳喂养。停喂母乳期间，母亲应定时挤奶，维持泌乳，婴儿可暂时用配方奶喂养。再次喂母乳时，黄疸会有反复，但不会达到原有程度。

2. 常见误区

在婴儿母乳喂养的过程中常见的误区有如下几种。

（1）剖宫产妈妈不能母乳喂养

分娩方式对母乳喂养的影响其实很小，剖宫产手术后也会快速分泌乳汁。所以，剖宫产手术后，也要尽早开始哺乳，同时以固定的频率哺乳，从而保证有充足的乳汁供应。

在剖宫产手术中，大部分接受局部麻醉（如硬膜外麻醉），与全身麻醉相比，局部麻醉进入血液中的药物量更少，新生儿受到的镇静药物的影响也更小。一些新生儿会因为硬膜外麻醉出现嗜睡或吮吸无力的情况，但目前普遍认为，局部麻醉对足月新生儿的发育及吃奶能力没有长期影响。即使接受了全身麻醉，只要术后妈妈能恢复意识并足够清醒，就有哺乳的能力。

在实施剖宫产之后，医生可能会开一些止痛的药物以减轻妈妈的不适。大多数情况下，这些药物极少会通过乳汁传给新生儿。一些止痛药可能暂时引起新生儿嗜睡，但与这种出现概率极小的嗜睡相比，母乳喂养带来的益处要大得多。

（2）乳母外出或重返职场后不能母乳喂养

在母婴不分离的情况下，应尽量保证直接喂哺。虽然母乳充足，但有些情况下无法直接喂哺婴儿，如危重早产儿、乳母上班期间等，此时可采用间接哺喂方式。需要间接哺乳时，建议乳母用吸奶泵定时将母乳吸出并储存于冰箱或冰盒内，一定时间内再用奶瓶喂给婴儿。吸出母乳的保存条件和温度与允许保存时间见表3-1。

表 3-1　吸出母乳的保存条件和温度与允许保存时间

保存条件和温度	允许保存时间
室温保存	
室温存放（20~25℃）	4 小时
冷藏	
存储于便携式保温冰盒内（15℃左右）	24 小时
储存于冰箱冷藏区（4℃左右）	48 小时
储存于冰箱冷藏区，但经常开关冰箱门（不能确保4℃左右）	24 小时
冷冻	
冷冻温度保持于 –15 ~ 5℃	3 ~ 6 个月
低温冷冻（低于 –20℃）	6 ~ 12 个月

注：①保存母乳时，无论室温、冷藏或冷冻保存，均需使用一次性储奶袋或储奶瓶，或使用经严格消毒的储奶瓶，不使用玻璃瓶，以防冻裂。保存母乳时要详细记录采集和存储日期。②保存的母乳使用前，先将储奶袋或储奶瓶置温水加热，再倒入喂养奶瓶。对早产儿，可在储存母乳倒入喂养奶瓶时，加入母乳强化剂，混匀溶解后再喂哺婴儿。

（3）乳房大小会影响泌乳量

乳母的乳房较小，并不意味着一定会出现母乳不足的问题。女性孕前乳房的大小，是由乳房的内在支持结构决定的，而不是哺乳时起实际作用的乳腺组织决定的。只要婴儿学会正确地衔乳，乳母的泌乳量就取决于婴儿需要的量。婴儿吃得越多，乳母产生的乳汁就越多；反之，婴儿吃得越少，乳母产生的乳汁也就越少。

一旦乳母和婴儿形成了稳定的喂养规律，母乳喂养就建立在供需基础之上了，乳母产生的乳汁会恰好满足婴儿在不同成长阶段的需求。

虽然乳房大小不会影响泌乳量，但是它确实会影响乳房储存乳汁的能力。乳房较小的乳母要频繁地哺乳。

（4）只重视产褥期饮食

产褥期是指孕妇从胎儿、胎盘自身体娩出，直到除乳腺外各个器官恢复或接近正常未孕状态所需的一段时期，一般需6~8周。在中国民间，产褥期也称为"月子"或"坐月子"。月子饮食常被过分重视，月子期间往往过量摄入肉类和蛋类，以致能量和脂肪摄入过剩；许多地区月子风俗甚至还保留着不同的食物禁忌，如不吃或少吃蔬菜、水果、海产品等，容易造成微量营养素摄入不足。满月过后又恢复到一般饮食，不利于乳母获得充足营养，以持续进行母乳喂养。应纠正这种饮食误区，做到产褥期食物种类多样并控制膳食总量的摄入，坚持整个哺乳阶段（产后2年）营养均衡，以保证乳汁的质与量，为持续进行母乳喂养提供保障。

乳母整个哺乳期（包括月子）均应坚持食物多样，以满足自身营养需求，保证乳汁营养和母乳喂养的持续性。每天的膳食应包括谷薯类、蔬菜水果类、畜禽鱼蛋奶类、大豆坚果类食物。通过选择小分量食物、同类食物互换、粗细搭配、荤素双拼、色彩多样的方法，达到食物多样。

乳母一天食物建议量为谷类225~275g，其中全谷物和杂豆不少于1/3；薯类75g；蔬菜类400~500g，其中绿叶蔬菜和红黄色等有色蔬菜占2/3以上；水果类200~350g；鱼、禽、蛋、肉类（含动物内脏）总量为175~225g；牛奶300~500mL；大豆类25g；坚果10g；烹调油25g，食盐不超过5g；饮水量为2100mL。为保证维生素A的需要，建议每周吃 1~2 次动物内脏，总量达 85g 猪肝或 40g 鸡肝。动物性食物和大豆类食物之间可做适当的替换，豆制品喜好者可以适当增加大豆制品，减少动物性食物，反之亦可。

（5）哺乳期不能吃调味品

处于哺乳期的女性，需要保持良好的饮食结构和健康的生活方式，不能食用调味品等食物。事实上，乳汁是由乳房中的乳腺产生的，而不是直接从乳母摄入的食物中产生的，乳腺利用的是乳母饮食中和体内储备的营养物质。即使乳母的饮食结构并没有处于最完美的状态，母体内乳腺产生的乳汁还是会给婴儿提供丰富的营养物质。但是，有些种类的食物需要特别关注：婴儿 3 个月内，乳母应避免饮用含咖啡因的饮品，如咖啡、茶。3 个月后，乳母每日咖啡因摄入量应小于 200mg。咖啡中咖啡因的含量因咖啡豆品种和加工方法有很大不同，低咖啡因咖啡，如一杯意式咖啡中含量可能低至 50mg，而一杯滴滤咖啡的含量可高达 200mg。如不了解咖啡品种和制作方法，乳母每天饮用咖啡不要超过一杯。浓茶中的咖啡因含量也较高，乳母可饮用淡茶水补充水分。

即使乳母的饮食安排不是很理想，也许不会影响婴儿的身体状况，但是会在一定程度上影响乳母的营养状况。所以哺乳期间，乳母饮食中需要足够的热量和营养，用来满足母婴双方的需要，否则乳腺将优先利用乳母体内储存的营养物质，以产生含有丰富营养的母乳，这样会对乳母的身体产生消耗。

（6）哺乳期饮浓汤

乳母每天分泌乳汁，加上自身代谢的增加，水需要量也相应增加，每日应比孕前增加 1100mL 水的摄入，可以多吃流质食物如鸡汤、鲜鱼汤、猪蹄汤、排骨汤、菜汤、豆腐汤等，每餐都应保证有带汤的食物。但汤的营养密度不高，过量喝汤会影响其他食物如主食和肉类的摄取，造成贫血和营养不足等问题，因此喝汤有讲究。

餐前不宜喝太多汤。餐前多喝汤会导致食量减少，但对于需要补充营养的乳母而言，应该增加而不是减少食量，所以餐前不宜喝太多汤。可在餐前喝半碗至一碗汤，待到八九成饱后再喝一碗汤。

喝汤的同时要吃肉。肉汤的营养成分大约只有肉的1/10，为了满足乳母和婴儿的营养，应连肉带汤一起食用。

不宜喝多油浓汤。太浓、脂肪太多的汤不仅会影响乳母的食欲，还会引起婴儿脂肪消化不良性腹泻。煲汤的材料宜选择一些脂肪含量较低的肉类，如鱼类、瘦肉、去皮的禽类、瘦排骨等，也可喝蛋花汤、豆腐汤、蔬菜汤、面汤及米汤等。

（7）婴儿体重下降是母乳不足

在出生后的最初几天，婴儿体重下降是正常的情况。此时，婴儿减轻的体重中包括他在妈妈子宫内时积累的多余液体。之后，婴儿的食欲和他对液体的需求会逐渐增加，若婴儿出现体重下降，则应关注是否存在母乳喂养不足的问题。

二、开展健康教育的原则和方法

（一）开展健康教育遵循的基本原则

开展健康教育要遵循以下基本原则。

1. 程序性原则

健康教育按照评估、计划、实施、评价和反馈几个步骤进行，整个过程是一个有机整体。

2. 实用性原则

教育内容对于受教育者的价值越高，受教育者接受的兴趣就越大，收到的效果越好。

3. 可行性原则

采取何种方案、手段，应根据受教育者的实际接受能力和可执行能力来决定。

4. 针对性原则

针对受教育者目前的情况和下一步的改善要求提出有的放矢的指导意见。

5. 保密原则

保护受教育者家庭健康相关信息不外泄。

6. 阶段性原则

根据婴儿发展和家庭成员身心健康发展不同阶段采取相应教育措施。

（二）开展健康教育的方法

开展健康教育的方法包括知识灌输和行为训练。

1. 知识灌输

知识灌输包括讲授法、自学指导法、演示法、案例分析法、游戏教学法等。

（1）讲授法：是教育者通过循序渐进的叙述、描绘、解释等向学习者传递信息、传授知识、阐明概念，以帮助学习者理解和认识健康问题，树立健康的态度和信念。主要包括讲述、讲解和讲演。

（2）自学指导法：是指指导受教育者通过阅读健康手册和参考书以获得知识或巩固知识的方法。

（3）演示法：教育者通过展示实物、直视教具使学习者获得知识或巩固知识，演示的特点在于加强教学的直观性。

2. 行为训练

包括母亲哺乳能力训练、婴儿日常生活能力训练等，如婴儿进食动作训练等。

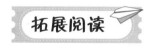

0～3岁婴幼儿的运动发展特点

婴幼儿运动能力发展遵循以下规律：活动方式由简到繁，活动技能由易到难，活动精度由粗到细，动作幅度由大到小，活动时间由短到长，动作速度由慢到快，肌肉力量由弱到强。大动作的发展顺序一般遵循抬头、翻身、坐、爬、站、走、跑、跳的规律。精细动作发展遵循先从大把抓握到拇指与其他四指对捏，再到拇指与食指对捏；先用手掌尺侧握物，然后用桡侧，再用手指；先能握物，再能掌握主动放松的规律。3岁以内的婴幼儿具体动作发展特点见表3-2。

表 3-2　0~3 岁婴幼儿具体动作发展特点

年龄	大动作	精细动作
新生儿	俯卧抬头 1~2 秒，腰肌无力，踏步反射、立足反射	双手握拳很紧
2 个月	抬头 30°~45°，俯卧交替踢腿；开始匍匐	双手握拳逐渐松开
3 个月	抬头 45°~90°，扶住婴儿取坐位，腰呈弧形，用手支撑上半身数分钟	握持反射消失
4 个月	抬头可达 90°，且稳，能自由转动，用手支撑上半身数分钟	胸前玩弄双手，主动抓玩具
5 个月	从仰卧翻到俯卧	抓物体放入口中
6 个月	从俯卧翻到仰卧，两手前支持坐	开始双手配合，开始出现还手、捏、敲等探索性动作
7 个月	转向侧卧时用一只手支撑身体的重量，独坐片刻，原地转动	开始双手配合，开始出现还手、捏、敲等探索性动作
8 个月	独坐稳，原地转动、手膝爬，扶站片刻	拇指、食指平夹取物
9 个月	手膝爬，扶站片刻	拇指、食指指端取物
10 个月	扶物侧向走	放物
11~12 个月	独站片刻	拇指、食指指端捏起细小东西
15 个月	走得稳	用匙取物，能翻几页书
18 个月	手脚并用爬阶梯，向前跑、倒退走	叠 2~3 块积木，会拉、脱手套或袜子
2 岁	双脚跳；能上下楼梯，每两步一级台阶	叠 6~7 块积木，能握住杯子喝水，一页页翻书，用匙准确，模仿画直线和圆
3 岁	单脚站数秒；两脚交替上下楼梯	会用一些"工具性"玩具，开始用筷子进餐

　　作为家长和喂养者了解婴幼儿动作发展特点，有助于帮助婴幼儿训练进食技能，尽早养成良好的饮食习惯。

本节内容回顾

本节内容架构		应知应会星级
一、健康教育的对象、目标及内容	（一）健康教育的对象	★★
	（二）健康教育的目标	★★★★
	（三）健康教育的内容	★★★
二、开展健康教育的原则和方法	（一）开展健康教育遵循的基本原则	★★★★
	（二）开展健康教育的方法	★★★

— 课后自测 —

一、单项选择题

1. 以下哪项不是对 0～6 月龄婴儿及家长开展健康教育的目的（   ）。

   A. 帮助母亲建立母乳喂养信念，坚持母乳喂养

   B. 帮助母亲及家庭成员掌握母乳喂养的方法

   C. 助力婴儿健康成长

   D. 协调家庭关系

2. 关于 0～6 月龄婴儿睡眠时间，说法正确的是（   ）。

   A. 0～3 个月每天平均睡眠时间需要 13～18 小时

   B. 从 3～5 个月起，婴儿大部分时间在玩耍中度过

   C. 4～6 个月婴儿每天睡眠时间应保证在 8～10 小时

   D. 0～3 个月婴儿每天平均睡眠时间需要 10～12 小时

3. 上班族乳母吸出的母乳在室温存放（20~25℃），允许保存时间是（　　）。

A. 24 小时　　　　　　　　　B. 4 小时

C. 48 小时　　　　　　　　　D. 3~6 个月

4. 上班族乳母吸出的母乳在温度 -15~5℃冷冻保存，允许保存时间是（　　）。

A. 24 小时　　　　　　　　　B. 6~12 个月

C. 48 小时　　　　　　　　　D. 3~6 个月

5. 在 0~6 月龄婴儿喂养过程中，开展健康教育，以（　　）为主，实行个别化教学。

A. 家庭健康教育　　　　　　B. 母亲

C. 婴儿　　　　　　　　　　D. 家庭成员

二、多项选择题

1. 对 0~6 月龄婴儿家长开展健康教育的目标包括（　　）、适度的运动、戒烟限酒。

A. 正确的健康观　　　　　　B. 平衡的膳食

C. 乐观的心态　　　　　　　D. 充足的睡眠

2. 在喂养过程中遇到的常见问题有（　　）。

A. 早产儿和患有疾病的新生儿喂哺

B. 乳头触痛

C. 乳腺管阻塞和乳腺炎

D. 母乳性黄疸

3. 在喂养过程中遇到的常见误区有（　　）等。

A. 剖宫产妈妈不能母乳喂养　　　B. 妈妈外出或重返职场后不能母乳喂养

C. 只重视产褥期饮食　　　　　　D. 哺乳期不能吃调味品

4. 开展健康教育遵循的基本原则有（　　　）、保密原则和阶段性原则。

    A. 程序性原则　　　　　　　B. 实用性原则

    C. 可行性原则　　　　　　　D. 针对性原则

5. 开展健康教育的方法包括（　　　）和（　　　）。

    A. 知识灌输　　　　　　　　B. 行为训练

    C. 讲授法　　　　　　　　　D. 演示法

扫码查看参考答案

三、判断题

1. 每个人都是自己健康的第一责任人。（　　　）

2. 乳房大小会影响泌乳量。（　　　）

3. 乳母整个哺乳期（包括月子）均应坚持食物多样，以满足自身营养需求，保证乳汁营养和母乳喂养的持续性。（　　　）

4. 婴儿3个月内，乳母应避免饮用含咖啡因的饮品。（　　　）

5. 自学指导法是指指导受教育者通过阅读健康手册和参考书以获得知识或巩固知识的方法。（　　　）

— 技能训练 —

1. 请画出对0~6月龄婴儿家长开展健康教育的思维导图，上传学习通班级空间。

2. 请以小组为单位利用周末时间考察母婴用品市场，针对1种母婴用品多种品牌（至少5种）的产品规格、材质、价格等进行比较，择优推荐1~2种给0~6月龄婴儿家长并说明理由。将调研报告及过程照片打包上传学习通班级空间。

— 学思践悟 —

党的二十大报告指出，高质量发展是全面建设社会主义现代化国家的首要任务。请结合本章学习内容思考，作为一名未来的托育服务从业者，如何助推0～6月龄婴儿高质量健康成长。

（本节编者：张　丽）

第四章
7~24 月龄婴幼儿喂养

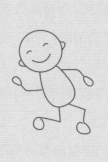

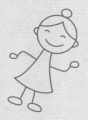

学习目标

1. 掌握 7 ~ 24 月龄婴幼儿的消化系统功能发育特点和营养需求。

2. 掌握 7 ~ 24 月龄婴幼儿合理喂养的原则和方法。

3. 掌握 7 ~ 24 月龄婴幼儿发育阶段健康教育的内容。

4. 能够根据 7 ~ 24 月龄婴幼儿进食技能、发育特点，配合家长训练婴幼儿餐具使用及自主进食技能。

5. 能够对家长进行营养知识普及教育，能够为 7 ~ 24 月龄婴幼儿制作辅食。

6. 能够根据 7 ~ 24 月龄婴幼儿发育特点开展有效食育。

第一节　营养需求与食物选择

案例导入

18 月龄的悦悦入托 2 天了，保育人员观察到悦悦只吃流食，和悦悦的妈妈沟通后找到原因，原来是悦悦的奶奶将所有的食物都用料理机打成糊糊让悦悦吃，说这样吃营养价值高。

思考： 悦悦家长的做法是否正确？说明理由。

7 ~ 24 月龄婴幼儿处于 1000 天机遇窗口期的第三阶段，适宜的营养和喂养不仅关系到婴幼儿的生长发育，也关系到长期的健康。

一、7~24 月龄婴幼儿的生理特点

（一）消化系统功能发育特点

7 ~ 12 月龄婴儿牙齿增多，咀嚼、吞咽能力更加成熟，对食物的味道、性状敏感。肠道蠕动能力增强，胃、肠消化酶水平升高及活性增加，物理及化学消化能力明显进步。婴儿期肝脏发育差，胆汁分泌少，对脂肪的消化吸收较差。

13 ~ 24 月龄幼儿口腔变深，唾液腺分泌增加，舌、面颊及下颚肌肉能协调配合，牙

齿能切咬食物，摄食、咀嚼、吞咽功能较婴儿期成熟，能进食半固体及固体食物，但牙齿尚未出齐，只能耐受细、软、烂、碎性状食物；小肠长，肠壁薄，通透性高，容易发生消化道感染和过敏性疾病；结肠固定差，易发生肠扭转和肠套叠；肝脏和胰腺发育不完善，胆汁及胰酶分泌不稳定，容易发生消化不良；肾脏排泄能力有所增强，但浓缩稀释能力仍有限，仅能耐受少量盐类调味品。

（二）进食技能发育特点

1. 咀嚼

咀嚼是有节奏的咬、滚动、磨的口腔协调运动，代表婴幼儿消化功能发育成熟。神经元的发育逐渐成熟和外界条件的刺激，均可促进咀嚼发育。消化过程的口腔阶段的咀嚼动作，是婴幼儿食物转换所必需的技能。

5月龄左右的婴儿出现上下咬的动作，表明婴儿咀嚼食物动作开始发育（与乳牙萌出无关）。6~7月龄婴儿可接受切细的软食；9~12月龄婴儿可咀嚼各种煮软的蔬菜，切碎的肉类；12月龄左右婴幼儿出现舌体上抬、卷裹食物团块，下颌运动产生了食物团块在口腔内转动送到牙齿的切面，可磨咬纤维性食物并感觉食物性质；24月龄左右幼儿舌体和喉下降到颈部，口腔增大，可控制下颌动作和舌向两侧的活动，随吞咽动作发育成熟，嘴唇可控制口腔内的食物。咀嚼发育有赖于许多因素，其中"学习"是一重要成分。

出生后6~8月龄是训练婴儿"学习"咀嚼、吞咽的关键期。引进固体食物前，应有1~2个月训练婴儿咀嚼和吞咽行为的时期。如错过咀嚼、吞咽的行为学习关键期，婴儿将表现不成熟的咀嚼和吞咽行为，如进食固体食物时常出现"呛"、"吐出"或"包在口中不吞"。有意训练7月龄左右婴儿咬嚼指状食物、从杯中匜水，9月龄开始学习用勺自喂，12月龄学习用杯喝奶，均有利于婴儿口腔发育成熟，注意不宜以乳牙萌出时间作为给婴儿进食固体食物的依据。

13~24月龄幼儿进食技能发育状况与婴儿期的训练有关，错过训练吞咽、咀嚼的关键期或长期食物过细，幼儿期会表现为不愿吃固体食物或含在口中不吞。

幼儿12~15月龄学会自己用勺子吃食物；15~18月龄逐渐学会用左手扶碗，用右手拿勺吃饭；18～24月龄开始有独立吃饭的能力，但吃得慢，动作不够准确；24月龄能吃完自己的一份食物，知道饭前洗手，在固定位置进餐，知道饭后用餐巾擦嘴。

2. 婴儿早期食物的接受

婴儿的食物接受类型是从其经历的食物刺激获得的。幼儿对食物熟悉的程度决定婴儿对食物的喜爱。初生至3～4月龄婴儿对固体食物出现舌体抬高，舌向前吐出的挤压反射。婴儿最初的这种对固体食物的抵抗可被认为是一种适应性保护功能，其生理意义是防止吞入不能吞入的东西。婴儿早期对新食物的拒绝也是一种适应性保护功能。婴儿后期必须逐渐学习接受一些新的食物，才能成功地从奶制品为主的食物转变到成人固体食物。所有引入的食物对婴儿来说都是新的，可表现出拒绝或"厌新"。如果婴儿有足够的机会（8～10次），在愉快的情况下去尝试新食物，婴儿会很快从拒绝到接受。抚养者的灰心和焦急或强迫的方法对婴儿接受新食物会产生负面作用。

二、7～24月龄婴幼儿的营养需求

（一）能量

婴幼儿对能量的需要相对较高，除维持基础代谢、各种活动和食物特殊的作用需要外，生长发育所需能量为婴幼儿所特有，其需要量随年增长速度的快慢而增减。7～12月龄婴儿能量需要量（EER）为80kcal/（kg·d）；13～24月龄幼儿的EER为女童800kcal/d，男童900kcal/d。

（二）蛋白质

婴幼儿期对蛋白质的需要不仅用于补充代谢的丢失，而且用于满足生长中不断增加的新组织的需要，故该期应处于正氮平衡。6月龄的婴儿膳食中开始增加辅助食品，此时应注意选择肉、蛋、鱼、奶、豆类食物以提高蛋白质的利用率。此外，婴儿时期除8种必需氨基酸外，组氨酸也是必需氨基酸。

7～12月龄婴儿蛋白质推荐摄入量（RNI）为20g/d。幼儿仍维持旺盛的生长发育，需要充足的蛋白质供给，13～24月龄幼儿蛋白质的RNI为25g/d。

（三）脂肪

婴幼儿处于快速生长期，对能量的需要量相对高于成人，而油脂的能量密度最高。7～12月龄婴儿脂肪的AI为占全天总能量的40%，13～24月龄幼儿为35%。婴幼儿也需要较多的DHA、ARA等条件必需脂肪酸，以保证大脑及视功能的生长发育。因此，婴幼儿总脂肪摄入量可相对高于成人。辅食需要适量的油脂，尤其是当辅食以谷物类等植物性食物为主时，应额外添加油脂。7～12月龄不超过10g/d，13～24月龄为5～15g/d。

为了保证婴幼儿获得足够的必需脂肪酸，建议选择富含亚油酸、α-亚麻酸等必需脂肪酸的油脂，尤其是富含α-亚麻酸的油脂，因α-亚麻酸的食物来源有限，膳食摄入量低。富含α-亚麻酸的油脂有亚麻籽油、胡麻油、核桃油、大豆油和菜籽油等。

（四）碳水化合物

母乳中所含的乳糖可在肠道内完全溶解，易吸收，又可引起酸性发酵，有助于钙的吸收和促进乳酸杆菌的生长，抑制大肠杆菌的繁殖。婴幼儿对葡萄糖、果糖、蔗糖的吸收良好。4个月左右的婴儿已经开始大量分泌α-淀粉酶，能较好地消化淀粉食品。

推荐7～12月龄婴儿碳水化合物摄入量包括600mL母乳和添加的辅食，推算出碳水化合物AI为85g/d；13～36月龄幼儿碳水化合物的平均参考摄入量（EAR）为120g/d，宏量营养素可接受范围（AMDR）为50%～65%。

（五）易缺乏的矿物质

7～12月龄婴儿钙的AI为250mg/d，13～36月龄幼儿钙的RNI为600mg/d。奶及其制品是膳食钙的最好来源。7～12月龄婴儿铁的RNI是10mg/d，其中97%的铁需要来自辅食；13～36月龄幼儿铁的RNI为9mg/d。7～12月龄婴儿锌的RNI为3.5mg/d，13～36月龄幼儿锌的RNI为4.0mg/d。7～12月龄婴儿碘的AI为115μg/d，13～36月龄幼儿碘的RNI为90μg/d。

（六）易缺乏的维生素

7～12月龄婴儿维生素A的AI为350μgRAE/d；13～36月龄幼儿维生素A的RNI为

310μgRAE/d；最高摄入量（UL）为 700μgRAE/d。7~12 月龄婴儿维生素 D 的 AI 为 10μg/d，13~36 月龄幼儿维生素 D 的 RNI 为 10μg/d，UL 为 20μg/d。7~12 月龄婴儿维生素 C 的 AI 为 40mg/d，13~36 月龄幼儿维生素 C 的 RNI 为 40mg/d，UL 为 400mg/d。

三、7~24 月龄婴幼儿的食物选择

此阶段婴幼儿还不能自主地进行食物选择，需要父母和喂养者根据需要进行选择和配餐。

（一）强化铁的婴幼儿米粉

通常给母乳喂养的婴幼儿所添加的第一口辅食应该是强化铁的婴幼儿米粉。

婴幼儿米粉是根据婴幼儿生长发育不同阶段的营养需要，采用优质大米为主原料，另加有乳粉、蛋黄粉、黄豆粉、植物油等，经过粉碎、研磨、高温杀菌等十几道工序并强化铁、锌、钙、碘等微量元素和维生素 A、维生素 D、维生素 E、维生素 C、B 族维生素以及母乳中所特有的叶酸、泛酸等多种营养素科学精制而成的婴幼儿生长辅助食品。

大米之所以成为各类婴幼儿营养米粉首选的主要原料，在于大米蛋白质的氨基酸配比比较合理，必需氨基酸的组成接近世界卫生组织推荐的模式，其中第一限制性氨基酸赖氨酸的含量高于其他谷物。大米蛋白的利用率高，大米蛋白的生物价（BV 值）高达 77，在谷物中占第一位，其营养价值可与鸡蛋蛋白相媲美。大米蛋白的消化率超过 90%。与大豆和牛奶蛋白相比较，大米蛋白的另一重要价值主要体现在它的低过敏性，无色素干扰，具有柔和而不刺激的味道。并且大米淀粉能被迅速彻底消化，造成较高的血糖响应和较低的结肠发酵，抗腹泻。

（二）其他食物

随着月龄的增长，婴幼儿可选择、接受的食物逐渐增多，慢慢接近成人需要的种类。家长及照护者在配餐时可根据同类互换的原则进行选择搭配，以满足婴幼儿营养需求和新鲜体验。各类营养素的良好食物来源见表 4-1。

表 4-1　各类营养素的良好食物来源

营养素	食物来源
蛋白质	乳类、肉类、蛋类、粮谷类、大豆类
碳水化合物	粮谷类、薯类、干豆类、水果、乳类
脂肪	植物油、鱼类、坚果、蛋黄、乳类
维生素 A	动物肝脏、蛋黄；富含胡萝卜素的深绿色蔬菜或黄红色蔬菜，杜果和柑橘等水果
维生素 D	动物性食品，如含脂肪高的海鱼和鱼卵，肝脏、蛋黄、奶油和乳酪等
维生素 E	植物油、麦胚、坚果、豆类和全谷类
维生素 K	菠菜等绿叶蔬菜、鱼肝油、动物肝脏、蛋黄等
维生素 B_1	含量丰富的食物有未加工的粮谷类、豆类、花生、动物内脏、肉类等
维生素 B_2	各种肉类、动物内脏、蛋类和奶类，植物性食品如绿色蔬菜、豆类等
烟酸	肝、肾、瘦肉、鱼及坚果
维生素 B_6	白色肉类如禽肉、鱼肉，全谷类（特别是小麦），肝脏、豆类、坚果类和蛋黄、水果、蔬菜等
叶酸	绿叶蔬菜、水果、酵母、肝、肾、肉类、鸡蛋、豆类等
维生素 B_{12}	动物肝、肾、肉类、蛤类、鱼、禽、蛋类
维生素 C	新鲜的蔬菜和水果
钙	奶和奶制品、海产品、大豆及其制品等
铁	动物肝脏、动物全血、瘦肉、蛋黄、禽类、鱼类等，蔬菜中的金针菜、香菇、萝卜、木耳、西蓝花等
碘	海带、紫菜、干贝、淡菜、鲜海鱼、海参、龙虾等
锌	海产的蛤贝类、肉类、蛋类、菇类、硬果类
硒	海产品和动物内脏

知识链接

7～24 月龄婴幼儿喂养指南

2022 年中国营养学会发布了 7～24 月龄婴幼儿喂养指南，该指南指出，单纯依靠母乳喂养已不能满足婴幼儿对能量和营养素的需求，必须引入其他营养丰富的食物。基于目前已有的证据，同时参考世界卫生组织、联合国儿童基金会和其他国际组织的相关建议，制定了 6 条膳食指导准则。

（1）继续母乳喂养，从 6 月龄起必须添加辅食，从富含铁的泥糊状食物开始。

（2）及时引入多样化食物，重视动物性食物的添加。

（3）尽量少加糖盐，油脂适当，保持食物原味。

（4）提倡回应式喂养，鼓励但不强迫进食。

（5）注意饮食卫生和进食安全。

（6）定期检测体格指标，追求健康生长。

拓展阅读

天然食物中所含的钠能否满足婴幼儿的需求

母乳中的钠可以满足婴儿的需要，无须添加。7～12 月龄婴儿可以从天然食物中，主要是动物性食物中获得钠，如 1 个鸡蛋含钠 71mg，100g 新鲜瘦猪肉含钠 65mg，100g 新鲜海虾含钠 119mg，加上婴儿从母乳中获得的钠，可以达到 7～12 月龄婴儿钠的适宜摄入量（AI）350mg/d。13～24 月龄幼儿开始少量尝试家庭食物，钠的摄入量将明显增加。

本节内容回顾

本节内容架构		应知应会星级
一、7～24月龄婴幼儿的生理特点	（一）消化系统功能发育特点	★★
	（二）进食技能发育特点	★★★★
二、7～24月龄婴幼儿的营养需求	（一）能量	★★★
	（二）蛋白质	★★★
	（三）脂肪	★★★★
	（四）碳水化合物	★★★★
	（五）易缺乏的矿物质	★★★★
	（六）易缺乏的维生素	★★★★
三、7～24月龄婴幼儿的食物选择	（一）强化铁的婴幼儿米粉	★★★★★
	（二）其他食物	★★★★

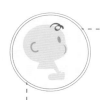

— 课后自测 —

一、单项选择题

1. 以下哪项不是7～24月龄婴幼儿消化系统发育特点（　　　）。

　　A. 7～12月龄婴儿牙齿增多，咀嚼、吞咽能力更加成熟

　　B. 7～12月龄婴儿肠道蠕动能力增强

　　C. 13～24月龄幼儿口腔变深，唾液腺分泌增加

　　D. 13～24月龄幼儿肝脏和胰腺发育完善

2.（　　　）月龄左右的婴儿可接受切细的软食。

　　A. 6～7　　　　　　　　　　　　　B. 7～9

C. 8 ~ 10   D. 10 ~ 12

3. 7~12 月龄婴儿钙的 AI 为（   ）。

    A. 250mg/d   B. 10mg/d

    C. 3.5mg/d   D. 115μg/d

4. 7~12 月龄婴儿维生素 D 的 AI 为（   ）。

    A. 350μgRAE/d   B. 10μg/d

    C. 40mg/d   D. 20μg/d

5. 通常给母乳喂养的婴儿所添加的第一口辅食应该是（   ）。

    A. 强化铁的婴儿米粉   B. 土豆泥

    C. 南瓜泥   D. 肉泥

二、多项选择题

1. 7~24 月龄婴幼儿进食技能发育特点有（   ）。

    A. 9~12 月龄婴儿可咀嚼各种煮软的蔬菜

    B. 12~15 月龄幼儿学会自己用勺子吃食物

    C. 15~18 月龄幼儿逐渐学会用左手扶碗，用右手拿勺吃饭

    D. 18~24 月龄幼儿开始有独立吃饭的能力

2. 7~12 月龄婴儿易缺乏的维生素有（   ）。

    A. 维生素 A   B. 维生素 B

    C. 维生素 C   D. 维生素 D

3. 7~24 月龄婴幼儿喂养指南包括（   ）。

    A. 继续母乳喂养，从 6 月龄起必须添加辅食，从富含铁的泥糊状食物开始

    B. 及时引入多样化食物，重视动物性食物的添加

    C. 提倡回应式喂养，鼓励但不强迫进食

    D. 尽量多加调味品，让婴幼儿更喜欢吃

4. 大米之所以成为各类婴幼儿营养米粉首选的主要原料，原因在于大米蛋

白质（　　）。

  A. 氨基酸配比比较合理

  B. 低过敏性

  C. 无色素干扰

  D. 具有柔和而不刺激的味道

扫码查看参考答案

5. 婴幼儿对哪几类碳水化合物的吸收良好？（　　）

  A. 葡萄糖   B. 果糖

  C. 乳糖   D. 蔗糖

三、判断题

1. 婴儿早期对新食物的拒绝是一种适应性保护功能。   （　　）

2. 7~24 月龄婴幼儿能量需要量（EER）为 80kcal/（kg·d）。 （　　）

3. 7~24 月龄婴幼儿蛋白质推荐摄入量（RNI）为 20g/d。 （　　）

4. 7~24 月龄婴幼儿脂肪的 AI 为占全天总能量的 40%。 （　　）

5. 7~24 月龄婴幼儿碳水化合物的 AI 为 85g/d。   （　　）

一 技能训练 一

  1. 请画出 7 ~ 24 月龄婴幼儿的营养需求与食物选择的思维导图，上传学习通班级空间。

  2. 请以小组为单位利用周末时间考察婴幼儿辅食市场，针对 1 种 7 ~ 24 月龄婴幼儿辅食多种品牌（至少 5 种）的产品规格、材质、价格等进行比较，择优推荐 1 ~ 2 种给 7 ~ 24 月龄婴幼儿家长并说明理由。将调研报告及过程照片打包上传学习通班级空间。

（本节编者：邓祖丽颖）

第二节　合理喂养

最近，双双奶奶和双双爸爸就双双添加辅食问题发生争吵。双双现在满 8 个月了，爸爸和妈妈商量决定给双双添加辅食，每天变着花样给双双做。奶奶却有不一样的想法，觉得没必要这么麻烦，自己吃饭的时候带着孩子一起吃就行，没必要单独去准备，以"你都是我这样喂大的，现在不也好好的，孩子要粗养"来反驳双双爸爸。

思考： 如何为双双奶奶进行 7～24 月龄婴幼儿喂养知识普及教育？

7～24 月龄婴幼儿消化系统、免疫系统的发育，感知觉及认知行为能力的发展，均需要通过接触、感受和尝试来体验各种食物，逐步适应并耐受多样的食物，然后从被动喂养慢慢转变到自主进食。父母及喂养者的喂养行为、喂养环境对其营养和饮食行为也有显著的影响。回应婴幼儿的摄食需求，有助于婴幼儿健康饮食行为的形成。

一、树立正确的喂养观

（一）继续母乳喂养

一般人认为，婴儿开始添加辅食后，母乳就没有多大用处了，可以考虑断奶了，其实不然。科学研究表明，母乳对 6 月龄以后的婴儿来说仍有很大的益处。作为食物，在 9～12 个月时，婴儿每天仍然能摄取大约 500 毫升的乳汁，约占每天摄入能量的一半。18 个月时，幼儿很可能每天摄取大约 200 毫升的乳汁，约占每天摄入能量的 29%。6 个月开始婴儿需要从其他食物中摄取营养，因为这些营养可能无法从母乳或自身储备中获得，例如铁、锌以及维生素 B 和维生素 D，但即便是在幼儿生命中的第二年，母乳仍然能提供大量其他关键的营养，可提供大约 43% 的蛋白质、60% 的维生素 C、75% 的维生素 A、76% 的叶酸以及 94% 的维生素 B_{12}。母乳喂养保护婴幼儿免于感染和疾病，保护程度之大以至于被看作是一种"定制药物"，并具有潜在的终身效用。

（二）科学添加辅食

辅食是指除了母乳或婴儿配方奶粉之外，为婴幼儿补充额外的营养物质的食物，包括各种天然的固体、半固体和液体食物，如米粉、面条、泥糊状食品以及其他的一些婴幼儿可食的食品。

科学证据表明，婴儿6月龄时是添加辅食的最佳时机。此时纯母乳喂养已不能完全满足其快速生长发育的需要。及时添加辅食也与婴儿的进食技能发育及其对不同口味、不同质地食物的接受能力相一致。过早添加辅食，婴儿的肠道尚未成熟，肠道消化酶分泌不足，易出现消化不良的现象。过晚添加辅食，既不能满足婴儿身体发育对营养的需要，导致营养缺乏风险增加，又可能使婴儿错过味觉发育期，养成偏食的习惯。因此，婴儿6月龄时，必须在继续母乳喂养的基础上引入各种营养丰富的食物。

（三）提倡回应式喂养，鼓励但不强迫进食

7~24月龄婴幼儿已具备感知饥饱、调节能量摄入的能力，但是这种能力会受到父母或照护者不良喂养习惯等环境因素的影响。长期过度喂养或喂养不足可导致婴幼儿对饥饱感知能力下降。回应式喂养基于父母或照护者正确、及时识别婴幼儿饥饱信号的基础上，做出恰当的喂养回应，决定或停止喂养。尊重婴幼儿对食物的选择，耐心鼓励和协助婴幼儿进食，但绝不强迫进食。

（四）注重饮食卫生和进食安全

7~24月龄婴幼儿抵抗力弱，易感染腹泻、肺炎等疾病，还容易发生食源性肠道疾病，如诺如病毒和轮状病毒感染引起的胃肠炎。婴幼儿进食时容易造成气道异物引发窒息死亡的危险。因此，父母和照护者应高度重视婴幼儿饮食卫生和进食安全。

（五）保持愉快的就餐氛围

7~24月龄婴幼儿的模仿能力逐渐增强，家长或照护者在婴幼儿就餐时要注意营造良好的就餐氛围，保持安静，通过家长或照护者与婴幼儿的积极互动，将婴幼儿的注意力吸引到餐桌旁。在托育机构，保育人员会组织餐前活动，比如餐前手指操或者猜一猜今天的食物有什么等，调动婴幼儿就餐的兴趣，有助于婴幼儿良好饮食习惯的养成。

二、把握辅食添加的时机、原则和顺序

（一）根据婴儿生理信号判断添加辅食的时机

辅食添加不仅需要按照婴儿的月龄，也需要结合婴儿的实际生长发育信号来判断。一般出现以下几种情况，就可以考虑开始添加辅食。

（1）体重变化：健康足月婴儿体重达到出生时体重的2倍，通常为6千克时，就可以考虑添加辅食。对于未足月婴儿或出生体重为2.5千克以下的低体重儿，建议在婴儿体重达到6千克时也可以开始添加辅食。

（2）动作发育：当婴儿动作发育有进步，身体能够有一定控制力，能扶着坐好，俯卧时能抬头挺胸，能用双肘来支撑身体，并能坚持一会儿时，可以添加辅食。

（3）出现进食兴趣：主要体现为尝新信号和口水信号。当婴儿看到家人在吃东西的时候，表现出情绪兴奋，发出"啊啊啊"的声音，小手小脚拼命挥动带动身体发出信号，或者当用小匙触及婴儿口唇时，婴儿表现得有兴趣，露出笑容并张口，说明其有进食意愿。随着婴儿牙齿的萌出，口腔分泌的唾液量明显增加，出现生理性流涎时，也是婴儿进食兴趣的体现。

相反，如家长在尝试喂食时，婴儿头或躯体转向另侧，或闭口拒食，则提示可能添加辅食为时尚早。

（4）饥饿频率增加：除病理性因素外，当一天喂养婴儿多次，婴儿仍出现吃不饱的情况时，可以考虑添加辅食。一般体现为母乳喂养婴儿的哺乳次数明显增加，人工喂养婴儿的奶粉喂养时间间隔缩短，同时婴儿还会出现哭闹、体格检查显示体重增长开始缓慢的现象。

（二）辅食添加的原则

婴儿一般6月龄后才开始出牙，胃肠道等消化器官发育相对完善，可消化母乳以外的多样化食物，此时婴儿正处于"尝试吃"的阶段，不能随心所欲地添加辅食，应遵循以下几条基本原则。

（1）循序渐进：根据不同月龄婴幼儿的生长发育情况及时调整，进行适宜的食物选择，提高婴幼儿的咀嚼能力。主要体现为由少到多、由稀到稠、由细到粗、由一种到多

种、由植物性食物到动物性食物。

（2）关注过敏：每次只给婴幼儿尝试一种新食物，每引入一种新的食物婴幼儿需要适应2～3天，密切观察其是否出现呕吐、腹泻、皮疹等异常症状，适应一种食物后再添加其他新的食物，如出现不良反应及时暂停添加，并确定是否是食物过敏。对于易过敏的婴幼儿，辅食添加建议从不易过敏的食物开始，如大米、小米、蔬果等，然后再开始尝试添加肉、蛋、鱼等致敏性较高的食物。不盲目回避易过敏食物，对1岁内婴儿可适时引入各种食物。

（3）食物多样化：不同种类的食物提供不同的营养素。7～24月龄婴幼儿膳食应以植物性食物为主，多吃谷类、蔬菜、水果，同时要重视动物性食物添加，适量补充肉、鱼、蛋类食物。研究表明，在婴儿出生的第1年，引入食物种类越多，过敏发生风险越低。

（4）食物清淡：婴幼儿辅食应区分于成人饮食单独制作。辅食应保持原味，不加盐、糖以及其他刺激性调味品。7～12月龄婴儿辅食需要添加不超过10g的油脂，此阶段不建议额外添加食用盐，13～24月龄幼儿辅食可适量添加食用盐（<1.5g）和5～15g食用油，推荐以富含α-亚麻酸的植物油为首选，如亚麻籽油、核桃油等。清淡饮食有利于提高婴幼儿对不同天然食物口味的接受度，降低偏食挑食的风险，也可减少远期肥胖、糖尿病、高血压等疾病的风险。

（三）辅食添加的顺序

《7～24月龄婴幼儿喂养指南（2022）》提出婴儿辅食应从一种富含铁的泥糊状食物开始，如强化铁的婴儿米粉、肉泥等，逐渐增加食物种类，逐步过渡到半固体或固体食物，如烂面、肉末、碎菜、水果粒等，具体见表4-2。

表4-2　辅食添加顺序

月龄	食物质地	添加食物举例	注意事项
7～9月龄	半流质、泥糊状食物	菜泥、果泥、米糊、肉泥、鱼泥	让婴儿练习用舌头压碎食物并学习吞咽
10～12月龄	软固体、颗粒状食物	稠粥、碎菜、烂面条、肉末、软米饭	让婴儿学会用牙齿和牙龈轻度咀嚼
13～24月龄	较细软的固体食物	体积小的家常食物	让幼儿用牙齿进行咀嚼，避免可能引起窒息的食物

三、有针对性地实施喂养指导

（一）7~9 月龄

1. 坚持母乳喂养

7~9 月龄婴儿以母乳喂养为主，每天的母乳量不应低于 600mL，由母乳提供的能量应占全天总能量的 2/3，每天应保证不少于 4 次的母乳喂养。

2. 辅食种类和数量

此时婴儿已经开始逐渐萌出牙齿，初步具有一些咀嚼吞咽能力，消化酶也有所增加，消化能力也在不断提高。辅食添加应优先考虑富含铁的食物，例如：强化铁的婴儿米粉、肉类、蛋黄等，并可以进一步提高辅食添加的种类和数量，逐渐达到每天至少 1 个蛋黄以及不低于 25g 肉、鱼类，谷物类添加不少于 20g，蔬菜、水果均能满足 25~100g，首选深色蔬果。鉴于婴儿快速的生长发育需要和有限的胃容量，辅食食材应优先选择营养素密度高的食物，注意对蛋白质的补充。

3. 辅食质地

辅食的质地见表 4-2，应该从刚开始的泥糊状，如米糊、肉泥、蛋黄泥，逐渐过渡到 9 月龄时带有小颗粒的食物，适当增加辅食的粗糙度，如厚粥、烂面、肉末、碎菜等。

4. 餐次食量

辅食喂养由尝试逐渐调整为每日 2 餐，谷薯类如含铁米糊、粥、烂面等 3~8 勺，蔬菜、水果类各 1/3 碗，动物类及豆类食物如蛋黄、鸡肉、豆腐等 3~4 勺。

5. 喂养需知

7~9 月龄婴儿通常使用下颌和舌头咀嚼并咬碎各种食物，且出牙早晚具有明显的个体差异，因此这一喂养阶段增加辅食的粗糙程度，实现食物质地的转换应该根据其实际月龄，同时可以参考其发育水平，不应以出牙作为食物质地转换的依据。

（二）10~12 月龄

1. 继续母乳喂养

10~12 月龄婴儿每天的母乳量约为 600mL，由母乳提供的能量应占全天能量的 1/2，每天应母乳喂养4次。如不能母乳喂养或母乳不足时，仍建议用合适的配方奶粉作为补充。

2. 辅食种类和数量

此阶段辅食添加应在7～9月龄婴儿辅食的基础上适当增加食量，保证摄入足量的动物性食物，每天1个鸡蛋（至少1个蛋黄）加25～75g畜禽肉和鱼类，继续添加新的食物，特别是不同种类的蔬菜和水果。

3. 辅食质地

10～12月龄是婴儿咀嚼能力快速发展的时期，婴儿辅食要进一步过渡到大颗粒状辅食，最好是做成碎块状或条状的"手指食物"，方便婴儿用手抓。一般在10月龄时可让婴儿尝试比较软的手抓食物，如香蕉条、土豆条，12月龄时可让婴儿尝试较硬的块状食物，如黄瓜条、苹果片。

4. 餐次食量

通过此前阶段的辅食喂养，10～12月龄的婴儿已经适应了较多常见食物，并达到了一定的进食数量。此时应逐步建立三餐二点或三点饮食模式，即晨间、午点或（和）睡前饮奶，并搭配早中晚三餐。每天进食谷薯类如含面条、小馒头等1/2～3/4碗，蔬菜、水果类各1/2碗，动物类及豆类食物4～6勺。

5. 喂养须知

实际喂养中应考虑婴儿个体生长发育的差异性，按需喂养。10～12月龄婴儿应进行每2～3个月的定期体格检查，对婴儿的喂养现状进行评价，衡量能量和营养素摄入是否充足，做出及时调整。

（三）13～24月龄

1. 继续母乳喂养

建议有条件的情况下母乳喂养到2岁，13～24月龄幼儿每天的母乳量约为500mL，由母乳提供的能量应占全天能量的1/3，每天母乳喂养建议不超过4次。母乳不足或已经没有母乳的情况下，除以适龄配方奶作为营养补充，也可以考虑摄入一定量鲜牛奶、酸奶等。

2. 辅食种类和数量

此阶段辅食提供1/2～2/3的能量，成为幼儿食物的主体，食物种类与家庭其他成员基本相同，继续增加辅食种类。以谷物类食物为主，每日添加 50 ~ 100g，蔬菜、水果各 50 ~ 150g，适量添加鱼禽畜肉类，每天 50 ~ 75g，保证每天一个鸡蛋。

3. 餐次食量

此阶段喂养每日 3 餐，2 次加餐。每餐从约 180 mL（约 3/4 碗）逐渐增加至约 250mL（约 1 碗），其中各种家常谷类食物 3/4 ~ 1 碗多，蔬菜、水果类各 1/2 ~ 2/3 碗，动物类及豆类食物 6 ~ 8 勺。

4. 喂养须知

1 岁后幼儿乳磨牙开始萌出，咀嚼能力明显增强，现阶段为幼儿学习咀嚼以及自我喂哺的关键时期，喂养者有责任为幼儿提供多样化，且与其发育水平相适应的食物，如质地细软，便于幼儿咀嚼和抓握的食物，应避免可能引起窒息的食物。在喂养过程中应及时对幼儿进餐状态做出恰当的回应，耐心鼓励和协助幼儿进食，但绝不强迫进食。

上述辅食添加的三个阶段进程可小结为表 4-3。

表 4-3　辅食添加进程

年龄阶段		6 个月	7~9 个月	10~12 个月	13~24 个月
食物质地		泥糊状	泥状、碎末状	碎块状、指状	条块、球块状
辅食餐次		1~2 次	每天 2 次 每次 2/3 碗	每天 2~3 次 每次 3/4 碗	每天 3 次 每次 1 碗
食物种类及数量（每日）	乳类	4~6 次， 共 800~1000mL	3~4 次， 共 700~800mL	2~4 次， 共 600~700mL	2 次， 共 400~600mL
	谷薯类	含铁米粉 1~2 勺	含铁米粉、粥、烂面、米饭等 3~8 勺	面条、米饭、小馒头、面包等 1/2~3/4 碗	各种家常谷类食物 3/4~1 碗多
	蔬菜类	菜泥 1~2 勺	烂菜/细碎菜 1/3 碗	碎菜 1/2 碗	各种蔬菜 1/2~2/3 碗
	水果类	水果泥 1~2 勺	水果泥/碎末 1/3 碗	水果小块/条 1/2 碗	各种水果 1/2~2/3 碗
	动物类豆类	—	蛋黄、畜禽肉、鱼、豆腐等，3~4 勺	蛋黄、畜、鱼、豆腐等，4~6 勺	鸡蛋、畜禽肉、鱼、豆制品等，6~8 勺
	油盐	—	植物油：0~10g 盐：不加	植物油：0~10g 盐：不加	植物油：5~15g 盐：<1.5g

注：文中所用单位，勺容量为 10mL，碗容量为 250mL。

四、辅食制作

制作婴幼儿辅食时必须讲究卫生。食品原料应选择新鲜、优质、无污染的食材，烹调用水符合国家饮用水卫生标准，操作人员符合食品加工卫生操作规范要求，制作过程始终保持清洁卫生，做到所用餐用具生熟分开，烹调方法确保辅食烧熟煮透，最大限度地保留食物中的营养素。

（一）7 ~ 9 月龄婴儿辅食

1. 肉泥

（1）食材：猪肉。

（2）制作方法：先将除去筋膜的瘦肉洗净剁碎，或放入料理机，打成泥状，用研钵或调羹将肉糜碾压均匀，加入适量水蒸熟或煮烂成泥状。肉类可以和蔬菜一起打泥，口感会更加嫩，味道也会更加丰富，婴儿可能会更容易接受。如果是刚添加辅食的婴儿，想制作更细腻的肉泥，可在搅拌时加少量水混合打泥，并适当延长搅打时间。为了帮助婴儿适应辅食，可以在煮熟或煮烂的肉泥中添加适量母乳或配方奶，再用料理机打碎食用。食材也可以选择牛肉或鸡肉等任意肉类，做法与猪肉的做法基本一致。

2. 肝泥

（1）食材：猪肝。

（2）制作方法：将剔除筋膜后的猪肝在流水下冲洗干净，切片，在清水中浸泡 20 分钟；将猪肝和姜片上锅蒸熟或彻底煮熟，视情况加少量水，用料理棒打成猪肝泥。

肉泥和肝泥成品示意图如图 4-1 所示。

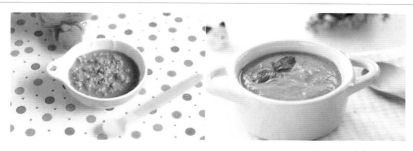

▼ 图 4-1 肉泥和肝泥成品示意图

（二）10~12月龄婴儿辅食

1. 胡萝卜山药粥

（1）食材：大米50g、胡萝卜小半根、山药小半根。

（2）制作方法：将胡萝卜和山药去皮切丁备用；大米洗净，在锅中加入水，旺火煮开，倒入萝卜丁和山药丁，小火炖煮45分钟，直至粥变稠。

2. 菠菜牛肉粥

（1）食材：大米50g、牛里脊25g、菠菜15g、花生油5g、葱姜各2g。

（2）制作方法：将大米淘洗干净，放入锅内，旺火烧开后转微火，熬成烂粥；将牛里脊切成薄片，再用刀背剁成肉末；菠菜洗净，焯水，剁碎，葱姜切丝；将适量油倒入锅内，用葱姜丝爆香，倒入肉末煸炒，再放入菠菜末炒熟；将炒好的牛肉和菠菜倒入米粥内，熬煮即成。

胡萝卜山药粥和菠菜牛肉粥成品示意图如图4-2所示。

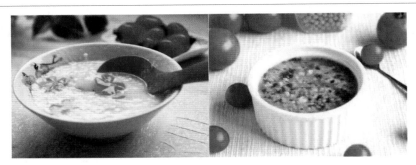

▼ 图4-2　胡萝卜山药粥和菠菜牛肉粥成品示意图

（三）13~24月龄幼儿辅食

1. 番茄鸡蛋什锦面

（1）食材：鸡蛋半个、儿童营养面条适量、1/4番茄、黄花菜、花生油5g、少量葱丝、少量盐。

（2）制作方法：将黄花菜用温水泡软，择洗干净，切寸段；番茄洗净切块；鸡蛋打散；锅中淋少许油，稍热，放葱丝煸香，再依次放入黄花菜、番茄煸炒片刻，加入清水；水沸后放入面条，快熟时淋上打散的鸡蛋液、加少许盐。

2. 鱼蛋饼

（1）食材：鸡蛋半个，鱼肉20g，净葱头10g，菜籽油5g。

（2）制作方法：将新鲜的鱼肉煮熟，确保蒸煮前鱼肉已清理无鱼刺；将葱头切碎，鸡蛋倒入碗内，加研磨成泥的鱼肉和切碎的葱头一起搅拌均匀；接着在锅中放菜籽油，倒入原料，待一面定型呈黄色后，再换另一面，煎至两面金黄鱼蛋饼就制作完成。

番茄鸡蛋什锦面和鱼蛋饼成品示意图如图4-3所示。

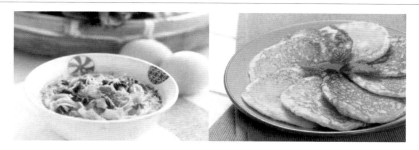

▼ 图4-3　番茄鸡蛋什锦面和鱼蛋饼成品示意图

知识链接

喂养常见问题与处理

1. 糊状固体食物的添加方法

固体食物应用勺喂哺，而不用奶瓶喂，婴儿开始吃固体食物时会出现呛咳、作呕或伸舌，但是随着不断体验用勺进食以及吞咽能力的提高，这种现象会逐渐减少。这一阶段还应让婴儿逐渐接触使用杯子，可通过评价婴儿的发育水平来逐步引入杯子。当婴儿会独坐且可以拇—掌抓物时，开始让婴儿用杯子尝试喝水；当婴儿开始用拇—食指抓物，喜欢尝试着自己握杯子时，尽管婴儿尚不能很好掌握用杯子喝奶或喝水的技巧，仍可以开始尝试用杯子喂哺婴儿少量母乳、配方奶或水。

2. 体重不增或增速明显减慢

随着婴儿乳牙萌出开始添加固体食物，如添加不当易引起体重不增或增速明显减慢。最常见的原因是固体食物添加过多（包括量与次数）使奶量明显减少，且固体食物的能量密度不足（含水量过多），导致婴儿体重增速不佳。因此，需要强调的是固体食物的添加，是在基本保持原有奶量不变的情况下，通过固体食物添加补充能量不足的部分以及补充最容易缺乏的铁元素，同时训练婴儿咀嚼吞咽功能。

3. 水果与果汁的区别

水果是维生素和矿物质的主要来源，是五种主要食物种类之一。添加辅食后开始添加水果，从果泥开始逐渐过渡到小果粒。由于果汁不仅缺乏水果中富含的纤维素，同时过多果汁增加婴儿消化道负担影响乳类摄入、增加糖类摄入，因此不建议1岁前婴儿进食果汁。

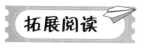

婴幼儿疾病康复期的饮食调理

本节内容回顾

本节内容架构		应知应会星级
一、树立正确的喂养观	（一）继续母乳喂养	★★★★
	（二）科学添加辅食	★★★★
	（三）提倡回应式喂养，鼓励但不强迫进食	★★★★★
	（四）注重饮食卫生和进食安全	★★★★
	（五）保持愉快的就餐氛围	★★★★
二、把握辅食添加的时机、原则和顺序	（一）根据婴儿生理信号判断添加辅食的时机	★★★★
	（二）辅食添加的原则	★★★★
	（三）辅食添加的顺序	★★★★
三、有针对性地实施喂养指导	（一）7～9月龄	★★★★
	（二）10～12月龄	★★★★
	（三）13～24月龄	★★★★
四、辅食制作	（一）7～9月龄婴儿辅食	★★★
	（二）10～12月龄婴儿辅食	★★★
	（三）13～24月龄幼儿辅食	★★★

— 课后自测 —

一、单项选择题

1. 婴儿（   ）月龄时是添加辅食的最佳时机。

　　A. 6　　　　　　　　　　　　　B. 8

　　C. 10　　　　　　　　　　　　 D. 9

2. 给婴儿添加食物时，每引入一种新的食物婴儿需要适应（   ）天。

　　A. 2～3　　　　　　　　　　　 B. 3～4

C. 4 ~ 5

D. 5 ~ 6

3. 辅食添加的顺序先是（　　　）。

A. 半流质、泥糊状食物

B. 软固体、颗粒状食物

C. 较细软的固体食物

D. 固体食物

4. 7~9 月龄婴儿以母乳喂养为主，每天的母乳量不应低于（　　　）mL。

A. 300

B. 400

C. 500

D. 600

5. 10~12 月龄婴儿要保证摄入足量的动物性食物，每天 1 个鸡蛋（至少 1 个蛋黄）加（　　　）畜禽肉和鱼类。

A. 25 ~ 50g

B. 50 ~ 75g

C. 50 ~ 100g

D. 25 ~ 75g

二、多项选择题

1. 7~24 月龄婴幼儿喂养过程中应坚持的喂养观有（　　　），保持愉快的就餐氛围。

A. 继续母乳喂养

B. 科学添加辅食

C. 提倡回应式喂养，鼓励但不强迫进食

D. 注重饮食卫生和进食安全

2. 辅食添加的原则有（　　　）。

A. 循序渐进

B. 关注过敏

C. 食物多样化

D. 食物清淡

3. 以下可以作为 7~9 月龄婴儿辅食的是（　　　）。

A. 肉泥

B. 肝泥

C. 胡萝卜山药粥

D. 番茄鸡蛋什锦面

4. 13~24月龄幼儿每天需要添加（　　　）。

    A. 谷物类食物 50～100g

    B. 蔬菜、水果各 50～150g

    C. 畜禽肉和鱼类 50～75g

    D. 蛋类 25～50g

扫码查看参考答案

三、判断题

1. 婴儿开始添加辅食后，母乳就没有多大用处了，可以考虑断奶了。（　　　）

2. 婴儿辅食添加应从一种富含铁钙的泥糊状食物开始。（　　　）

3. 7~9月龄婴儿辅食喂养由尝试逐渐调整为每日3餐。（　　　）

4. 10~12月龄婴儿的辅食最好是做成碎块状或条状的"手指食物"。
（　　　）

5. 回应式喂养是基于父母或喂养者正确、及时识别婴幼儿饥饱信号的基础上，做出恰当的喂养回应。（　　　）

一 技能训练 一

1. 请画出 7～24 月龄婴幼儿合理喂养的思维导图，上传学习通班级空间。

2. 请以小组为单位分别模拟指导7～9、10～12、13～15、16～18、19～24 月龄婴幼儿进食，小组之间进行交流分享，将活动照片及总结打包上传学习通班级空间。

（**本节编者：邓灵茜**）

第三节　健康教育

一顿饭，一个说唱团

　　强强 18 个月了，一谈到喂强强吃饭，全家人就陷入"恐怖"之中。每次喂饭都要花很长时间，而且全家人还要拿出各自的绝活——连唱带跳。即使这样，强强每次也吃不了多少。于是，在强强玩耍时，大人只能趁其不注意迅速将一勺食物送入他的嘴中。奶奶说，她一天的工作就是在不停地给强强喂饭、喂饭。虽然全家付出了如此巨大的劳动，可并未得到应有的回报，强强比同龄的孩子要"小 1 号"。

　　思考：如何培养婴幼儿自主进食？应对家长怎样进行健康教育？

　　7~24 月龄婴幼儿的认知能力、理解能力、自我表达能力逐渐发展，是训练婴幼儿由被动进食向主动进食、规律进食的关键期。家长及照护者都应该根据婴幼儿发展能力状况适时开展健康教育。

一、健康教育的对象

　　本阶段健康教育的对象是婴幼儿、父母及家庭成员。由于工作原因，父母一般根据情况选择不同的托管方式：祖父母照护、雇人照护、送托育机构照护。因此，为了保证婴幼儿安全、健康发展，托育机构及家庭照护者均有义务接受健康教育并且在婴幼儿发展过程中都要承担保育职能，训练婴幼儿各项与饮食相关的技能，帮助婴幼儿养成良好的饮食习惯，减少疾病的发生。

二、健康教育的内容

　　健康教育的内容包括家长教育，本阶段婴幼儿营养需求知识，合理喂养知识与技能，与营养相关的疾病预防知识、饮食调理知识、辅食制作技能等。健康教育内容举例如下。

（一）父母在健康教育中的作用

1. 教育者、指导者

在喂养的健康教育中，健康教育者不仅评价婴幼儿的发育水平，也评价父母的发展水平。帮助父母增强教育者、指导者意识，更新教育观念，改善教育行为，提高理解或运用复杂的健康知识信息指导育儿实践和喂养实践的能力，真正做到依从性高的科学喂养。健康教育者一般采取婴幼儿的父母乐于接受的健康信息接收方式，将所要传达的信息进行充分讲解后，按基本阅读水平以书写或电子信息的方式传递给对方，以方便学习和以后的快速复习。而相对专业的、更复杂的信息只是在有必要的时候才提供。

2. 喂养者

作为父母要主动觉察自己与婴幼儿之间的喂养关系，能明确影响婴幼儿获取充足营养的潜在障碍。健康教育者应帮助父母掌握探索亲子之间喂养关系的方法，在一定观察时间内记录、分析婴幼儿的进食行为、照护者的喂养行为、就餐环境等。进一步分析父母对食物的感受及婴幼儿特殊的喂养问题，帮助家庭完成一个成功的营养照护计划，这对婴幼儿的科学喂养有着较大的促进作用。

3. 婴幼儿心理成长支持者

本阶段婴幼儿的模仿能力逐渐增强，良好的家庭氛围、和睦的家庭关系、照护者健康的生活方式等均对婴幼儿的成长起到不可忽视的作用。父母有时会抱怨很难让婴幼儿进食或遵从某个改变的饮食，往往通过分析就会发现家庭中某个成员的饮食行为会对其造成一定的影响。在婴幼儿进食行为的培养过程中，家庭成员之间必须达成一致意见、共同配合，首先让婴幼儿感受到安全、信任，从心理上先接受新食物，然后逐步从视觉、味觉、嗅觉、触觉、听觉中慢慢感知食物、接纳食物。

4. 引领者

婴幼儿总是把父母作为榜样。在婴幼儿成长过程中，父母是最好的老师。因此，教育者要帮助父母树立正确的健康观、喂养观，引导父母主动学习营养知识、加强自我健康管理，做婴幼儿的表率。

（二）不吃过冷（热）食物

婴幼儿的消化道与消化系统比较脆弱，常吃过热的食物（温度在 60～90℃），久而久之，容易把婴幼儿的舌头、喉咙、口腔、食道、胃烫伤，甚至引发病变。幼儿常吃过冷的食物，久而久之，容易伤脾胃（胃溃疡、脾虚），导致消化不良、大便稀泻、营养吸收不好。

有的父母总是担心婴幼儿的食物不热，热饭时（配餐时）掌握不好温度，加温时间过长，食物冷却时间短，食物内外温度都很高，婴幼儿吃了以后，消化道容易受伤。有的家长娇惯婴幼儿，随意给婴幼儿吃冰镇食物，结果伤了婴幼儿的脾胃。

1. 正确做法

（1）培养婴幼儿合理饮食

在专业人员的指导下安排和培养婴幼儿合理饮食。让婴幼儿明白 50℃以下的饭、菜、汤、奶、粥比较合适吃，便于肠胃吸收、消化，不会伤害口腔、食道与胃黏膜。如果饭、菜、汤的温度过高，超过 60℃以后，对婴幼儿伤害很大，会烫伤口腔、食道与胃黏膜。虽然皮肤有自行修复功能，可是如果反复被烫伤，就容易使消化道黏膜发生病变。如果饭、菜、汤的温度过低，在 15℃以下，会对婴幼儿构成伤害，特别是对脾胃的损伤比较大，容易导致消化不良、胃溃疡、胃痉挛、大便稀泻。所以，婴幼儿饮食的温度要适宜，不能过热，也不能过冷。

（2）严格看护，认真监管

每当婴幼儿进食时，照护者要细心，不能马虎，更不能懒惰，认真检查食物的温度，把住"过冷、过热食物不入口"这一关。为防止吃过热食物，食物上桌后，不要急着让婴幼儿吃、喝，要等食物温度降下来以后再让婴幼儿吃、喝也不迟。特别是对于 6～12 月龄的婴儿，保证其不吃过冷、过热食物父母是关键。应特别注意，成人口腔对冷热温度的敏感度比婴幼儿低，要注意这一点，有时大人觉得温度合适了，婴幼儿可能受不了。

2. 喂养要点

给婴幼儿吃的食物过冷或过热，都会对口腔、肠胃造成伤害，只有温度适宜，才能保证进食安全。

（三）独立的进食能力

一般情况下，幼儿满周岁后，脑、眼、手、脚协调能力迅速提高，是养成习惯的最佳时期，利用这个时间点，照护者要有计划、有技巧、有要求、有系统地培养幼儿的自食习惯，让幼儿一生受益。

如果此时父母担心幼儿吃不好，"可怜"幼儿，不下"狠"心，不严格、认真培养幼儿的自食好习惯，将来幼儿上幼儿园就会有不适应。

● 案例分析

云云快 3 岁了，马上就要到送幼儿园的年龄了，可是因为云云吃饭离不开大人喂，妈妈急得睡不好、吃不好。一天，她下狠心不喂云云了，让他自己吃，可云云就是自己不吃，还大哭大闹，甚至满地打滚，把饭碗也打翻了，看着云云哭得可怜，闹得厉害，妈妈妥协了，只好继续给云云喂饭。

幼儿没有养成自食能力，对将来的成长很不利。那么，如何培养幼儿的自食能力呢？

---

1. 正确做法

（1）指导

每个婴幼儿的发育情况都不同，关键在于家长何时开始训练。事实上，自开始添加辅食时，家长可以有意识地训练婴幼儿的手眼协调能力、抓握物品的能力。随着月龄的增长，可以训练婴幼儿手抓食物吃饭，逐渐过渡到使用勺子，再到使用筷子。家长不能剥夺婴幼儿自主探索的求知欲。指导婴幼儿使用餐具时，可以尝试从"过家家"的游戏开始，或借助图片、寓言故事进行，使用塑料餐具，不宜使用瓷器、玻璃或铁质餐具，以免摔坏、扎伤。

（2）鼓励

当婴幼儿成功使用筷子、勺子时，当婴幼儿独自吃第一口饭时，当婴幼儿自己喝下汤

（粥）时，父母要表现得高兴，及时拍手鼓励，给予语言表扬，让婴幼儿找到自信。

（3）耐性

婴幼儿初学使用匙筷时，总会将食物掉在桌上或地上，又会把汤水弄翻，家长要耐得住性子，看见婴幼儿自己吃饭时把饭弄掉，汤流出来，衣服上、嘴上、脖子上都是饭，筷子乱掉，这时候照护者不要着急，要不厌其烦地协助婴幼儿。等婴幼儿尝试多了，手口的配合便会渐渐熟练起来，继而便会得心应手，不再需要大人喂食了。如果照护者耐不住性子，抢去婴幼儿的匙筷给他喂食的话，便会将婴幼儿刚萌芽的自食习惯毁于一旦。婴幼儿也可能会反抗，与照护者唱对台戏，或者还依赖照护者喂他，不再尝试自食了。

（4）巧妙

训练婴幼儿的自食能力要巧妙一些，可以把婴幼儿喜欢吃的饭菜准备好，故意找一个借口离开，婴幼儿饿了，等不及父母喂了，而对食物垂涎时，就会自行进食了。同时，父母要及时鼓励、表扬，这样婴幼儿就喜欢自己吃饭了。临床护理实践证实，正常情况下，12～18个月的幼儿已能独立进餐。只要训练方法得当，婴幼儿可以自己吃得很好。因此，父母先要有信心、才能帮助婴幼儿树立自信心。

开始训练婴幼儿独自吃饭时不一定顺利，会出现很多哭笑不得的情况，如果婴幼儿吃到一半，不愿意自己吃了，照护者千万不要对婴幼儿发火，更不能打骂训斥，只需问他是否吃饱了，就可以不经意地把饭拿走。几天之内多次重复这种方法后，婴幼儿饿了自然会自己拿起餐具吃饭了。千万注意，在饭前不宜给婴幼儿爱吃的零食。如果婴幼儿只吃一半饭，饿了要零食吃，就不愿意好好吃饭了。家长要坚持原则，要让婴幼儿知道不吃饱饭，就要挨饿。

2. 喂养要点

通过与婴幼儿玩游戏，巧妙地把自食训练结合进去，就会取得事半功倍的效果。

三、健康教育的开展

（一）厘清7～24月龄婴幼儿发育阶段与健康教育的关系

开展健康教育之前，需要对照护者营养知识的掌握程度、健康素养状况、生长发育水平、营养行为、营养环境等诸多因素进行评估。

营养健康教育者通过观察和面谈可获得有关婴幼儿有价值的信息。如：婴幼儿感觉运动、语言与适应性、个人与社会等方面发育状况；父母的照顾技能、父母与婴幼儿之间的互动交流状态、父母对婴幼儿正常发育阶段和个体差异的认知状况；婴幼儿的生长和发育方式对引入半固体食物的影响；婴幼儿发育的正常过程，能确定可能会影响婴幼儿饮食能力的正常偏差；家庭饮食结构及照护者生活方式状况等。

（二）明确健康教育中的角色定位

1. 婴幼儿的角色

婴幼儿的角色就是他自己。重要的是营养健康教育者要认识到问题改变的最终决定是要由婴幼儿来做，还要认识到健康教育中使用的方法和策略最终是要让婴幼儿得到科学的喂养。

2. 父母的角色

父母的角色随着婴幼儿长大而改变。对于婴幼儿，父母的主要作用，一是帮助婴幼儿建立其与食物之间的联系，成功地实现回应式喂养；二是营造良好的就餐氛围，帮助婴幼儿逐步养成良好的作息习惯、生活习惯和饮食习惯。

3. 营养健康教育者的角色

营养健康教育者指导父母或喂养者进行科学的喂养，配合父母训练婴幼儿建立其与食物之间的联系，成功地实现回应式喂养。营造良好的就餐氛围，训练婴幼儿逐步养成良好的作息习惯、生活习惯和饮食习惯。

（三）借鉴适应发育的经验

1. 生物学经验

婴幼儿生长和发育过程会产生影响以后饮食习惯的重要的生物学经验。引入固体食物的过程是对食物口味和质地最初的学习过程。照护者将一种新质地、新口味的食物给婴幼儿吃时，应做好可能会遭到拒绝的准备，应鼓励婴幼儿接受而不要强行喂食。这段时期，不良的饮食感受常会形成对这种食物的嫌恶。尝试某种食物过早或按照某种程序进行，会影响婴幼儿选择和接受食物。在这个时期，营养健康教育者应帮助父母确认什么时候婴幼儿发育到了可以引入新的食品类型和质地，同时了解婴幼儿对这种食物是否接受。

2. 身体经验

婴幼儿喜欢用全部的感官去探索物体。营养健康教育者可以考虑用角色扮演的活动来指导婴幼儿认知食物。图画、猜谜和游戏均能促进婴幼儿认识力和运动技能的发育。婴幼儿通过每天的食物体验来学习重要的营养概念。烹调对许多婴幼儿来说是一个快乐的活动，然而许多父母不愿婴幼儿参与烹调，认为他们会弄得一团糟，最后导致食物无法食用。教育者应该鼓励父母让婴幼儿参加这项活动，并提前设计、帮助婴幼儿准备简单的食谱。烹调有助于发展婴幼儿许多方面的重要技巧，包括语言、动作、手眼协调、社会经验的发展等。

3. 社会经验

家庭用餐时间可以提供高质量、积极的社交环境，可以提高婴幼儿的认知能力，促进营养进程，提高家庭价值，巩固婴幼儿身份认同和安全感。营养健康教育者的作用就是要鼓励父母每天至少有一次全家聚餐，婴幼儿能在用餐中感受到家庭成员的友谊和良好的用餐气氛。为了能使家庭成员"重新结合"，可以在户外，如在院子、公园或饭店与尽可能多的家庭成员一起用餐。

知识链接

辅食喂养常见误区

在婴幼儿添加辅食的过程中常见的误区有如下 5 种。

1. 过早添加盐等调味品

盐摄入过早、过多，都会增加婴幼儿肾脏负担，增加婴幼儿今后成人期患高血压等疾病风险。1 岁以内的婴儿，吃原味的食物即可，不必加盐等调味品；1 岁以后的幼儿，可少量加盐，每日总量不超过 1g。

2. 减少婴幼儿奶制品充足摄入

奶制品是婴幼儿优质蛋白和钙的良好来源，辅食添加后，奶也不可少。婴儿从 6 个月开始添加辅食的时候也要保持每天奶量 800～1000mL；7～9 个月，每天的奶量为 700～800mL；10～12 个月，每天的奶量为 600～700mL；1 岁以上，每天最好不低于500mL。

3. 给婴幼儿喝果汁很营养

家长和照护者应牢记：1岁以内的婴儿不建议喝任何果汁，即使是亲自榨的果汁，也不要给其喝其他含糖的饮料。1岁以上的幼儿可以喝适量果汁，但需要限量。整个水果的营养要高于果汁，果肉里大部分的果胶、所有纤维素、钙、铁等不溶于水的成分全部随果渣丢弃而加工成的果汁，其营养价值会大打折扣。此外，水果榨汁后会释放出更多的糖分和果酸，易造成婴幼儿龋齿。

4. 胖婴幼儿才是壮婴幼儿

避免过度喂养，培养进食好习惯。不要因为想让婴幼儿睡整觉而在临睡前尽可能多地喂食，这样易出现肥胖等问题。如果婴幼儿能灵巧地抓取食物并送到嘴里，能用两只手抱起杯子喝水后，要鼓励婴幼儿自主进食。婴幼儿向后仰身子或把头转开，表明婴幼儿吃饱了，应停止喂辅食。

5. 婴幼儿的食物是越碎越好

婴幼儿的食物是根据其月龄段和消化系统的成熟情况进行判定，小月龄段一般食物应该细、软，因为这时的婴儿吃大颗粒的食物有被噎住的风险。随着月龄段的增长，所吃食物应该进行相应的调整。到了1岁的时候应该进食块状食物，这样有利于保证幼儿咀嚼能力的发育。

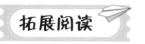

拓展阅读

婴幼儿零食应该怎么选、怎么吃

有些婴幼儿家长因为缺乏营养与喂养知识，在婴幼儿添加辅食之后，随意买各种零食给婴幼儿吃，导致婴幼儿营养失衡，甚至发生意外。因此，家长要学会怎样为婴幼儿挑选零食和怎样喂食。

　　总的原则是：选对零食、吃对时间。

　　通常的建议是，在 10 个月学步阶段，可以开始给婴儿适当地吃新鲜的零食，比如切成小片状的、软的、容易咀嚼和吞咽的水果，也可以尝试一点小丁状的、易吞咽的全麦面包。

　　1~2 岁的时候，可以引入除了母乳和配方奶之外的奶制品作为幼儿零食，比如纯牛奶、无糖酸奶或者干酪。另外，捣碎的毛豆、鹰嘴豆，花生酱，丁状的红薯、面包、馒头等也可以作为零食。

　　2 岁以后，幼儿可以吃一点像鱼肠、小饼干、山楂片、果干、水果条的小零食，也可以将坚果类的零食捣碎给幼儿吃。

　　3 岁以后，幼儿可以吃一些完整的坚果类的小零食，比如腰果、无花果、红枣、核桃之类的，也可以开始吃一些低糖低盐的零食，比如海苔、奶酪棒、糕点等。不建议给幼儿吃棒棒糖。

　　注意，这里所说的零食，不包括像一些其实是属于辅食类别的食品，比如果泥、肉松、蔬菜泥、溶豆、泡芙、磨牙饼干、米饼等食品，建议选择从正餐中摄入不足的食物作为零食，如奶及奶制品、水果和坚果；少吃高盐、高糖、高脂肪零食，如可乐、薯条、辣条；不喝或少喝含糖饮料；零食应新鲜、多样、易消化、营养卫生；不选肉脯、肉干等不易消化的零食；安静进食，谨防呛堵；保持口腔清洁，睡前不吃零食；避免给幼儿吃含防腐剂、人工色素、甜味剂等食品添加剂的零食。注意，吃零食的时间不要离正餐时间太近，最好间隔 1.5~2 小时。

本节内容回顾

本节内容架构		应知应会星级
一、健康教育的对象		★★★
二、健康教育的内容	（一）父母在健康教育中的作用	★★★★
	（二）不吃过冷（热）食物	★★★
	（三）独立的进食能力	★★★★

续表

	本节内容架构	应知应会星级
三、健康教育的开展	（一）厘清 7～24 月龄婴幼儿发育阶段与健康教育的关系	★★★
	（二）明确健康教育中的角色定位	★★★
	（三）借鉴适应发育的经验	★★★★

一 课后自测 一

一、多项选择题

1. 7～24 月龄婴幼儿发育阶段健康教育的对象包括（　　）。

　　A. 婴幼儿　　　　　B. 父母　　　　　C. 家庭成员　　　　　D. 保姆

2. 7～24 月龄婴幼儿发育阶段，父母在健康教育中的作用是（　　）。

　　A. 教育者、指导者　　　　　　　B. 监督者

　　C. 婴幼儿心理成长支持者　　　　D. 引领者

3. 为避免 7～24 月龄婴幼儿吃过冷（热）食物，应注意（　　）。

　　A. 教育婴幼儿合理饮食　　　　　B. 严格看护

　　C. 认真监管　　　　　　　　　　D. 把握食物温度

4. 培养婴幼儿自食能力的正确做法有（　　）。

　　A. 指导　　　　　B. 鼓励　　　　　C. 耐性　　　　　D. 巧妙

5. 辅食喂养过程中的常见误区有（　　）、婴幼儿的食物是越碎越好。

　　A. 过早添加盐等调味品

　　B. 减少婴幼儿奶制品充足摄入

　　C. 胖婴幼儿才是壮婴幼儿

　　D. 给婴幼儿喝果汁很营养

扫码查看参考答案

二、判断题

1. 在婴幼儿进食行为的培养过程中，家庭成员之间必须达成一致意见、共同配合。   （ ）

2. 常吃过冷的食物，容易伤脾胃，导致消化不良。   （ ）

3. 婴幼儿1~2岁的时候，可以引入除了母乳和配方奶之外的奶制品作为零食。   （ ）

4. 7~24月龄婴幼儿喂养应注意避免过度喂养，培养进食好习惯。（ ）

5. 通过与婴幼儿玩游戏，巧妙地把自食训练结合进去，会取得事半功倍的效果。   （ ）

― 技能训练 ―

1. 请画出面向7~24月龄婴幼儿及家长开展健康教育的思维导图，上传学习通班级空间。

2. 请以小组为单位分别模拟对7~9、10~12、13~15、16~18、19~24月龄婴幼儿开展食育，小组之间进行交流分享，将活动照片及总结打包上传学习通班级空间。

― 学思践悟 ―

党的二十大报告指出，高质量发展是全面建设社会主义现代化国家的首要任务。请结合本章学习内容思考，作为一名未来的托育服务从业者，如何助推7～24月龄婴幼儿高质量健康成长。

（本节编者：刘楠楠）

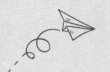

第五章

25～36 月龄幼儿喂养

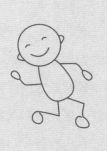

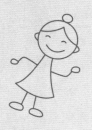

学习目标

1. 掌握 25～36 月龄幼儿的发育特点和营养需求。

2. 掌握 25～36 月龄幼儿合理喂养的原则和方法。

3. 掌握 25～36 月龄幼儿健康教育的内容和方法。

4. 能够配合家长规范幼儿的就餐行为和饮食习惯，纠正幼儿挑食、偏食等不良习惯。

5. 能够对家长和幼儿进行营养与喂养知识普及教育，能够指导家长和照护者编制一日食谱。

6. 能够根据幼儿发育特点开展有效食育，帮助幼儿建立健康的生活方式。

第一节　营养需求与食物选择

案例导入

贝贝已经 2 岁多了，聪明可爱，是一个乖巧的女孩，相对于跑跑跳跳，贝贝更喜欢看书、听家人讲故事，有时候一上午的时间她都自己一个人玩积木、看图书、看动画片，玩得很有兴致，很让大人省心。但就是这样一个乖巧的孩子，吃饭却是一个"老大难"问题。每次吃饭的时候，不是说木耳太黑，不吃；就是说芹菜的味道怪，不吃；只有赶上爱吃的虾时才能多吃几口。因为爱吃虾，爸爸妈妈就经常做给她吃，结果吃了几天发现贝贝也不像开始时那样喜欢了。妈妈怕贝贝营养跟不上就天天追着喂，每次吃饭都是追着从餐厅到客厅，再到贝贝的卧室，一顿饭下来饭菜凉了是常有的事。妈妈很苦恼。

思考：请帮贝贝妈妈制订一份贝贝营养改善行动计划书。

一、25～36 月龄幼儿的生理特点

（一）消化系统功能发育特点

2 岁的幼儿已经萌出 16 颗左右的乳牙，到 3 岁时 20 颗乳牙已出齐。此时幼儿舌体和喉下降到颈部，口腔增大，可控制下颌动作和舌向两侧的活动，咀嚼和吞咽能力突飞猛

进，随着吞咽动作的发育成熟，嘴唇可控制口腔内的食物。

此时幼儿的味觉、嗅觉的发育也更加成熟，幼儿会很明显地表现出想尝试各种食物的愿望，幼儿摄入的食物种类已大致接近于成人日常饮食。但由于幼儿咀嚼能力仍较差、胃容量有限，且贲门括约肌松弛，幽门括约肌紧张，此时仍应选择质优量少易消化的食物。

小肠长，肠肌层发育差，肠系膜柔软而长，黏膜下组织松弛，易发生肠套叠和肠绞痛。肝脏和胰腺发育不完善，胆汁及胰酶分泌不稳定，容易发生消化不良；肾脏排泄能力有所增强，但浓缩稀释能力仍有限，仅能耐受少量盐类调味品。

（二）进食技能特点

进食技能与身体的整体发育有关。口腔、乳牙、吞咽等器官及功能的成熟，神经系统、精细运动和粗大运动的发育，使幼儿具备了动作协调的基础。但是咀嚼能力和消化能力仍有限，尤其是对固体食物需要较长时间适应，不能过早进食家庭成人膳食，以免导致消化吸收紊乱，造成营养不良。进食行为学习过程使幼儿的生理发育、神经心理发育和运动发育状况得以展示，反过来又能促进幼儿主动进食。照护者要遵循这一自然发展的规律。

此阶段幼儿的双手更加灵活了，这为握持进食工具提供了条件。此阶段是培养幼儿独立进食能力的最佳时机，父母和照护者要提供丰富的食物，鼓励幼儿自己进食，帮幼儿养成不挑食、按时进食、自主进食的好习惯。

二、25～36月龄幼儿的进食特点

（一）进食的时间和量相对稳定

此阶段幼儿的食欲相比婴儿期略有下降，虽然幼儿的体重上升了，但由于每千克体重所需的热量略有减少，故每天需要的总热量与婴儿期相比增加不多，甚至基本相同，每天每千克体重大约需80kcal的热量，但此阶段幼儿个体差异明显，因此幼儿的进食量也会略有不同。由于神经系统和消化系统的发育，幼儿进食的时间相对固定下来，每餐进食的量也比较衡定。大多数幼儿在2岁前已经形成一日三餐，每天再加2次或3次加餐的习惯。

（二）食谱更加多样化

幼儿咀嚼能力提升，渴望得到更多不同的食物，因此在每天摄入总热量增加不多的基础上，让食物种类更加丰富就很有必要。食物的多样化不仅是幼儿的饮食习惯向成人转化的条件，更是其生长发育的基础，也是幼儿通过咀嚼促进颜面部发育的必要前提。

（三）用餐的形式发生变化

此阶段幼儿已经可以和成人一起在一张餐桌上用餐了，幼儿的食物也逐渐与成人趋于一致，但还应该做得稍微软烂些，易于消化吸收。

25～36 月龄幼儿自主性、好奇心及学习模仿能力增强，但注意力易分散。此时是培养幼儿良好饮食习惯和生活方式的重要阶段和关键时期，家长要注意为幼儿营造安静温馨的就餐环境，与幼儿形成积极有效的进食互动，促进其良好的饮食行为的形成。

三、25～36 月龄幼儿的营养需求

该阶段的幼儿所需营养素的种类、数量、比例与年龄、身体活动总量、生理状况等密切相关。根据中国居民膳食营养素参考摄入量（DRIs，2013），该年龄段对能量及营养素的需求如下。

（一）能量与宏量营养素

由于幼儿基础代谢率高，生长发育迅速，活动量较大，与成年人相比，需要消耗的热量相对较多，而且年龄越小，单位体重需要的热量越多。中国营养学会推荐 25～36 月龄幼儿每日能量的供应为女童 1000～1200kcal，男童 1100～1250kcal。

蛋白质供能占比应达到总能量的 10%～15%，推荐摄入量（RNI）为 25～30g/d。

脂肪供能占比应达到总能量的 35%，亚油酸、α- 亚麻酸、EPA+DHA 的适宜摄入量与 1 岁的幼儿相同。

碳水化合物供能占比应达到总能量的 50%～65%，每日平均需要量同 1 岁幼儿。

（二）易缺乏的微量营养素

易缺乏的微量营养素有钙、铁、碘、锌等矿物质，维生素 A、维生素 D、维生素 C 等的需要量与 1 岁幼儿相同，详见第四章第一节。

四、25～36月龄幼儿的食物选择

（一）食物多样

25～36月龄幼儿的食物种类与成人相同，应该坚持食物多样，合理搭配。平均每天摄入不同品种食物种类达12种以上，每周达25种以上（表5-1），烹调油和调味品不计算在内。

表5-1　25～36月龄幼儿建议摄入的主要食物种类数

食物种类	平均每天摄入的种类数／种	每周至少摄入的种类数／种
谷类、薯类、杂豆类	3	5
蔬菜、水果	4	10
畜、禽肉、鱼、蛋	3	5
奶、大豆、坚果	2	5
合计	12	25

注：来源《中国居民膳食指南（2022）》。

各类食物每天建议摄入量见表5-2。

表5-2　25～36月龄幼儿每日各类食物建议摄入量

食物	摄入量	食物	摄入量
谷类/g	75～125	奶类/g	350～500
薯类/g	适量	大豆（适当加工）/g	5～15
蔬菜/g	100～200	坚果（适当加工）/g	—
水果/g	100～200	烹调油/g	10～20
畜禽肉、鱼/g	50～75	食盐/g	<2
蛋类/g	50	饮水量/mL	600～700

注：来源《中国居民膳食指南（2022）》。

（二）合理搭配

如何做到饮食多样？

第一，每餐食物种类多样。早餐摄入3~5种食物，午餐摄入4~6种，晚餐摄入4~5种，加餐1~2种。为了保证食物多样，又食不过量，在配餐时将每种食物分量变小，多选几样，食物总量不变，即可实现。

第二，每天同类食物常变换。主食可以在米饭、面条、粥、馒头之间互换，同时注意不要长期食用精白米面，易导致维生素 B_1 缺乏，可以选择杂粮米饭、杂粮粥、杂粮馒头或全麦馒头、全麦面包等。红薯可以和山药、土豆、南瓜等互换。畜肉与禽肉、鱼肉、虾类、贝类等互换。蔬菜、水果同色之间互换。每餐都应有粮谷类（薯类、杂豆类）、动物性食品、蔬菜、水果，避免摄入单一食物。

第三，不同食物巧搭配。尽量做到粗细搭配、荤素搭配、五颜六色。

有的家长因为工作忙、生活习惯等原因，喜欢购买经过加工的成品、半成品食物如香肠、预制菜等，或者带着幼儿在外就餐。而以上食物均存在高糖、高脂肪、高盐、高食品添加剂、反式脂肪酸等的风险，非常不利于幼儿的健康，因此，家长要学会鉴别购买的食品是否存在以上风险因素。以下食品慎选：果脯、果汁、果干、水果罐头；乳饮料、冷冻甜品类食物（冰激凌、雪糕等）、奶油、含糖饮料（碳酸饮料、果味饮料等）；膨化食品（薯片、虾条等）、油炸食品（油条、麻花、油炸土豆条等）、奶油蛋糕、奶油饼干等；烧烤类食品；高盐坚果、糖浸坚果等。

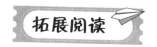

食物交换份法

食物交换份法是国内外普遍采用的食谱编制方法，指将常用食物按其所含营养成分的比例分为 6 类，即：主食类、蔬菜类、水果类、鱼肉类、乳类、油脂类，各类食物提供同等热卡（90kcal）的能量，称为 1 份食物交换份，也就是说每份中各种食物都能提供 90kcal 能量，以便交换使用。

使用食物交换份法进行食物交换时，只能同类食物之间进行互换，以粮换粮，以肉换肉，以豆换豆，不宜跨组交换，否则将增大食谱营养素含量的差别和不确定性，影响平衡膳食。

1. 谷薯类（主食类）

等值粮谷类和薯类及其制品交换表见表 5-3、表 5-4。

表5-3　等值粮谷类及其制品交换表（每份提供能量90kcal）

食物名称	交换份重（g）	食物名称	交换份重（g）	食物名称	交换份重（g）
强化蛋白通心粉	26	玉米（鲜）	80	薏米面	26
小麦粉	25	玉米糁	28	荞麦面	26
大麦（元麦）	28	黑大麦	28	燕麦	27
挂面	25	青稞	26	花卷	42
面条（生，代表值）	30	小米	25	馒头	38
龙须面（鸡蛋）	26	小米面	25	烧饼（加糖）	30
黑米	26	荞麦（黄）	27	油条	23
方便面	19	高粱米	25		
稻米	26	薏米（带皮）	28		

表5-4　等值薯类及其制品交换表（每份提供能量90kcal）

食物名称	交换份重（g）	食物名称	交换份重（g）	食物名称	交换份重（g）
马铃薯（土豆）	111	大薯（鲜）	83	芋头	161
马铃薯（烤）	129	豆薯（地瓜）	161	山药（鲜）	158
甘薯（白皮）	85				

2. 蔬菜类

等值蔬菜类交换表见表5-5。

表5-5　等值蔬菜类交换表（每份提供能量90kcal）

食物名称	交换份重（g）	食物名称	交换份重（g）	食物名称	交换份重 g
白萝卜（鲜）	563	茄子（代表值）	391	油菜	642
胡萝卜	281	西葫芦	474	西蓝花	333
扁豆（月亮菜）	220	丝瓜	450	芹菜茎	409
蚕豆（鲜）	81	蒜苗（黄）	375	茼蒿（鲜）	375
荷兰豆	300	洋葱（鲜）	225	生菜（叶用莴苣）	750
豌豆（带荚，鲜）	81	韭黄	375	竹笋（鲜）	391
四季豆（菜豆）	375	大白菜（代表值）	450	百合（鲜）	54
黄豆芽	191	瓢儿白	500	莴笋叶	600

3. 水果类

等值水果类交换表见表 5-6。

表 5-6　等值水果类交换表（每份提供能量 90kcal）

食物名称	交换份重（g）	食物名称	交换份重（g）	食物名称	交换份重（g）
苹果（代表值）	170	柿	122	杧果	257
梨（代表值）	176	桑葚（红）	164	杨桃	290
桃（代表值）	214	橙	188	枇杷	220
杏	237	橘	214	火龙果	164
冬枣	80	柚（文旦）	214	榴梿	60
樱桃	196	菠萝（凤梨）	205	香蕉（甘蕉）	97
葡萄（代表值）	200	桂圆	127	西瓜（代表值）	290
石榴（代表值）	125	荔枝	127	哈密瓜	265

4. 肉类、蛋类

等值肉类、蛋类交换表见表 5-7。

表 5-7　等值肉类、蛋类交换表（每份提供能量 90kcal）

食物名称	交换份重（g）	食物名称	交换份重（g）	食物名称	交换份重（g）
猪瘦肉	63	火腿	27	对虾	97
牛瘦肉	85	蟹肉	145	生蚝	158
鸡肉（均值）	54	罗非鱼	92	鱿鱼	120
鸭肉（均值）	38	鲢鱼	90	鸡蛋	63
兔肉	88	带鱼	71	鸭蛋	50
羊肉（瘦）	76	鲑鱼	77	松花蛋（鸡蛋）	51
大排	32	草鱼	80	鹅蛋	46
烤鸡	38	鲫鱼	83	咸鸭蛋	47
火腿肠	42	鳊鱼	67	鹌鹑蛋	56
香肠	18	黄鱼	93		
酱牛肉	37	基围虾	89		

5. 奶类及其制品

等值奶类及其制品交换表见表 5-8。

表 5-8　等值奶类及其制品交换表（每份提供能量 90kcal）

食物名称	交换份重（g）	食物名称	交换份重（g）	食物名称	交换份重（g）
牛乳（均值）	167	酸奶（均值）	125	酸奶（脱脂）	158
全脂牛奶粉	18	酸奶（中脂）	141		

6. 豆类及其制品

等值豆类及其制品交换表见表 5-9。

表 5-9　等值豆类及其制品交换表（每份提供能量 90kcal）

食物名称	交换份重（g）	食物名称	交换份重（g）	食物名称	交换份重（g）
黄豆（大豆）	23	花豆（干）	27	松子（生）	14
黑豆（干）	22	芸豆（干，红）	27	杏仁	16
青豆（干）	23	蚕豆（干）	27	腰果（熟）	15
豆腐（代表值）	107	扁豆（干）	27	榛子（熟）	14
豆腐干（代表值）	46	豇豆（干）	27	花生（鲜）	28
绿豆（干）	73	豌豆（干）	27	葵瓜子	15
赤小豆	28	核桃（干）	14	开心果（熟）	14

本节内容回顾

本节内容架构		应知应会星级
一、25~36月龄幼儿的生理特点	（一）消化系统功能发育特点	★★
	（二）进食技能特点	★★★★
二、25~36月龄幼儿的进食特点	（一）进食的时间和量相对稳定	★★★
	（二）食谱更加多样化	★★★
	（三）用餐的形式发生变化	★★★★
三、25~36月龄幼儿的营养需求	（一）能量与宏量营养素	★★★★
	（二）易缺乏的微量营养素	★★★
四、25~36月龄幼儿的食物选择	（一）食物多样	★★★
	（二）合理搭配	★★★

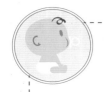

一 课后自测 一

一、单项选择题

1. 中国营养学会推荐25~36月龄幼儿每日能量的供应为女童（   ）kcal，男童（   ）kcal。

  A. 800~1000；1100~1250   B. 1000~1200；1100~1250

  C. 800~1000；1100~1150   D. 1000~1200；1100~1150

2. 25~36月龄幼儿每日谷类食物建议摄入量是（   ）g。

  A. 50~75   B. 75~100

  C. 75~125   D. 125~150

3. 25~36月龄幼儿每日奶类食物建议摄入量是（   ）g。

  A. 150~250   B. 200~350

C. 350～500   D. 450～500

4. 25～36月龄幼儿每日畜禽肉和鱼建议摄入量是（   ）g。

  A. 50～75   B. 50

  C. 100～200   D. 50～100

二、多项选择题

饮食多样应做到（   ）。

  A. 进食的时间和量相对稳定   B. 每餐食物种类多样

  C. 每天同类食物常变换   D. 不同食物巧搭配

扫码查看参考答案

三、判断题

1. 25～36月龄幼儿的每日脂肪供能占比应达到总能量的20%～35%。

                                            （   ）

2. 25～36月龄幼儿每日盐建议摄入量不超过3g。   （   ）

3. 25～36月龄幼儿平均每天摄入不同品种食物种类达25种。 （   ）

4. 蔬菜和水果可以进行同类互换。   （   ）

5. 畜禽肉、鱼、蛋可以同类互换。   （   ）

— 技能训练 —

1. 请画出25～36月龄幼儿营养需求与食物选择的思维导图，上传学习通班级空间。

2. 请以小组为单位模拟为25～36月龄幼儿选择搭配一周的食物种类并说明理由，小组之间进行交流分享，将活动照片及总结打包上传学习通班级空间。

（本节编者：张舒怡）

第二节　合理喂养

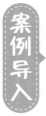

舒舒的奶奶做菜特别喜欢放味精，爷爷喜欢放各种有味道的调味料，而爸爸妈妈则主张孩子的食物要淡一点，天然味足一些。但父母不在的时候，爷爷奶奶就会与2岁的舒舒分享他们的食物，他们还有意无意地把自己的一些爱好传给舒舒，如爱吃怪味蚕豆、蜜枣等。

思考： 如何配合父母纠正舒舒的不良饮食习惯？

在25～36月龄的一年内，幼儿身体生长率继续减缓。如3岁时男童体重平均为15.31kg，全年体重增加2.1kg；女童体重平均为14.80kg，全年体重增加2.2kg；男童身高平均为98.9cm，女童身高平均为97.6cm，男、女童全年身高增加均为7.7cm，表明生长率较前一两年进一步放慢，但体重及身高绝对值的增加明显。幼儿由被动活动逐渐转入自主运动，能量消耗明显增加，这个时期的喂养要在添加辅食并逐渐转换到幼儿膳食的基础上，为满足幼儿生长发育及增大的活动量对能量及营养素的需求做准备，此期间应该进一步完全实施适龄的平衡膳食，这将是关系幼儿终身健康的重要而稳定的基石。

一、树立正确的喂养观

（一）坚持食物多样

自然界没有一种食物单独食用能够满足人体对所有营养素的需要，而且食物中含有很多既是营养素又是药物的成分，如各种维生素。维生素在维系健康及防病治病方面具有超强能力，以维生素作为健康的屏障，远比用药物事后弥补明智得多。如果均衡饮食，不必担心缺乏。但是，如果幼儿饮食结构不合理，如偏食、挑食，就无法从食物中获得足够的维生素。

（二）坚持规律就餐

25～36月龄是幼儿健康饮食行为培养的关键期。规律就餐与幼儿消化能力相适应，有助于保障幼儿获得均衡营养，降低发生肥胖和成年后患慢性病的风险。

（三）坚持吃动平衡

充分的户外活动和减少久坐及视屏时间有助于提高幼儿新陈代谢，促进维生素 D 合成，提高睡眠质量，预防超重肥胖和近视，促进幼儿身心健康。

（四）坚持每天饮奶，足量饮水

25～36月龄幼儿继续生长发育，新陈代谢旺盛，活动量大，出汗多，因此需要补充优质蛋白质和水分，对幼儿来说，奶类蛋白质是最佳选择。饮水最好是白开水，少量多次饮用，每天保证在 600～800mL，果汁、饮料均不能代替饮水。

（五）坚持合理烹调

25～36月龄幼儿饮食要新鲜、清淡，烹调方法以蒸煮为宜，易消化，可以最大限度地保留食物中的营养素，烹调时可以用醋、柠檬汁、姜、香料等代替盐和酱油调味。

二、合理安排一日三餐及加餐

（一）合理安排餐次

根据幼儿一天的活动规律，合理地安排一日三餐及加餐。如果幼儿上托育中心，能够保证白天规律就餐，晚上回家根据需要加餐即可。如果在家里照护，应每天安排早、中、晚三次正餐和两次加餐，即三餐两点。两正餐之间间隔 4～5 小时，加餐与正餐之间间隔1.5～2 小时，加餐分别安排在上、下午各 1 次，若晚餐较早时，可在睡前 2 小时安排一次加餐。加餐以奶类、水果为主，配以少量松软面点，尽量不选择油炸食品、膨化食品、甜点及含糖饮料。切忌生活作息无规律、经常不吃早餐或饮食无规律，或以零食代替正餐。

（二）合理分配各餐能量

一般三餐能量的适宜分配比例为：早餐占全日总能量的30%，午餐占全日总能量的40%，晚餐占全日总能量的30%。

餐次、就餐时间、各餐食物供能比例举例见表5-10。

表 5-10　每日三餐两点安排

餐次	时间	供能比
早餐	8:00 ~ 8:30	30%
午餐	11:30 ~ 12:00	40%
午点	14:30 ~ 15:00	
晚餐	17:30 ~ 18:00	30%
晚点	20:00	

备注：时间安排仅供参考。

三、科学编制食谱

25 ~ 36 月龄幼儿容易发生挑食、偏食，因此，家庭和托育机构应有计划地开展食育活动，为幼儿提供更多接触、观察和认识食物的机会，在保证安全的前提下鼓励幼儿参与食物选择和烹调加工过程，增进对食物的认识和喜爱，培养尊重和爱惜食物的意识。

可以让幼儿一起参与每日食谱编制，逐步养成好的饮食习惯。

（一）食物交换份法食谱编制的步骤

（1）查出或算出每日所需总能量。

（2）计算食物交换份份数。

（3）合理分配餐次比。

（4）食谱编制。

（5）食谱调整。

（6）进行互换。

（二）一日食谱举例

一日食谱举例见表 5-11。

表 5-11 一日食谱举例

餐次	食物名称及主要原料用量
早餐	山药大米猪肝粥：大米 25g，山药 10g，猪肝 5g 黄瓜炒鸡蛋：鸡蛋 30g，黄瓜 30g 牛奶：高钙牛奶 100mL
加点	水果：香蕉 40g、草莓 40g
午餐	番茄牛肉饭：大米 40g，牛肉（前腱）10g，番茄 50g，红薯 30g，胡萝卜 20g，青豆 10g 鲜蘑菠菜汤：鲜蘑 20g，菠菜 50g，紫菜 3g 清蒸黄花鱼：小黄花鱼 20g
加点	酸奶及面包卷：酸奶 100g，肉松面包卷 30g
晚餐	彩色焖饭：大米 40g，去骨鸡腿肉 10g，玉米（鲜）20g，豌豆 20g 牛奶南瓜羹：南瓜 30g，高钙牛奶 50g
加点	牛奶：高钙牛奶 150mL
全天	植物油：15 ～ 20g，食用加碘盐 <2g

四、培养幼儿专注进食和自主进食能力

（一）培养幼儿专注进食和自主进食的能力

培养幼儿专注进食和自主进食能力对于幼儿的健康成长至关重要，随着幼儿自主意识和好奇心的增强，幼儿注意力容易分散，就餐环境嘈杂，如进食时玩玩具、看电视、做游戏等都会降低幼儿对食物的关注度，影响进食量和食物的消化吸收。

作为家长要充分认识给幼儿喂饭产生的危害。一是导致咀嚼功能不足，影响消化吸收；二是影响动作平衡和手眼协调能力的建立；三是影响对食欲的控制，幼儿更易超重；四是使幼儿注意力不集中，失去吃饭的乐趣；五是使幼儿缺乏自我服务能力和独立性。

培养婴幼儿自主进食有三个黄金时机，一是在婴儿 8 个月左右，二是在 1 岁左右，三是在 2 岁以后，2 岁以后幼儿的手眼协调能力已经得到很大的提升，可以熟练地抓握餐具，只是在实操阶段还不太熟练。因此，家长需要耐心地陪伴，观察、交流幼儿对食物的感受，引导幼儿逐步养成正念饮食的行为，即安静地进食，调动所有感官去感受所吃的每一口食物，包括味道、气味、颜色和质地；集中注意力，不要让电视、手机之类的外在干

扰分散其注意力；定时定量细嚼慢咽；尽情感受进食自己心爱食物的喜悦感；学会欣赏、感恩、赞美食物。慢慢地，幼儿逐渐养成专心吃饭的良好习惯，自主进食能力不断提升。

（二）进食技能训练举例

1. 训练内容：拿着食物吃

训练目标：顺利将食物放入口中咀嚼后咽下。

训练材料：各类食物。

训练方法：

（1）引导幼儿在盘中取食物后送到口中；

（2）幼儿用牙齿咀嚼食物、吞咽下食物。

2. 训练内容：独立用餐具进餐

训练目标：

（1）用汤勺在碗里扒食物进食；

（2）用汤勺捞起食物送入口中咀嚼食物。

训练材料：汤勺、碗。

训练方法：

（1）照护者示范一手拿汤勺、一手拿碗在碗中扒食物送入口中咀嚼咽下；

（2）照护者示范拿起汤勺在碗中捞起食物，并送进口中上下牙齿咬合并咀嚼食物；

（3）幼儿独立用汤勺在碗中捞起食物送进口中上下牙齿咬合并咀嚼食物。

3. 训练内容：撕开食物的包装

训练目标：

（1）有撕开包装袋的意识，示范以后尝试完成；

（2）能独立撕开包装袋。

训练材料：密封包装的食物。

训练方法：

（1）照护者示范将食物包装袋撕开；

（2）手把手地教其撕开包装袋；

（3）提示幼儿自己用双手食指、大拇指捏住包装袋的口前后撕开包装袋。

4. 训练内容：自己用杯子喝流质食物

训练目标：

（1）边示范边讲解拿杯子喝水动作；

（2）引导幼儿独立拿起杯子；

（3）拿着杯子稍稍仰头喝水。

训练材料：杯子、半杯水。

训练方法：

（1）教给幼儿拿杯子喝水的方法；

（2）幼儿拿起杯子仰头喝水。

拓展阅读

如何纠正幼儿挑食和偏食

已有研究结果显示，幼儿挑食是普遍存在的现象。2～3岁的幼儿都会经历一段只吃极少几种食物、害怕吃新食物的时期，这是发育过程的一个正常现象，叫作"食物恐新症"，幼儿需要时间来了解某些食物很安全，可以吃，而且很好吃，家长和托育机构保育人员都需要帮助幼儿扩充吃的食物种类，避免挑食。如果幼儿已出现挑食、偏食的行为，可以通过以下方式加以改善。

（1）允许幼儿自主选择食物。家长应提前和幼儿商量每天吃的食物种类，尽量做到每餐、每天不重样。鼓励幼儿尝试新的食物。

（2）家长以身作则，不挑食、不偏食，为幼儿做榜样。

（3）精心制作食物。对幼儿不喜欢吃的食物，可以尝试变换烹调方式、改变食物形状或质地，食物分量以及更新盛放食物容器等方法加以改善。

（4）多组织与了解食物相关的活动。托育机构可以组织家长和幼儿定期开展食育活动；家长和保育人员也要通过各种方式教育幼儿认识到挑食、偏食的危害。

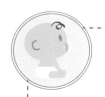

本节内容回顾

本节内容架构		应知应会星级
一、树立正确的喂养观	（一）坚持食物多样	★★★
	（二）坚持规律就餐	★★★★
	（三）坚持吃动平衡	★★★★
	（四）坚持每天饮奶，足量饮水	★★★
	（五）坚持合理烹调	★★★
二、合理安排一日三餐及加餐	（一）合理安排餐次	★★★
	（二）合理分配各餐能量	★★★
三、科学编制食谱	（一）食物交换份法食谱编制的步骤	★★★
	（二）一日食谱举例	★★★
四、培养幼儿专注进食和自主进食能力	（一）培养幼儿专注进食和自主进食的能力	★★★★★
	（二）进食技能训练举例	★★★★★

— 课后自测 —

一、单项选择题

1. 0~3岁婴幼儿健康饮食行为培养的关键期是（   ）。

A. 0~6月龄

B. 7~12月龄

C. 13~24月龄

D. 25~36月龄

2. 培养幼儿自主进食第三个黄金时期是在（   ）岁以后。

A. 1.5

B. 2

C. 2.5

D. 3

3. 一日三餐两点能量分配，一般早餐应占每日总能量的（　　　）。

    A. 30%
    B. 40%

    C. 50%
    D. 20%

4. 两正餐之间应间隔（　　　）个小时。

    A. 4～5
    B. 2～3

    C. 4～6
    D. 2～2.5

5. 1份食物交换份的食物能提供同等热卡（　　　）的能量。

    A. 90kcal
    B. 80kcal

    C. 60kcal
    D. 100kcal

二、多项选择题

1. 正确的喂养观包括（　　　）、坚持合理烹调。

    A. 坚持食物多样
    B. 坚持规律就餐

    C. 坚持吃动平衡
    D. 坚持每天饮奶，足量饮水

2. 食物交换份法食谱编制的步骤共有六步，即（　　　）、食谱调整、进行互换。

    A. 查出或算出每日所需总能量
    B. 计算食物交换份份数

    C. 合理分配餐次比
    D. 食谱编制

3. 正念饮食的行为是（　　　）。

    A. 安静地进食，调动所有感官去感受所吃的每一口食物

    B. 专注于进食，定时定量细嚼慢咽

    C. 尽情感受进食自己心爱食物的喜悦感

    D. 学会欣赏、感恩、赞美食物

三、判断题

扫码查看参考答案

1. 25～36月龄幼儿一天的餐次可以随意安排。（　　　）

2. 给25～36月龄幼儿喂饭影响幼儿动作平衡和手眼协调能力的建立。（　　　）

3. 零食可以代替正餐。（　　　）

— **技能训练** —

1. 请画出 25 ~ 36 月龄幼儿合理喂养的思维导图，上传学习通班级空间。

2. 请以小组为单位用食物交换份法编制 25 ~ 36 月龄幼儿一周带量食谱（在托育中心 5 天，在家 2 天），小组之间进行交流分享，将活动照片及总结打包上传学习通班级空间。

（本节编者：党　帅）

第三节　健康教育

洋洋 2 岁多了，近期一吃东西就牙疼，妈妈带他去看医生，经过检查，发现 4 颗蛀牙。医生经过询问，发现洋洋喜欢吃甜食，喝果汁，睡前喜欢吃东西，没有养成饭后漱口和刷牙的习惯。

思考： 如何协助家长帮助幼儿建立健康的生活方式？

一、健康教育的内容

25 ~ 36 月龄幼儿的生理、认知、社会心理方面的发育和进步也相对较快。随着幼儿长大，他们开始懂得身体需要，如饥饿和疲劳，但通常时间概念很差。幼儿能通过身体和大脑思考解决问题，辨别不同的空间、颜色和符号，理解力和想象力进一步提高。这为家长和托育机构保育人员对幼儿进行健康教育奠定了基础。

本阶段开展健康教育的目标是，抓住幼儿自主进食的最后一个关键期，培养幼儿正确的饮食观念，做到合理营养、规律进食；训练幼儿自主进食能力，纠正偏食、挑食等不良饮食习惯，养成良好的卫生习惯，建立健康的生活方式。

健康教育的内容根据教育对象的不同而不同。面向家长，除了开展营养与喂养知识普及教育外，重点要针对不同幼儿存在的营养与健康问题进行方法指导，通过家园共育对幼儿不良饮食行为、生活方式进行干预。面向幼儿，主要通过游戏活动，引导幼儿认识、感知食物，认识不良的饮食行为和卫生习惯对自身的影响和危害，通过一日生活流程训练，使幼儿养成良好的卫生习惯，规律作息，规律进餐，自主进食，培养健康饮食行为，建立健康生活方式。健康教育内容举例如下。

（一）集中精力吃饭

幼儿在进食时，由于注意力不够集中，东张西望，边吃边玩，食物在口中不下咽或狼吞虎咽，时间长了会引起消化不良，或是在吃饭吞咽时不慎，发生呛食、呛咳，甚至出现更危险的意外。因此，幼儿吃饭应集中精力，才能保证进食安全。幼儿只有把注意力集中在食物上，使大脑皮层有关中枢提高工作效率，增强食欲，才能促进食物在体内的消化吸收，否则边吃边玩不集中精力吃饭，容易导致消化不良，或者发生意外甚至危险。

1. 正确做法

（1）营造良好的进餐环境

吃饭前，可以让幼儿先安静休息一会儿，收拾好自己的玩具及用具，清洗双手后，坐在吃饭的位置上等候，要培养幼儿养成讲卫生和做事有条不紊的习惯。听一听音乐，完全轻松后，再给幼儿吃饭。不能刚睡醒就吃，也不能刚玩完就吃，更不能刚运动完满头大汗拿起饭就吃。吃饭时，要保持环境干净、整洁，不能乱七八糟，这样容易使幼儿厌食。

（2）远离玩具、画册、电视

大人应注意消除周围环境对幼儿的不良刺激因素，幼儿喜欢的有趣玩具不能摆在他的面前，更不能用玩具、图书等作为逗引幼儿进食的手段。不允许幼儿在进食时离开固定的座位去摆弄玩具，最好在专门的餐厅吃，形成条件反射，吃饭就是吃饭，不能玩、闹、看、说……如果在客厅或卧室吃，难免与玩具、画册、电视搅和在一起，无形中分散了幼儿精力。

（3）学会拒绝，使幼儿明白道理

如果幼儿在吃饭时提出讲故事、做游戏、看电视的要求，照护者要巧妙地拒绝。可以在预防上"做文章"，如饭前讲寓言故事《会吃饭的松鼠》与《听话的小白兔》，讲民间故事、神话故事，巧妙地告诉幼儿吃饭不能说话，使幼儿明白吃饭说话的坏处，幼儿就会自觉地管住嘴了。也可以采取暗示法，如示意闭嘴、反复做摆手动作、低头吃饭等，让幼儿模仿。

（4）做好榜样

对于 2 岁以上的幼儿来说，此时具备了模仿能力，父母的行为对幼儿影响很大，为幼儿做示范，要求他学着成人的样子吃，不挑剔饭菜，给幼儿做个好榜样，鼓励幼儿吃各种饭菜，避免偏食和挑食。父母与幼儿一起吃饭时，要自觉遵守吃饭的规矩，集中精力，文明用餐，饭菜不可一次盛得太多，要让幼儿吃完后再加饭、加菜。对同桌吃饭的人要平等，不要把好的菜专给幼儿吃，以免养成幼儿的自私心理。幼儿在模仿中养成了良好的饮食习惯。

2. 喂养要点

吃饭时，父母要分清主次，设法把幼儿的注意力引向食物，不要被其他事分心，专心吃饭，培养幼儿养成良好的饮食习惯。

（二）快乐进食

吃饭讲究气氛与心情，父母让幼儿快乐进食很重要。脾胃主消化，需要安合。如果心情不好，脾胃不安合，肝气郁结，直接影响脾胃功能发挥，吃饭不但不香，难以下咽，食物也不能被很好地消化，堆积在肠胃里，上不能进，下不能泻，积食伤人半月余，很容易导致幼儿生病。

幼儿成长离不开吃，吃是幼儿健康发育的重要保证，幼儿进餐应该在欢乐的气氛里进行，幼儿心情好了，吃得津津有味，脾胃才能安合，消化系统的功能才能发挥正常，食物营养中的水谷精微就能被幼儿充分运化。

2岁多的小虎最近总是呕吐，不想吃东西，面黄肌瘦，没有气力，也不爱说话了，夜间出虚汗，被子、枕头经常是湿的。

奶奶心疼小虎，带小虎来医院看医生。医生询问情况后得知小虎的父母刚刚离婚，妈妈走了，爸爸上班很累，还要照顾他，吃饭时总训斥小虎，骂小虎淘气、脏、没有礼貌、尿床……

小虎很害怕爸爸，不敢作声，只好忍受着爸爸的训斥，心情郁闷，没有一点胃口，即便是平时最爱吃的食物摆在眼前，也没有胃口吃了，饭后恶心，睡觉也不好了，总想吐……

医生让小虎奶奶转告小虎爸爸，千万不能在吃饭时训斥孩子，快乐进餐，才能使食物更好地消化、吸收。

1. 正确做法

（1）快乐进食教育

幼儿年龄小，不知道快乐吃饭的重要性，要使幼儿养成快乐进食的好习惯，父母就要开动脑筋，根据幼儿的年龄特点、智力发育水平，设计出一套适合幼儿养成快乐进食习惯的好方法。如通过"过家家"游戏、打"120"急救电话游戏、模拟小动物生病的游戏、讲寓言故事、画漫画等形式，巧妙地告诉幼儿，使其明白快乐进食的道理。在轻松愉快的情绪下进食，能提高大脑皮层摄食中枢的兴奋性，使胃肠消化分泌增多，蠕动增强，从而使幼儿产生旺盛的食欲。

（2）营造良好的进餐氛围

吃饭时，照护者要态度温和，给幼儿做好榜样，避免谈论一些不愉快话题，不要互相争执、拌嘴、怄气，因为幼儿对家人的表情、态度、情绪特别敏感。进食时家长要给幼儿以美的享受。饭菜要做得美味可口，颜色漂亮，花样新颖，再配上一套幼儿专用的美观的餐具，这些美的进食条件的刺激，通过幼儿的眼、鼻、舌等感觉器官传到大脑，引起吃饭的条件反射，食欲也就会随之产生。

（3）坚决避免吃饭时训斥幼儿

家长不要为吃饭给幼儿心理上增加压力，对幼儿的吃多吃少都应坦然处之，不要当着幼儿的面对他多吃一些特别高兴，少吃一些而失望，更不应该批评、指责，甚至体罚，这样做都会激起幼儿的紧张情绪，心理上对进食会产生反感，也不要强塞硬灌。幼儿有错误要宽容，幼儿犯了错误应找一个适合的时间，采取较温和的方法批评，而不是在饭桌上对其训斥、辱骂，幼儿被批评时，气血容易乱，脾胃的功能将会受到严重影响，导致食堵不下，消化不良。

（4）客观环境不能忽视

古人对吃饭时的心情特别讲究，要求静、心、淡、乐，所以幼儿就餐时的环境要认真选择，以幽雅、安静、明亮、舒适为基本，饭菜颜色搭配应合理，能增加幼儿的食欲。

对于25~36月龄的幼儿，吃饭前，父母可以选几首欢快而温和的曲子，让幼儿静下心来听一会儿，心情愉悦起来，吃饭才香甜。

2. 喂养要点

幼儿进餐始终应该在欢乐气氛中进行，心情愉快，胃液分泌增加了，吃得津津有味，消化系统的功能才能正常发挥。

（三）文明的吃相

由于幼儿年龄小，很多缺乏养育与护理经验的父母容易迁就幼儿，生怕幼儿受委屈，导致幼儿吃饭没吃相。有的幼儿躺着吃，有的幼儿趴着吃，有的幼儿边吃边玩，有的幼儿大（小）便时也吃，有的幼儿在被窝里也吃，这对幼儿的健康成长很不利，轻者会使幼儿养成懒散、粗俗、随意的行为习惯，重者导致消化不良，甚至发生意外窒息，后果不堪设想。

● 案例分析

3岁的小海在家是个"小霸王"，父母管不了，爷爷、奶奶、姥姥、姥爷更管不了。虽然才3岁，可是他的脾气很大，稍微不满意，就大哭大闹，而后嗓子就发炎。父母担心他哭闹生病，总是一味地满足他。小海在吃饭时从来没有规矩，想怎么吃就怎么吃，趴着吃、看电视时吃、玩闹着吃，甚至躺着吃。

一天中午，他躺在床上边吃零食边看电视，吃饭的时间到了，他不去饭桌吃，而是让保姆把饭拿给他，在看到喜欢的电视时就大笑。一粒花生米卡在小海的喉咙里，顿时憋得无法呼吸，脸色煞白，直翻白眼……

保姆吓坏了，匆忙中把小海倒着抱起来，小海顺势咳嗽了一下，花生米被气体冲了出来，恢复了正常呼吸。

妈妈知道此事后，感到很后悔，下决心纠正小海吃饭时的这些坏习惯。

1. 正确做法

（1）从小要有规矩，形成条件反射

只要幼儿能坐着了，可以专门给幼儿准备一个高低合适的小椅子、小桌子，耐心告诉幼儿这是吃饭的地方，桌上不放玩具，要有端正的坐相，上身坐直，腰板挺起来，头要正，不后仰，肩膀平直，双腿自然分开、着地，不能晃荡双腿，开始可能费点心思，等幼儿逐渐适应了，就会养成这个好习惯。1岁以内的婴儿开始可能坐不好，父母要有耐心，不要着急，慢慢引导、纠正。2岁以后，如果幼儿调皮、乱动、不听话，要正面鼓励幼儿吃姿正确，耐心引导坐得好、吃得快，吃得津津有味，不催、不逼，表现好及时表扬。如果幼儿吃姿不正确，告诉幼儿爸爸妈妈会不高兴，让幼儿及时改正。

（2）通过讲故事（寓言），使幼儿知道正确（文明）吃相是什么样

通常情况下，幼儿不喜欢直接被批评，父母可以把一些寓言编排成剧，如《文明礼貌的小白兔》《人人喜欢的梅花鹿》《让人讨厌的刺猬》《孤独的小松鼠》等，通过吸引幼儿的寓言剧，使幼儿明白吃相包含的内容很多，如眼睛不能乱看；咳嗽、打喷嚏时要转过头去或用手捂着，然后去洗手；不能任意在盘子里挑自己喜欢吃的菜；不能高声说话、嬉笑、打闹等；不能抢饭菜，吃多少盛多少，不能剩饭菜，节约粮食；吃饭时细嚼慢咽，用勺、筷时动作轻巧，不要把饭粒弄撒在饭桌上；饭前洗手，饭后漱口；不能说（做）反胃口的话与事；尊重长辈，请长辈先入座，饭菜请长辈先吃等，逐渐养成正确（文明）的吃相。

2. 喂养要点

吃相不文明不是小事，要从小抓起，严格要求，不能错过最佳培养的时机，以免因小失大。教育无小事，优秀的性格习惯就是从小事中积累起来的。

二、健康教育的方法

著名教育家陶行知提出："生活即教育，一日生活皆课程。"因此，婴幼儿家长和保育人员在婴幼儿行为习惯养成过程中，应该把婴幼儿的一日生活各个环节都赋予教育意义，要做到生活教育化、教育生活化。托育机构保育人员既是婴幼儿一日生活的照护者又是婴幼儿良好行为习惯养成的教育者，同时在家园共育中担任家长科学喂养和育儿的指导者和教练。因此，掌握先进的教育理念和科学的育训结合的教学方法有助于提高托育机构保教质量和家园共育质量。在对婴幼儿或家长开展健康教育时，行之有效的方法是参与式教学和同伴教育。"互联网 +"时代的发展让家长自觉运用新媒体平台开展自我教育成为现实。

（一）参与式教学

参与式教学是多种教学方法的统称。在开展健康教育的过程中，可以根据需要采用课堂讨论、头脑风暴、示范和指导练习、角色扮演、小组活动、游戏、模拟教学、案例分析、讲故事、辩论等方法。参与式教学的优势在于以学习者为中心，采取灵活多样、形象直观的教学手段，鼓励学习者积极参与教学过程，成为其中的积极成分，加强教育者与学习者之间的信息交流和反馈，使学习者能深刻地领会和掌握所学的知识和技能，并能灵活运用到实践中去。

参与式教学重在设计，需要教育者具备较高的课程设计能力和教学活动组织能力。托育机构保育人员在开展食育时，应遵循婴幼儿认知发展规律，科学合理地设计食育活动。例如，绿色蔬菜是幼儿每天都要接触的食物，但是本年龄段的幼儿对蔬菜的名字不是很熟悉，有的幼儿有挑食、不爱吃某种蔬菜或几种蔬菜的现象。为了帮助幼儿认识并简单了解绿色蔬菜，逐渐养成爱吃蔬菜的健康饮食习惯，托育机构保育人员可以通过生活、区域、集体活动等一系列食育主题活动进行健康教育。第一阶段可以通过"我认识的绿色蔬菜、绿色蔬菜的来源、照顾种植的小菜籽"等环节让幼儿了解绿色蔬菜的种类。第二阶段通过

"认知不同绿色蔬菜食用的部位、进行择菜练习"让幼儿充分感知绿色蔬菜的种类、形态、口味、营养等。第三阶段通过语言活动"挑食的幼儿"让幼儿认知多吃蔬菜不生病，通过"菠菜猪肝营养粥""油菜小馒头"等食品制作活动使幼儿在真实体验、自主学习和快乐分享活动中爱上吃蔬菜。第四阶段通过将主题与艺术活动和区域活动相结合，如"菜椒娃娃""蔬菜穿新衣"等，引导幼儿运用不同的艺术表现形式表现蔬菜的颜色和形态，在活动中激发幼儿愿意和蔬菜做朋友的情感，有助于形成正确的饮食观念，纠正挑食、偏食的不良习惯。

（二）同伴教育

同伴教育发源于澳大利亚，起初主要用于面向青少年开展生殖健康教育，此后，被应用于大学生、中学生预防艾滋病或性病健康教育，取得良好效果。由于托育机构有些保育人员属于未婚或未生育者，没有养育婴幼儿的实践经验，在对家长开展健康宣教的过程中可能有的家长会质疑或者依从性不高导致家园共育效果不佳。有的放矢地实施同伴教育会提高家长的认同感、依从性，有助于实现家园共育的目标。

同伴教育是指年龄相仿或相同知识背景、共同经验、相似生活状况，或由于某种原因使其有共同语言的人在一起分享信息、观念和行为技能，以实现教育目标的一种教育形式。它主要采用小组讨论，游戏，角色扮演等参与性强和互动性强的方式进行培训。

根据同伴教育的组织形式，可以将同伴教育分为正式同伴教育和非正式同伴教育两种类型。

正式同伴教育通常有明确的教育目标和比较严格的教学设计与组织。非正式同伴教育是凭借自然的社交关系在日常交往中与同伴分享健康信息的过程，一般没有事先确知的教育目标，同伴们随时随地都可以以教育者或学习者的身份交流信息，并且可以互换角色。

一次成功的同伴教育应当教育目标明确、同伴教育员给力、组织策划得当、培训场所助力、培训评价有效。在实施同伴教育前，要进行同伴教育员的招募，担任同伴教育员的人员需要在同伴中有一定的地位、口碑良好、表达能力强、善于沟通；培训同伴教育员，做好实施同伴教育的准备工作；然后实施同伴教育；最后进行培训效果评价。

托育机构如何在婴幼儿家长中开展同伴教育呢？

首先，在不同年龄段婴幼儿家长中，如乳儿班、托小班、托大班的家长中分别挑选2名热心公益事业、善于沟通、语言表达能力强、有组织能力的家长担任同伴教育员，接受专家团队的培训。专家团队可以由当地资深的家庭教育专家、营养专家、托育机构的保健医生组成。

其次，确定健康教育主题，开展同伴教育员的培训。培训内容包括课程内容、交谈策略与技巧、干预问题的策略与方法、技能训练的步骤与方法等。

最后，实施同伴教育。在同伴教育员培训结束后一周，托育机构可以组织实施同伴教育并进行培训效果评价。

作为同伴教育的组织者可以将同伴教育和参与式教学配合运用。同伴教育的组织形式可以灵活多样，可以是线下，可以是线上，也可以线下、线上同时开展。在组织的过程中，托育机构保育人员仍然扮演着重要的角色：可以是导演，设计同伴教育的主题、方案；可以是教练，对同伴教育员进行培训；可以是督学，在同伴教育的过程中随时观察家长的学习情况，监督学习过程，给予有需要的家长特别的帮助；可以是评价者，能从宏观上把握全局，使评价更为公正和客观；也可以是被教育者，通过家长的思维碰撞获得新的知识、新的思路、新的感受、新的案例，有助于开展好今后的保教工作。

（三）"互联网＋"时代的健康教育方法

当今社会，信息技术飞速发展，互联网给人们提供无限的信息资源和获取信息的重要渠道。很多托育机构都有自己的微信公众号、视频号、抖音号等新媒体平台，定期发布健康教育信息，为家庭开展科学喂养和育儿提供指导，颇受家长欢迎，可以满足他们随时随地学习的需要。

新媒体时代，海量的信息容易使学习者陷入迷茫状态，不知道信息的准确性、科学性、专业性，因此，作为托育机构的保育人员要从有利于婴幼儿安全健康成长的角度出发，谨慎筛选健康教育资源，为己所用，通过短视频、腾讯会议、腾讯课堂等直播方式面向家长开展健康教育。同时引导家长更新教育观念和健康观念，树立终身学习的理念，自觉提高科学喂养和育儿知识检索能力和鉴别能力，从官方或权威性网站、微信公众号、App、慕课网等搜索想要学习的课程和资料进行自我教育，提高健康素养和育儿能力。

知识链接

强化食品营养标签宣传教育，促进食品健康选择

拓展阅读

膳食营养配餐软件

膳食营养配餐软件的使用让营养配餐更方便、快捷，提高营养配餐的针对性和有效性，助力婴幼儿健康成长。膳食营养配餐软件一般包括营养咨询、评价、营养监测、中医食疗、饮食调查、自动配制营养食谱、健康危险因素评价及指导等功能。下面对软件功能模块进行详细的介绍。

1. 用户中心

用户中心方便用户登录后进行个人账户信息管理维护。

2. 营养档案

营养档案模块主要包括个人档案和团体档案，用户登录系统后可以根据需要建立个人营养档案和团体营养档案。

3. 营养评估及评价

营养评估是基于营养学24小时膳食回顾原理结合营养档案建立过程中的营养调查、计算，确立营养目标后进行的个体及团体营养评估及营养评价。

4. 营养分析及评价

营养分析及评价的前提是用户已经完成1周或者1天、3天的营养餐配制，然后对于已经完成的配餐根据对应的营养档案进行膳食营养素、膳食结构、能量、三餐能量供应等分析与评价。

5. 食材原料管理

系统用户通过授权可以对现有的食材、原料进行增加、删除、编辑等操作。食材原料数据库严格按照我国食物成分表数据进行编撰，系统展现了目前我国食物营养研究的 80 多个营养素，原料类别为 21 大类。

6. 营养套餐管理

营养套餐管理模块主要是解决营养师在日常配餐过程中的时间、效率问题。营养师可以根据自身擅长领域，根据不同人群、功能、营养素摄入目标建立自用的套餐模型。营养套餐模型的建立有利于在日常营养配餐工作中节省时间，提高工作效率。

7. 食品标签制作

系统根据食品工程、营养学、食品加工工艺等需求专门设置的用来学习实践制作不同加工食品的食品标签，主要解决用户对食品加工中的食品张贴标签的理性认识，同时学会如何制作一张合格的食品标签，以及制作食品标签需要注意的事项。

8. 疾病营养查询器

疾病查询系统整合了人体八大系统中各种疾病的名称、种类、症状以及营养治疗、饮食建议等。用户通过模糊检索可进行准确的查询不同疾病的营养饮食建议及预防措施。

9. 运动能耗计算器

系统概括了目前近 100 种不同类别的运动类型及方式，通过系统可以对具体的某一种运动准确计算出该运动所消耗的能耗，便于用户从专业角度了解运动能耗的计算方式及运动中的注意事项。

10. 营养配菜

主要解决日常配菜学习中对食谱搭配后的营养素含量计算，通过营养配菜可以了解具体的某一个菜谱的主料、辅料、佐料（调料）、加工工艺等，同时对食谱中用料不同所计算营养素有个宏观学习。

11. 营养知识库

涵盖了关于营养知识所有用户所希望了解的知识。灵活多变的查询方式使用户方便查询所有营养知识，用户也可自定义编辑或新增营养知识。用户了解了营养知识，有利于在日常食物采购中趋利避害，科学合理地安排膳食。

本节内容回顾

本节内容架构		应知应会星级
一、健康教育的内容	（一）集中精力吃饭	★★★
	（二）快乐进食	★★★
	（三）文明的吃相	★★★
二、健康教育的方法	（一）参与式教学	★★★
	（二）同伴教育	★★★★★
	（三）"互联网＋"时代的健康教育方法	★★★

— 课后自测 —

一、多项选择题

1. 以下属于参与式教学的是（　　　）。

　　A. 头脑风暴　　　B. 小组讨论　　　C. 示范和指导练习　　　D. 案例分析

2. 参与式教学的优势体现在（　　　）等方面。

　　A. 以学习者为中心

　　B. 组织形式灵活多样、形象直观

　　C. 鼓励学习者积极参与

　　D. 加强教育者与学习者之间的信息交流与反馈

3. 根据同伴教育的组织形式，可以将同伴教育分为（　　　）两种类型。

　　A. 正式同伴教育　　B. 非正式同伴教育　　　C. 小组讨论　　　D. 角色扮演

4. 担任同伴教育员的人员需要在同伴中（　　　）。

　　A. 有一定的地位　　B. 口碑良好　　　　C. 表达能力强　　　D. 善于沟通

5. 一次成功的同伴教育应当教育目标明确、(　　　)。

 A. 同伴教育员给力   B. 组织策划得当

 C. 培训场所助力   D. 培训评价有效

二、判断题

扫码查看参考答案

1. 25～36 月龄幼儿健康教育的内容根据教育对象的不同而不同。(　　)

2. 参与式教学需要教育者具备较高的课程设计能力和教学组织能力。(　　)

3. 同伴教育的培训中，侧重于态度的讨论和技能的培训，而不是知识的传授。(　　)

4. 非正式的同伴教育通常有明确的教育目标和比较严格的教学设计与组织。(　　)

5. 互联网使学习更加个性化，有利于促进健康教育教与学的互动。(　　)

— 技能训练 —

1. 请分别画出面向 25～36 月龄幼儿和家长开展健康教育的思维导图，上传学习通班级空间。

2. 请以小组为单位分别模拟指导 25～36 月龄幼儿和家长纠正不良饮食习惯和健康生活方式，小组之间进行交流分享，将活动照片及总结打包上传学习通班级空间。

— 学思践悟 —

党的二十大报告指出，高质量发展是全面建设社会主义现代化国家的首要任务。请结合本章学习内容思考，作为一名未来的托育服务从业者，如何助推 25～36 月龄幼儿高质量健康成长。

(本节编者：刘楠楠)

开展营养健康教育活动方案设计比赛

案例导入　　张嘉丽同学在一家托育园所实习，正好赶上托育园所申报市级示范托育园所。过几天，市卫生健康委组织的评估专家组要入园所评估了。所长让张嘉丽准备一堂针对托大班幼儿的营养健康教育活动，迎接专家组听课。如果你是张嘉丽，你会如何设计活动方案呢？

人在整个生命周期中的行为发展可分为四个阶段，即被动发展阶段、主动发展阶段、自主发展阶段、完善巩固阶段。0~3岁婴幼儿期是被动发展阶段，主要靠遗传和本能通过无意识的模仿来发展行为，是行为社会化的最基本的准备期。这个阶段的行为发展主要是被训练出来的。在这个阶段，如果家长和保育人员、婴幼儿发展引导员分别能在不同时间、地点，对婴幼儿在营养与喂养方式、健康饮食习惯养成上进行正确的训练，就能帮助婴幼儿建立正确的促进健康的行为，反之，婴幼儿就会建立错误的危害健康的行为。

健康教育无处不在。检验健康教育是否有效就看健康行为是否养成。健康教育的教学活动是健康信息传播的活动过程，也是健康教育计划主体部分的关键环节。教学活动设计是否严谨完美，活动实施过程教与学双方是否默契和谐，对健康教育最终目标的实现有非常重要的影响。

健康教育活动是教育者的教与学习者的学相互作用的过程。在教学活动中，教育者将健康相关知识、观念态度和技能传授给学习者，并引导其构建自己的知识体系和价值观。对0~3岁婴幼儿设计的健康教育活动要抓住其不同月龄婴幼儿社会性发展、情绪情感发展、认知发展、游戏发展的特点，采取行之有效的策略。

在健康教育活动中，教育者担负着管理和教学的双重职能。一个合格的健康教育师资首先要知识丰富，掌握一定的健康知识、教育学心理学知识、婴幼儿发展知识、保育知识，教学能力强。其次，语言表达能力良好，即所表达的内容思路清晰、逻辑性强，语言流畅，力求做到言语诙谐或优美动人，牢牢抓住学习者的关注点和兴奋点。再次，要既有学术权威性又有热心、耐心、细心、爱心、信心和亲和力，能够赢得学习者信赖，营造良好的健康教育心理环境。最后，具有一定的管理能力，确保健康教育活动有序开展，顺利进行。

健康教育活动设计的基本原则有：教学内容的科学性原则、因材施教原则、因地制宜原则，合理运用参与式教学等方法，及时进行监督评估。

开展健康教育活动设计的步骤是：

（1）明确授课对象；

（2）拟定活动主题；

（3）制定活动目标，明确活动重、难点；

（4）开展集体教研、进行活动策划；

（5）撰写活动设计方案，进行活动前准备（包括场景、材料、多媒体）；

（6）活动组织实施；

（7）活动观察；

（8）活动效果评价。

【实战演练】

结合案例中的工作情景，小组成员之间开展研讨和营养健康教育活动方案设计比赛，每组推举一名优秀营养健康教育活动方案设计者进行说课展示。

（本节编者：李　红）

第六章

食品安全管理

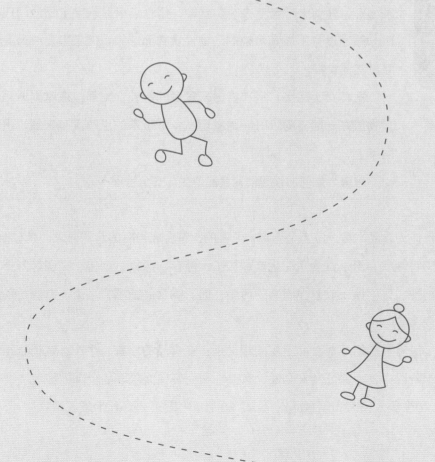

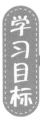

1. 掌握合理储存、合理烹饪婴幼儿食品的方法。

2. 熟悉特殊体质婴幼儿的表现和类型，能够针对特殊体质婴幼儿进行膳食管理。

3. 能够指导家长合理储存婴幼儿食物，指导照护者对特殊体质婴幼儿进行合理喂养。

4. 能够根据所学知识对婴幼儿及家长开展食品卫生与安全教育、健康教育。

第一节　食品卫生与安全

案例导入

林女士发现2个月大的宝宝老是哭闹、拉肚子，并有发热症状，体温高达38.6℃。林女士带宝宝去医院就诊，化验结果显示宝宝是沙门氏菌感染。沙门氏菌一般通过食用被其污染的动物性食物而感染，但宝宝是纯母乳喂养，并没有接触过其他食物。

据林女士回忆，每次挤出来多余的母乳，她都放在家里冰箱的上层，和其他食物放在一起。前段时间她发现从乡下带来的土鸡蛋有破裂，蛋液流出漫至冰箱层架上。

思考：如何加强婴幼儿食品卫生与安全管理？

作为食品本身，应当是无毒、无害的，符合应当有的营养要求，具有相应的色、香、味等感官性状。但是，食品在生产、加工、储存、运输、销售、烹调等各个环节会受到一些生物性、化学性、放射性因素的污染，而影响食品的感官品质、营养价值，甚至对人体产生危害。

世界卫生组织对食品卫生的定义是：在食品的培育、生产、制造直至被人摄食为止的各个阶段中，为保证其安全性、有益性和完好性而采取的全部措施。

《中华人民共和国食品安全法》第十章附则第一百五十条规定：

食品，指各种供人食用或者饮用的成品和原料以及按照传统既是食品又是中药材的物品，但是不包括以治疗为目的的物品。

食品安全，指食品无毒、无害，符合应当有的营养要求，对人体健康不造成任何急性、亚急性或者慢性危害。

预包装食品，指预先定量包装或者制作在包装材料、容器中的食品。

食品添加剂，指为改善食品品质和色、香、味以及为防腐、保鲜和加工工艺的需要而加入食品中的人工合成或者天然物质，包括营养强化剂。

食品保质期，指食品在标明的贮存条件下保持品质的期限。

食源性疾病，指食品中致病因素进入人体引起的感染性、中毒性等疾病，包括食物中毒。

食品安全事故，指食源性疾病、食品污染等源于食品，对人体健康有危害或者可能有危害的事故。

为了确保婴幼儿安全、健康，需要从食品及食品原料采购、运输、储存、加工、烹调、留样、直至食用等各个环节讲究食品卫生，实行闭环管理，确保食品安全，保障婴幼儿生命健康安全。

一、食品的选购

（一）了解食品安全等级

目前我国与食品安全和生态环境相关的食品认证形式有三种，即无公害食品、绿色食品、有机食品（图 6-1）。三者从概念、生产标准、技术要求、认证形式和安全等级上具有明显的差异。

1. 无公害食品

无公害食品是指无污染、无毒害、安全优质的食品，其生产地环境清洁，按规定的技术操作规程生产，将有害物质控制在规定的标准内，并通过部门授权审定批准，可以使用无公害食品标志，如无公害农产品。无公害农产品是指食用安全的农产品，按照规定的技术规范生产，产地环境、产品质量符合国家强制性标准并使用特有标志的安全农产品。无公害农产品的定位是保障消费安全、满足公众需求。无公害农产品认证是政府行为，采取逐级行政推动，认证不收费。无公害农产品生产过程中允许使用农药和化肥，但不能使用国家禁止使用的高毒、高残留农药。

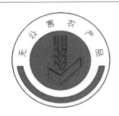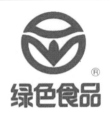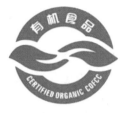

▼ 图 6-1　三种食品标志

2. 绿色食品

绿色食品是指遵循可持续发展原则，按照特定生产方式生产，经农业农村部下属中国绿色食品发展中心认定，许可使用绿色食品标志，无污染的安全、优质、营养类食品。无污染是指在绿色食品生产、加工过程中，通过严密监测、控制，防范农药残留、放射性物质、重金属、有害细菌等对食品生产各个环节的污染，以确保绿色食品产品的洁净。

绿色食品的优质特性不仅包括产品的外表包装水平高，而且还包括内在质量水准高；产品的内在质量又包括两方面：一是内在品质优良，二是营养价值和卫生安全指标高。

绿色食品分为 A 级和 AA 级两个档次。AA 级绿色食品生产过程中不使用化学合成的肥料、农药、兽药、饲料添加剂、食品添加剂和其他有害于环境和身体健康的物质，按有机生产方式生产，产品质量符合绿色食品产品标准。A 级绿色食品生产过程中严格按照绿色食品生产资料使用准则和生产操作规程要求，限量使用限定的化学合成生产资料，产品质量符合绿色食品产品标准。

3. 有机食品

根据我国《有机产品 生产、加工、标识与管理体系要求》国家标准（GB/T 19630—2019）的规定，有机产品是指有机生产、有机加工的供人类消费、动物食用的产品。有机食品是指来自有机农业生产体系的食品，根据国际有机农业生产要求和有机食品标准规定的生产管理过程进行生产加工的，并通过独立的有机食品认证机构认证的可食用农副产品及其加工品。

这里所说的"有机"不是化学上的概念，而是指采取一种有机的耕作和加工方式。有机标准简单地说就是要求在动植物生产过程中不使用化学合成的农药、化肥、生长调节剂、饲料添加剂等物质，以及基因工程生物及其产物，而且遵循自然规律和生态学原理，采取一系列可持续发展的农业技术，协调种植业和养殖业的平衡，维持农业生态系统良性循环；对于加工、贮藏、运输、包装、标识、销售等过程中，也有一整套严格规范的管理要求。

由于有机食品不使用化学合成的农药、化肥、激素以及转基因等有害物质，来自有机农业生产体系，可回溯，因此成为目前公认的最安全食品。

如何选购有机食品、绿色食品和无公害食品呢？以蔬菜为例进行说明，各等级蔬菜生产要求见表6-1。

表 6-1　各等级蔬菜生产要求

蔬菜种类	化学农药	化肥	生长激素	转基因技术
有机/绿色（AA级）蔬菜	禁止	禁止	禁止	禁止
绿色蔬菜（A级）	限制使用	限制使用	限制使用	不限制使用
无公害蔬菜	限制使用	限制使用	不限制使用	不限制使用

显而易见，有机/绿色（AA级）蔬菜最有安全保障。在选购时，注意识别食品标签、产品标识、防伪标志等，根据需要选购。

（二）读懂食品标签

通过食品标签中标注的食品名称、规格、净含量、生产日期，可以了解、判定、区分食品的质量特征，把握食品的新鲜度；通过食品的营养成分表或配料表可识别食品的内在质量及特性；通过生产者的名称、地址、联系方式，有助于消费者根据生产者的信誉度进行选择；保质期可以表明食品的安全食用期限；产品标准代号可以反映食品质量特征及产品依据标准。

选购婴幼儿食品时，要注意看该食品食品添加剂的种类，越少越安全；注意鉴别反式脂肪酸，有的食品标签中显示反式脂肪酸为"0"，但是，配料表中含有的氢化植物油、氢化脂肪酸、植物黄油、人造黄油、起酥油、人造酥油、精炼植物油、植脂末、代可可脂等，也有增加动脉粥样硬化、冠心病等多种慢性病的风险。

（三）选购注意事项

1. 注意购买数量和购买质量

新鲜的绿叶蔬菜，含水量高，易受细菌污染，发生腐烂变质，因此，一次性购买数量不宜过多，现吃现买即可。

2. 注意食品保质期

建议不要贪图便宜，购买快过期的食品给婴幼儿食用，易产生安全隐患。

3. 走出食品标签认知误区

零脂肪不代表吃不胖，无糖食物不代表零糖食物，零反式脂肪酸不代表无脂肪酸，零防腐剂不代表安全无害。

二、食品的储存

（一）婴幼儿食物的储存要求

婴幼儿食品储存场所，除冷库外的库房应有良好的通风、防潮设施，使用的工具和设备应当安全、无害，保持清洁，并设置防鼠、防虫、防蝇、防蟑螂的设备，不得存放有毒有害物品。食品和非食品库房分开。若在同一库房内同时储存食品和非食品，应区分存放区域，并设置明显的标识区分。

食品储存时距离墙壁、地面应在 10cm 以上，不同的食品应分类、分架存放，记录存放时间和保质期，并定期检查，使用时遵循先进先出的原则，变质和过期食品应及时清除。

冷藏、冷冻柜（库）应有明显的区分标识，具备正确指示温度的温度计，定期除霜（不得超过 1cm）、清洁和保养，保证设施正常运转，符合相应的温度范围要求。冷藏、冷冻储存应做到原料、半成品、成品严格分开，植物性食品、动物性食品分类摆放，不得将食品堆积、挤压存放。

（二）常见的食物储存方法

食品原料的储藏，其基本原理主要是根据食品原料的不同特性，确定适宜的储藏方法和条件，有效地控制原料保管时的温度、湿度、渗透压、pH 值，造成不利于微生物生长繁殖的环境，同时抑制酶的活性，控制原料的腐败变质，达到储藏的目的，并创造良好的保管条件和环境，保证原料的基本质量。婴幼儿食物储存的目的是保持新鲜、避免污染。通过了解不同储存方法的特点，可以合理储存婴幼儿的食物，保证饮食安全。婴幼儿食物的储存主要有如下 6 种常用方法。

1. 低温储藏法

低温储藏法是生活中使用最为普遍的方法，它是通过降低环境温度，有效地延缓微生物生长繁殖，抑制酶的活性和减弱食品原料的化学变化，延缓食品原料腐败变质的一种方法。此方法能够较好地保存原料的营养价值、新鲜度和原有风味，对于易腐的新鲜原料，低温储藏法应用更为广泛。低温储藏法分为冷藏、冷冻两种。

（1）冷藏：冷藏即冷却储藏，是将温度控制在冰点或冰点以上的保管方法。食品原料的冰点温度多数在 $-1 \sim 2℃$，但由于多数微生物在 10℃以下难以繁殖，所以冷藏的温度一般控制在 $0 \sim 10℃$，$4 \sim 8℃$是使用最广泛的温度范围。食物的性质不同，使用的温度也不同，如肉、禽、蛋、奶及肉制品等可采用接近原料冰点的低温来储藏；某些蔬菜如黄瓜、西红柿、茄子等和一些热带、亚热带产的水果应用较高的温度。储存期一般从几天到数周不等，如冷藏合理，原料的营养价值和色泽、风味、质地都不会有大的影响。

冷藏适合储存质地新鲜但又怕冻的食物，如新鲜的蔬菜、水果、蛋类、奶制品及各种熟食等。一些动物性食品如鲜肉、鱼、禽等原料以及母乳的短期储存也可以用冷藏的方法。

（2）冷冻：冷冻储藏就是先将原料用速冻的方法冻结，然后再放入 0℃以下的冷库中储存的方法。原料冷冻时由于水结成冰，其体积平均增加 $9\% \sim 10\%$，如果采用缓慢冻结的方式，原料中的水分会结成较大的冰晶，使细胞受挤压，变形破裂。当原料解冻后，融化的水分连同部分营养素不能再渗入细胞而流失，从而降低了食品的质量。为防止食品原料的组织结构被破坏，应采用低温快速冷冻方法。

冷冻储藏适合保管肉类、禽类、鱼虾等动物原料，也可用于母乳的长期保存。

2. 高温储藏法

高温储藏法是利用高温杀灭食品原料中大部分微生物，并破坏酶的活性，从而防止原料变质。高温储藏法包括高温灭菌和巴氏灭菌两种。

（1）高温灭菌：这种方法在食品工业中使用普遍，常见温度为 100～120℃，在此温度下，短时间加热即可杀灭多数细菌。

（2）巴氏灭菌：此方法由法国的巴斯德发明。将食品原料在 60～65℃的温度下加热 30 分钟，可杀灭微生物营养细胞，同时不毁坏原料的风味特点，但由于加热温度低，不能杀灭孢子或芽孢，适合保管不宜高温加热或只作短期储藏的原料，如牛奶、果汁、酱油等。

3. 密封储藏法

密封储藏法是用符合食品卫生要求的特殊材料、机械或器皿，将食品原料密封起来，使其和阳光、空气、微生物等隔离，防止原料被污染和氧化。常用的方法包括塑料薄膜封、金属罐封、玻璃瓶封、锡纸封、纸封、石蜡封、肠衣封、聚酯封、油脂封、泥封等。此储存方法主要在罐头食品和软包装食品中使用。

4. 气调储藏法

气调储藏法是通过改变食品原料存放环境的气体构成，满足保存食品原料的要求。一般采用气调库、塑料薄膜、封闭容器等置放原料，再降低其中的氧气含量或增加氮气、二氧化碳的含量，达到长期保存的目的。通常用于保存蔬菜、水果以及肉类等，也可用于婴幼儿零食的保存。

5. 通风储存法

通风储存法主要适用于保存怕霉、怕捂的粮食、干货食物和需要风干的食物，如米、面、花生、蔬菜等，在储藏的时候保持通风抑制霉菌生长，利于保持食物的原有成分，减少霉变。

6. 活养储藏法

活养储藏法是对购进时成活的动物性原料进行短期饲养而确保动物性原料的最佳食用价值，最大限度地发挥食品原料的品质特征的一种特殊保藏方法。主要适用于对新鲜程度要求较高、烹调前需要动物排空肠肚内的泥沙或需去除泥腥味的动物性原料，如虾、蟹、甲鱼、泥鳅、黄鳝等，但不同的水产品对水质的要求不同，不同的陆生动物（包括禽类、爬行类、昆虫类等）对其生存环境的要求也不同，在储存时要慎重了解。

（三）婴幼儿食物储存时常见的问题

婴幼儿食物在储存过程中常因操作不当出现以下问题。

1. 封口不严

对食物进行密封保存时，如没有认真封口（如没有盖紧盖子或没有对好封口条），可造成空气和湿气漏入，促进微生物繁殖，导致食物腐败。储存食物时，务必将储存容器的空气尽量排空，封口封紧。

2. 储存时未换原包装

除了预包装食品外，购买时用于包裹肉类、切开的蔬菜和水果等食物的保鲜膜等原包装在交易买卖过程中容易被微生物污染，若食物买回后不换原包装且久置，易加重污染。

非预包装食品买回家后若暂时不吃，应去掉原包装，并将食品洗干净，再用干净的保鲜袋或保鲜膜重新包裹后再放进冰箱。

3. 大块食物未拆分储存

大块猪、牛、羊肉等如果整块速冻，会导致一次解冻无法吃完而反复冻存和解冻，多次解冻会导致污染机会增加，加速食物变质。购买大份食物应洗净后分成若干份（一次可吃完的量），分别包好储存。

4. 储存在冰箱门的食物种类不当

冰箱门的温度比冰箱内架的温度稍高，如鸡蛋、牛奶和新鲜熟食等易变质的食品应放在冰箱内部的架子上或盒子中。

5. 食物放入冰箱时温度过高

食物温度较高时放入冰箱，既会耗电更多，又使周围食物因为温度升高而滋生细菌。温度过高的食物宜放凉后再放入冰箱保存。大盒温热食物急需冷藏时可以加些冰块降温，或将其分成小份再储存。

6. 仅凭感官性状的变化判断食物是否变质

通过食物感官性状的变化判断食物变质与否是生活中常用的方法，但某些食品变质后起初感官性状并不会发生很大的变化。如被少量沙门菌、金黄色葡萄球菌等污染过的食品，感官上变化不大，直接食用会引起食源性疾病。买食品时应注意包装上的最佳食用日期，注意食物的储存期限，剩饭剩菜再次食用前应彻底加热。

7. 果蔬的催熟作用

成熟度高的杏、苹果、桃子、哈密瓜等，同其他蔬果放在同密闭空间时，会释放乙烯气体，让后者快速成熟，加速食物腐败、变质。

8. 一次采购过多蔬菜

采购回来的蔬菜储存时间越久，营养素流失越多，同时部分蔬菜的亚硝酸盐含量增加。应按需采购蔬菜，缩短储存时间，最好即买即吃。

（四）科学、合理地储存婴幼儿食品

1. 科学储存不同的食物

储放食物，需远离有毒有害物品，如农药、杀虫剂、杀鼠剂、消毒剂和亚硝酸盐等，防止食物被污染及误食。

粮食、干果类食品储藏要注意低温、避光、通风和干燥。动物性食物蛋白质含量高，营养丰富，容易发生腐败变质，应注意及时低温储藏。新鲜蔬菜若存放在温度较高且潮湿的地方易产生亚硝酸盐，腐烂后的蔬菜亚硝酸盐含量更高，因此也应将其存于低温环境并尽快食用。但需注意，有些蔬果不适合冷藏的，如热带水果（香蕉、荔枝、火龙果、杧果等）在冰箱冷藏，会有冻伤的表现，变黑、变软，味道变差；黄瓜在冰箱放置3天以上表皮会有水浸状表现，失去原有风味；面包等一些焙烤食品在冰箱久置，会逐渐变干变硬，影响食物的口感和风味。因此上述食物尽量现买现吃。

烹煮后的熟食应尽快食用。如需存放2小时以上，尤其是在气温较高的夏、秋季节，应将存放温度控制在60℃以上或5℃以下，防止致病菌的大量繁殖。剩饭菜在冰箱中存放后尽快吃完，重复加热不能超过1次。

2. 合理使用冰箱

在冰箱中存放食品，应注意生熟分开；直接可食用的熟肉、火腿、肠、即食的凉菜等与加工半成品和生食物应经保鲜袋或者保鲜盒分别独立包装后，严格分开摆放，熟食在上，生食在下。各种尺寸的保鲜盒不仅能防止串味儿，还有助于快速找到食物，用方形保鲜盒更节省空间。

因冷空气需要足够的循环空间来保证制冷效果，冰箱不应塞太满；定期检查冰箱，发现食物有变质腐败迹象或已过保质期要马上清除；定期清洗冰箱，擦洗冰箱内壁及各个角落，保证环境清洁。

3. 冷冻食品也应注意饮食卫生

冷冻条件下大多数微生物处于休眠状态，因此食品冷冻能保存/保鲜较长时间。但有些微生物在低温环境下依然可以存活繁殖，建议在家储存冷冻食品时，应关注储存食品的生产日期、保质期，保证食品在保质期内尽快食用。在超市/市场选购冷冻冰鲜食品时，可佩戴一次性塑料袋或一次性手套挑选，避免冷冻食品与手直接接触；如果网购境外冷冻食品，需关注海关食品检疫信息，收货时给外包装消毒后再食用或保存。冰箱储存肉类的适宜时间见表6-2。

表6-2　冰箱储存肉类的适宜时间

食物种类	冷藏（4℃）	冷冻（-18℃）
新鲜猪肉	3~5天	4~12个月
新鲜牛肉	3~5天	4~12个月
新鲜羊肉	3~5天	4~12个月
肉馅（猪、牛、羊、鸡肉）	1~2天	3~4个月
香肠（已打开包装）	1周	1~2个月
培根（已打开包装）	1周	1个月
新鲜鸡肉	1~2天	12个月
新鲜鱼肉（多油脂）	1~2天	不超过4个月
新鲜鱼肉（少油脂）	1~2天	6~8个月
新鲜贝类、鱿鱼	1~2天	3~6个月
熟肉	3~4天	2~6个月

注：来源《中国居民膳食指南（2022）》。

三、食品的烹饪

（一）烹饪方法对营养素的影响

我国烹饪方法种类繁多，不同的烹饪方法可使原料中的营养素种类和数量发生不同的变化，使烹饪后的菜肴与原料的营养价值产生一定的差异。以下介绍我国婴幼儿食物常用的烹饪方法及特点。

1. 蒸

蒸是以水蒸气为传热介质，将食材与水蒸气置于一个基本密闭的环境中，使食材在饱和热蒸气下成熟的一种烹饪方法。由于食材不和开水直接接触，所以可溶性物质的损失较少。而蒸菜原料内外的汁液不像其他加热方式那样大量挥发，鲜味物质保留在菜肴中，香气不流失；不需要翻动即可加热成菜，菜肴的形状保留完整；加热过程中水分充足，湿度达到饱和，成熟后的原料质地细嫩，口感软滑。蒸是较适合婴幼儿的一种烹饪方法。

2. 涮与汆

涮与汆以水为传热介质，特点是先将食材处理成体积较小的形状，如前者加工为薄片，后者加工为片、丝、条或制成丸子，后放入大火烧开的汤或水中，使食材在单位时间里获得较多的热量快速成熟后取出。由于食材在沸水中停留的时间很短，其可溶性营养物质损失较少，且可预防食材变老、口感鲜嫩。涮和汆也是婴幼儿食品较理想的烹饪方法。

3. 炖、焖、煨

炖、焖、煨同样以水为传热介质，但原料体积较大，一般用于处理动物性食物。将食材洗净焯水后放入水中，旺火烧开后转小火或文火，烹制时间较长。烹饪过程中大量可溶性物质溶解于汤中，使汤汁鲜美。此外，因温度较低，原料中蛋白质的变性温和，易于消化；不溶性的胶原蛋白在与热水的长时间接触中转变成了可溶性的白明胶；淀粉在持续低温加热的条件下可产生糊化作用，易吸收；但因烹饪时间长，食材中的维生素C、维生素 B_1 等易受到破坏而损失。

4. 煮与烧

煮与烧均采用足量的汤水作为传热介质，原料可经过或不经过初步熟处理，放入汤水中，先用大火烧开，再用小火煮熟。食材经煮或烧后汤液中会溶出较多的水溶性物质，碳水化合物及蛋白质在加热过程中部分水解，更易吸收，而脂肪则无显著变化。但煮沸时间的长短及煮沸前原料的处理方法对营养素的损失也有一定影响。

5. 炒、爆、熘

炒、爆、熘均以油为传热介质，除植物性原料外，一般可先进行挂糊或上浆处理，然后用旺火热油，使菜肴速成，保持菜肴滑嫩香脆的特点。由于操作迅速，加热时间短，食材中水分及其他营养素不易流失。有的菜肴在制作时用淀粉勾芡，使汤汁浓稠，菜肴颜色鲜亮，而淀粉中的谷胱甘肽可保护维生素 C 不被破坏。炒、爆、熘等烹饪方法还可以提高脂溶性维生素的吸收率。

（二）减少烹饪过程中营养素破坏与损失的措施

1. 合理清洗

各类食材在烹饪前需经过清洗，除去表面的灰尘、杂质、微生物以及农药残留等，保证食品卫生。清洗食材时应根据不同食材的特点选择合理的清洗方式。大米淘洗时，各种营养素均有不同程度的损失，如矿物质会损失 40%~70%，维生素 B_1 会损失 20%~60%，维生素 B_2 和烟酸会损失 20%~25%，蛋白质会损失约 10%，脂肪会损失约 4%，碳水化合物会损失 2% 等。因此对未被霉菌污染或没有农药残留的粮食，应尽量减少淘洗次数，不用流水冲洗或用热水淘洗，不宜用力搓洗。建议用冷水淘洗 1~2 次即可。各种副食原料（如蔬菜等）做到先洗后切，勿置于水中浸泡，清洗次数不宜过多，尽量减少原料中水溶性营养素的流失。

2. 科学切配

各种食物原料应先清洗后再切配。婴幼儿的食物应处理成泥（如肉泥、肝泥、鱼泥、虾泥等）或切成片、丁、丝、条、小块，便于婴幼儿咀嚼、吞咽和消化。但经以上处理后的食材不宜再用水冲洗，或置于水中浸泡。也不宜放置较长时间或切后加盐弃汁。应现切现烹，现做现吃，以减少水溶性营养素的流失。

3. 焯水

焯水是指将初步加工的原料放在开水锅中加热至半熟或全熟，取出以备进一步烹饪或调味。焯水应用范围较广，可以使蔬菜颜色更鲜艳，质地更脆嫩，减轻涩、苦、辣味，还可以杀菌消毒。如菠菜、芹菜、油菜通过焯水变得更加艳绿；苦瓜、萝卜等焯水后可减轻苦味；扁豆中含有的血球凝集素，通过焯水可以解除；焯水还可以使肉类原料去除血污及腥膻等异味。可以调整几种不同原料的成熟时间。有些原料焯水后容易去皮；有些原料焯水后便于进一步加工切制；同时能除去较多的草酸，有利于钙、铁和其他矿物质在人体内的吸收。

为避免焯水时损失过多营养素，叶菜类应先焯水再切配，焯水时要水宽火旺，加工时间短，应略滚即捞出，然后立即投凉控干以免因余热而使之变黄。

4. 上浆、挂糊和勾芡

上浆、挂糊是将经过刀工处理的食材表面裹上一层黏性的粉糊（蛋清、淀粉），粉糊受热后会立即凝成一层保护层，使原料不直接和高温的油接触，油不易浸入原料内部，可以保持原料内的水分和鲜味，营养成分也会因受保护而不致流失，如此烹制出来的菜肴不仅色泽好、味道鲜嫩、营养素保存多，而且易被消化、吸收。勾芡就是在菜肴即将成熟出锅时，将提前调好的水淀粉淋入锅中，使菜肴的汤汁浓稠，增加汤汁对食品原料的附着力。勾芡后，汤汁增加了黏性和浓度，使汤菜融合，鲜美入味，也保持了菜肴香脆、滑嫩的状态。同时营养素流失较少，并且淀粉糊形成的保护膜可防止过多的盐和油渗入食材内部。

5. 适当加醋、适时加盐

一些维生素，如维生素 C、维生素 B_1、维生素 B_2 等在碱性条件下易被破坏，在酸性环境中稳定，烹饪时适当加醋可保护这些维生素不易受破坏。另外，醋可以增鲜解腻、除腥去膻、使食材更快煮烂、保持菜的色泽，还可以增加咸味，减少食盐的摄入。

加入食盐能使汤汁渗透压升高，导致细胞内水分渗出，原料皱缩、组织发紧，食盐不易渗入食材内部，不仅影响菜肴的外观，风味也欠佳。食盐还能使原料表面蛋白质凝固，导致内层蛋白质吸水难，不易煮烂，使烹饪时间延长，影响人体消化吸收。因此，烹饪一些蛋白质含量丰富、质地较老的食材时（如老母鸡、鸭、鹅、牛肉等），不宜过早放盐。但在调制肉末、肉馅时先加入适量的盐可使肉馅在持续搅拌中黏度增加，馅料成团不散，煮熟后的菜肴质地松软鲜嫩。婴幼儿饮食以清淡为主，应注意加盐加醋时控制用量。

6. 旺火急炒

旺火急炒可使食品原料迅速成熟，缩短水分扩散和烹制的时间，减少原料中营养素的流失。如猪肉切丝，旺火急炒，其维生素 B_1 的损失率为 13%，维生素 B_2 的损失率为 21%，烟酸的损失率为 45%；而切块用文火慢炖，则维生素 B_1 的损失率为 65%，维生素 B_2 的损失率为 41%，烟酸的损失率为 75%。因此，对蔬菜和其他体积小、切片薄、传热快的原料，在烹饪中采用旺火急炒是减少食物营养素流失尤其是维生素 C 损失的重要手段之一。烹饪对蔬菜中维生素 C 含量的影响见表 6-3。

表 6-3　烹饪对蔬菜中维生素 C 含量的影响

烹调方法	维生素 C 损失率
炖菜	当炖菜时间为 10 分钟时，维生素 C 的损失率为 0.4%～45.2%，30 分钟时损失率显著升高，为 11.4%～66.9%
煮菜	维生素 C 的损失率为 15.3%～19%，煮熟后所保有的维生素 C 有 50% 左右在菜汤中；煮菜后挤出菜汁，其维生素 C 损失最大，达 83.3%
炒菜	青菜切成段，用油炒 5～10 分钟，维生素 C 的损失率约为 36%；一般炒菜只要大火快炒，维生素 C 的损失率可以控制在 10%～30%
菜烧好后存放	有时菜烧好后不及时吃，存放 20 分钟至 1 小时，与下锅前相比，维生素 C 的损失率达 73%～75%

注：来源《中国居民膳食指南（2022）》。

7. 酵母发酵

酵母发酵面团，实际是形成了生物蓬松面团。在面团中引入了酵母后，酵母菌大量繁殖产生气体，并同时产生酒精、水和热。气体被面团中的面筋网络包住不能逸出，从而使面团出现蜂窝组织，膨大、松软。当面团内温度达到一定温度时，在酵母菌繁殖的同时醋酸菌也大量繁殖，分泌氧化酶，产生的酸味也越浓，可使 B 族维生素的含量增加，同时分解面团中所含的植酸盐络合物，促进人体对矿物质（如钙、铁、锌）的吸收。

（三）合理烹饪婴幼儿食品的方法和措施

1. 不同阶段婴幼儿食物质地的制作方法

（1）6～8 月龄婴儿：婴儿从 6 月龄开始添加辅食，这个时期添加的食物要碾碎成糊状；7～8 月龄婴儿可以用舌头压碎一些较软的食物，这个阶段的食物可以碾碎成稍粗的糊状，保持一定的颗粒感。

（2）9～12月龄婴儿：9～12月龄的婴儿可以用舌头和牙龈碾碎食物，辅食质地可比前期加厚、加粗，食物可以切成碎丁状，并加工柔软。

（3）13～24月龄幼儿：13～24月龄的幼儿舌头已经可以自由活动，牙龈开始变硬，乳牙逐渐萌出，可以咬碎部分食物，因此食物可以煮软后切成稍长的小条或者小块的形状。

（4）25～36月龄幼儿：25～36月龄幼儿可食用加工成碎块状、条状或比成人食物软的菜品。除此之外，幼儿的饮食仍应特别注意要完全去除皮、骨、刺、核等，整颗大豆或花生、腰果等坚果类食物，应先磨碎，制成泥糊浆等状态进食。

2. 适合婴幼儿的烹饪措施

对于添加辅食的婴幼儿而言，辅食烹饪最重要的是将食物煮熟、煮透，同时尽量保持食物中营养成分和原有口味，并通过合理的加工使食物质地与婴幼儿的进食能力相适应。辅食的烹饪方法宜多采用蒸、煮，不用煎、炸。13～24月龄幼儿可尝试家庭食物，幼儿在满24月龄后与家人一起进餐，但仍应避免食用经过熏制、卤制和烧烤的重口味食物。

对于婴幼儿膳食烹调，宜采用蒸、煮、炖、煨等烹调方式，尽量少用油炸、烧烤、煎等方式。以清淡口味为宜，不应过咸、油腻和辛辣，尽可能少用或不用味精、鸡精、色素、糖精等调味品。为婴幼儿烹调食物时，应控制食盐用量，少选含盐高的腌制食品或调味品（如酱油、蚝油、豆瓣酱等）。可选择天然、新鲜香料（如葱、蒜、洋葱、香草等）和新鲜蔬果汁（如番茄汁、柠檬、南瓜汁、菠菜汁等）进行调味。

四、食品留样

（一）食品留样的概念

食品留样是指将直接入口的食品每餐留取一定量作为备检样品，并保留一定时间以防发生食物中毒或其他食源性疾病时进行危害因素追查分析。

（二）食品留样管理

根据我国2019年公布的《中华人民共和国食品安全法实施条例》第二十八条规定："学校、托幼机构、养老机构、建筑工地等集中用餐单位的食堂应当执行原料控制、餐具饮具清洗消毒、食品留样等制度，并依照食品安全法第四十七条的规定定期开展食堂食品安全自查。"

由我国国家市场监管总局发布，2018年10月1日起开始施行的《餐饮服务食品安全操作规范》对食品留样做出以下要求。

（1）学校（含托幼机构）食堂、养老机构食堂、医疗机构食堂、中央厨房、集体用餐配送单位、建筑工地食堂（供餐人数超过100人）和餐饮服务提供者（集体聚餐人数超过100人或为重大活动供餐），每餐次的食品成品应留样。其他餐饮服务提供者宜根据供餐对象、供餐人数、食品品种、食品安全控制能力和有关规定，进行食品成品留样。

（2）应将留样食品按照品种分别盛放于清洗消毒后的专用密闭容器内，在专用冷藏设备中冷藏存放48小时以上。每个品种的留样量应能满足检验检测需要，且不少于125g。

（3）在盛放留样食品的容器上应标注留样食品名称、留样时间（月、日、时），或者标注与留样记录相对应的标识。

（4）应由专人管理留样食品、记录留样情况，记录内容包括留样食品名称、留样时间（月、日、时）、留样人员等。

（三）托育机构的食品留样管理

卫生部2012年5月9日印发的《托儿所幼儿园卫生保健工作规范》中规定，留样食品应当按品种分别盛放于清洗消毒后的密闭专用容器内，在冷藏条件下存放48小时以上；每样品种不少于100g以满足检验需要，并作好记录。

知识链接

食品安全黄金定律

世界卫生组织专家为确保食品安全于1989年提出了十条黄金定律。

（1）食物煮好后应立即吃掉，因许多有害细菌在常温下可能大量繁殖扩散，故食用已放置4~5小时的熟食最危险。

（2）食物必须煮熟烧透后再食用，家禽、肉类、牛奶尤应如此，熟透指食物的所有部位至少达到 70℃。

（3）应选择已加工处理过的食品，如消毒的牛奶或用紫外线照射的家禽。

（4）熟食应在接近或高于 60℃ 的高温、接近或低于 10℃（包括食物内部）的低温条件下保存。

（5）存放过的食物必须重新加热 70℃ 后再食用。

（6）生食和熟食应当用不同的切板和刀加工，分别盛放。

（7）保持厨房清洁，烹饪用具、餐具均应当用干净布揩拭干净，揩布不应超过 1 天，下次使用前必须在沸水中煮过。

（8）处理食品前应先洗手，便后、为婴儿换尿布后尤应洗手；手上如有伤口，应先用绷带包好伤口后再加工食品。

（9）不要让昆虫、兔、鼠等动物接触食品，因为动物大都带有致病微生物。

（10）饮用水和食品用水应纯洁，若怀疑水不干净，应作煮沸或消毒处理。

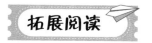

食 物 中 毒

食物中毒是指吃了含有生物性、化学性有毒有害物质的食品或者把有毒有害物质当成食品误食，而引起的非传染性的急性、亚急性疾病。食物中毒可分为细菌性食物中毒、真菌性食物中毒、动物性食物中毒、植物性食物中毒、化学性食物中毒五大类。每年的 5~10 月是食物中毒的高发期。

食物中毒的特点是：潜伏期短、起病急；患者临床表现相似，多以急性胃肠道症状为主，大都有恶心、呕吐、腹痛、腹泻、头晕、无力等症状；发病与食物有关；一般人与人之间不传染。

食物中毒的预防措施如下。

（1）在食品采购时，不购买病死的畜禽；在购买鸡、鸭、鱼等动物肉品时，一定要保证所购买肉品的新鲜程度。

（2）切菜用的刀具、砧板以及装盛食物的用具要保持清洁；生熟食品要分开使用刀具和砧板以及食物用具，做到专刀专用、专板专用；装过生肉的食具一定要清洗干净或开水烫煮后才能装盛熟食品上桌食用。防止生熟食品交叉感染细菌。

（3）托育机构餐厅要保持干净卫生，地面保持干燥；家庭厨房保持卫生、通风；做好防蚊、蝇、蟑螂的滋生及防暑措施的落实；被蚊蝇、蟑螂、虫子以及老鼠污染过的食品不得出售和食用。

（4）食品从业人员做好健康体检以及家庭中做饭的人员要勤洗手、不留长指甲，在患有腹泻等肠道疾病时要及时调离直接加工食品岗位或者不要做饭，以免病菌污染食物，引起交叉感染。

（5）购买蔬菜要新鲜，夏天尽量不要购买打过农药的叶类蔬菜、特别是小白菜，不易清洗掉残留农药；即使购买了，也要在清水里浸泡半小时以上再多次清洗后食用。同时，所有食品在食用前都要充分洗净和浸泡。

（6）夏天尽量不要购买曝腌蔬菜和腌制过久的蔬菜，因为它们的亚硝酸盐含量很高，进入人体后会使血液里的低铁血红蛋白氧化成高铁血红蛋白，失去输氧能力，造成组织缺氧，严重时可因呼吸衰竭死亡。

（7）不要在食物中添加营养素或者滥用食品添加剂。在食品中滥加营养素，也会对人体有害。如果添加过量，更会对人体造成不可弥补的伤害。

（8）夏天不要食用隔夜食物，隔餐食物要低温保存，食用前要加热煮透，食用后所剩的隔夜熟食要彻底高温加热后低温冷藏。

（9）冰箱里存放的食物要尽快吃完，冷冻食品进食前要加热。冰箱并不是食物保鲜柜，有的细菌在低温下仍然能够存活，所以，进了冰箱的食物一定而且必须高温加热。

本节内容回顾

本节内容架构		应知应会星级
一、食品的选购	（一）了解食品安全等级	★★
	（二）读懂食品标签	★★★
	（三）选购注意事项	★★
二、食品的储存	（一）婴幼儿食物的储存要求	★★★
	（二）常见的食物储存方法	★★★★
	（三）婴幼儿食物储存时常见的问题	★★★
	（四）科学、合理地储存婴幼儿食品	★★★★
三、食品的烹饪	（一）烹饪方法对营养素的影响	★★★
	（二）减少烹饪过程中营养素破坏与损失的措施	★★★★★
	（三）合理烹饪婴幼儿食品的方法和措施	★★★★
四、食品留样	（一）食品留样的概念	★★
	（二）食品留样管理	★★★
	（三）托育机构的食品留样管理	★★★

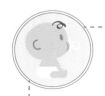

— 课后自测 —

一、单项选择题

1. 食品安全，指食品（　　　），符合应当有的营养要求，对人体健康不造成任何急性、亚急性或者慢性危害。

　　A. 多样

　　B. 无毒、无害

　　C. 按照传统既是食品又是中药材的物品

D. 供人食用或者饮用

2. 食品储存时距离墙壁、地面应在（　　　）cm 以上，不同的食品应分类、分架存放。

    A. 5　　　　　　　　　　　　　B. 10

    C. 15　　　　　　　　　　　　D. 20

3. 通过改变食品原料存放环境的气体构成以满足保存食品原料要求的储藏方法是（　　　）。

    A. 高温储藏法　　　　　　　　B. 密封储藏法

    C. 低温储藏法　　　　　　　　D. 气调储藏法

4. 酵母发酵面团，可使面团中（　　　）的含量增加。

    A. 维生素 E　　　　　　　　　B. 维生素 C

    C. 维生素 D　　　　　　　　　D. 维生素 B 族

5. 9~11 月龄婴儿的辅食应该是（　　　）。

    A. 糊状　　　　　　　　　　　B. 稍粗的糊状，保持一定的颗粒感

    C. 碎丁状，并加工柔软　　　　D. 碎块状、条状

二、多项选择题

1. 世界卫生组织对食品卫生的定义是：在食品的培育、生产、制造直至被人摄食为止的各个阶段中，为保证其（　　　）而采取的全部措施。

    A. 安全性　　　　　　　　　　B. 有益性

    C. 完好性　　　　　　　　　　D. 有效性

2. 绿色食品的优质特性包括（　　　）。

    A. 产品的外表包装水平高　　　B. 内在品质优良

    C. 营养价值高　　　　　　　　D. 卫生安全指标高

3. 婴幼儿食物在储存过程中常因操作不当出现的问题有（　　　）。

    A. 封口不严　　　　　　　　　B. 食物放入冰箱时温度过高

    C. 储存时未换原包装　　　　D. 一次采购过多蔬菜

4. 适合婴幼儿食品的烹调方法有（　　　）。

    A. 蒸、煮　　　　　　　　　B. 涮、汆

    C. 煎、炸　　　　　　　　　D. 熏、烤

5. 为减少原料中水溶性营养素的损失，绿叶蔬菜在加工时应做到（　　　）。

    A. 现切现烹　　　　　　　　B. 先洗后切

    C. 现烹现吃　　　　　　　　D. 先焯水再切配

扫码查看参考答案

三、判断题

1. 食品添加剂不包括营养强化剂。　　　　　　　　　　　　（　　　）

2. 食源性疾病不包括食物中毒。　　　　　　　　　　　　　（　　　）

3. 无公害农产品生产过程中允许使用农药和化肥，但不能使用国家禁止使用的高毒、高残留农药。　　　　　　　　　　　　　　　　　（　　　）

4. 食品留样是指将直接入口的食品每餐留取一定量作为备检样品，并保留一定时间以防发生食物中毒或其他食源性疾病时进行危害因素追查分析。（　　　）

5. 托育机构留样食品应当按品种分别盛放于清洗消毒后的密闭专用容器内，在冷藏条件下存放 48 小时以上。　　　　　　　　　　　　　（　　　）

— 技能训练 —

1. 请画出食品卫生与安全的思维导图，上传学习通班级空间。

2. 请以小组为单位分别模拟对 2~3 岁幼儿进行食品卫生与安全教育，小组之间进行交流分享，将活动照片及总结打包上传学习通班级空间。

（本节编者：檀倩影）

第二节 特殊体质婴幼儿的膳食管理

小禾满2岁了，父母因为工作原因将小禾送到了托育机构，工作人员在与家长访谈时得知，小禾之前一直在内蒙古跟着爷爷奶奶，几个月前才和父母来到青岛。在针对小禾健康状态的描述时，妈妈说小禾有时大便非常稀薄，但常常过段时间就好了，这一点引起了工作人员的警惕。在后续的询问中得知，妈妈觉得小禾从来没吃过海鲜，又觉得海鲜营养成分很高，就经常喂小禾吃鱼、虾等。工作人员建议小禾妈妈在小禾吃海鲜再次出现上述症状后，立即就医。事后证明，小禾的确对海鲜过敏。

思考： 在日常生活中如何照护过敏体质的婴幼儿？

特殊体质是指异于正常人的健康体质且表现为生理机能缺失的人，包括患有先天性疾病、肢体残疾、处于生病康复期、心理不健全、身体过于肥胖或瘦弱等身体素质较差的人群。对于婴幼儿来讲，目前常见的特殊体质主要包括食物过敏、乳糖不耐受以及疾病恢复期三种类型。

一、特殊体质婴幼儿的类型

（一）食物过敏

食物过敏又称食物变态反应，是指食物进入人体后，机体对之产生异常免疫反应，导致机体生理功能的紊乱或组织损伤，进而引发一系列临床症状。根据食物过敏的发病机制主要分为 IgE 介导型和非 IgE 介导型。由于婴幼儿消化道的屏障功能较弱，且免疫系统发育尚未成熟，因此婴幼儿的食物过敏患病率比成人较高，但会随年龄的增长而逐渐下降，尤其是婴幼儿 18 个月后可看出明显下降。

目前，由于对食物不良反应不一定都是"过敏"认识的缺乏，或仅仅是错误的自我判断等导致汇报的和真正的过敏患病并不一致，因此，通过医生的诊断以避免不必要的饮食回避非常重要。食物过敏可发生严重的不良反应，甚至危及生命，这就更加需要仔细地诊断评估以及正确的致敏原回避教育和对症治疗。常见食物不良反应及表现见图6-2所示。

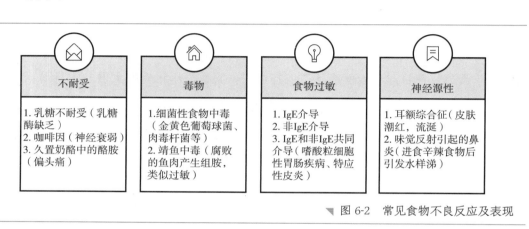

▼ 图6-2　常见食物不良反应及表现

食品过敏原是指食物中能够引起机体免疫系统异常反应的成分。

1. 主要食物过敏原

研究显示170多种食物可致过敏，其中超过90%的食物过敏是牛奶、鸡蛋、大豆、小麦、鱼、虾、花生和坚果8种食物所致，为主要食物过敏原。

2. 食物过敏原分类

按过敏的临床表现、抗原的理化特性将食物抗原分为Ⅰ类与Ⅱ类食物过敏原。各类食物过敏原的食物来源、分子量、理化特性、致敏途径见表6-4。

表6-4　食物过敏抗原分类

分类	食物	分子量	理化特性	致敏途径
Ⅰ类食物过敏原	动物性：鸡蛋、牛奶、鱼虾	10～70kD	水溶性糖蛋白，耐热、不易被消化道酶分解	消化道致敏
Ⅱ类食物过敏原	植物蛋白质：如谷类与花粉蛋白质有高度同源性，易发生过敏交叉反应	12～15kD	对热稳定，难以分离，易被消化	呼吸道致敏

（二）乳糖不耐受

乳糖不耐受又称乳糖酶缺乏或肠乳糖酶缺乏，是指肠道乳糖酶相对或绝对缺乏，对饮食中的乳糖分解吸收不良所出现的以腹泻为主的消化道症状，可伴随有腹胀、腹痛等症状，严重者可能引起营养缺乏、生长发育迟缓等。肠道因缺乏乳糖酶不能分解食物中的乳糖为葡萄糖和半乳糖而产生临床症状。临床症状与乳糖酶缺乏程度、摄入乳糖量有关。

1. 乳糖和乳糖酶的关系

乳糖是以单体分子形式存在于乳制品中的唯一双糖，在母乳和普通奶粉或牛奶中都有。乳糖酶由小肠上皮细胞刷状缘分泌，可以分解乳糖。乳糖在肠道乳糖酶的作用下水解为葡萄糖和半乳糖，随后半乳糖转化为葡萄糖，用作能量来源。

乳糖入肠以后，消化吸收的任何一个环节出现问题，都可能出现乳糖浓度过高，使肠腔内渗透压升高，导致渗透性腹泻。如果有足够多未完全消化的乳糖进入结肠，在肠道菌群作用下被分解为乳酸等有机酸，并产生气体，还可能使患儿出现腹胀、腹痛等不适症状。

2. 乳糖不耐受的分类

根据病因学不同，乳糖不耐受可以分为 4 种：

（1）发育性乳糖酶缺乏：多见于早产儿，尤其是 34 周以下的早产儿。因为乳糖酶在胎儿期 8 周龄开始发育，到 34 周以后趋于成熟。

（2）先天性乳糖酶缺乏：这种类型很少见，属于常染色体隐性遗传病。出生后会出现明显的腹泻症状，甚至出现脱水、电解质紊乱等并发症。

（3）原发性乳糖酶缺乏：这是最常见的类型，主要受 13910C/T 基因变异调控引起的乳糖酶活性降低或者乳糖酶不持久症。有种族特异性，亚洲人尤为高发。

（4）继发性乳糖酶缺乏：感染性腹泻、炎症性肠病等肠道疾病伴随小肠黏膜上皮受损，乳糖酶丢失，导致乳糖酶相对缺乏，婴儿期尤为常见。一般随着疾病恢复，乳糖酶活性和数量可以逐渐好转。

（三）疾病恢复期

婴幼儿在疾病恢复初期，因疾病折磨而出现病体虚弱、脾胃受损，再加上父母的过度关心，出现盲目进补和过度饮食的情况，导致婴幼儿的营养情况不但没有好转，反而恶化。

二、特殊体质婴幼儿的识别和膳食管理

（一）食物过敏婴幼儿的识别和膳食管理

1. 主要表现

食物过敏的症状因免疫机制及其作用的靶器官不同而表现多样。食物过敏可以表现为突发性的急性症状，如荨麻疹、呼吸道的损害；或慢性症状，如特应性皮炎的恶化；或表现为可提示为食物过敏的慢性疾病。各类食物过敏临床表现见表 6-5。

表 6-5　食物过敏临床表现

类型	发作时间	主要表现
Ig 介导	进食后数分钟内，很少超过一小时	**皮肤：**荨麻疹、血管性水肿、瘙痒、面部潮红 **消化系统：**腹泻、腹胀、恶心、呕吐、口周过敏综合征、胃肠病 **呼吸系统：**呼吸困难、喉头水肿、哮喘、鼻炎、结膜炎
Ig 和 非 Ig 混合介导	一天内发生	**皮肤：**特应性皮炎 **消化系统：**嗜酸性粒细胞性胃肠道疾病 **呼吸系统：**哮喘
非 Ig 介导	数天或数小时后发生	**皮肤：**疱疹样皮炎 **消化系统：**腹泻、吸收不良、直肠炎、腹腔疾病 **呼吸系统：**海纳症候群

2. 鉴别诊断

临床上对食物过敏的评估需要仔细询问病史和体格检查，而对于托育机构的工作人员来讲，更多的是通过和婴幼儿监护人的交流以及日常对于婴幼儿的体格检查（目测）。尤其对于慢性疾病，如特应性皮炎和嗜酸性粒细胞性胃肠炎。由于摄入食物多种多样、症状出现较慢且时好时坏，因此较难辨别可疑食物。

如婴幼儿出现可疑症状，可建议其监护人，进行食物特异性 IgE 抗体的检测，以排除感染性疾病、外科急腹症等。常用检查方法包括皮肤点刺试验（用针尖将食物蛋白刺入皮肤表皮层）和血清检查。皮肤点刺试验主要用于未使用抗组胺药且无皮疹的皮肤，点刺试验易操作，结果快，且花费少，故在临床上常用。

3. 膳食管理

（1）完全回避致敏食物：对于食物过敏婴幼儿的最佳治疗方法是禁食致敏食物。食物变应原应严格避免，不仅应禁食该种食物，亦应禁食含该食物成分的一切食品。如对牛奶过敏者不仅应禁食牛奶，亦应禁食一切奶制品及含奶糖果糕点。烹调或加热可使大多数食物变应原失去抗原性，但牛奶例外。目前，食物口服脱敏疗法的疗效尚不确定，且缺乏安全性，暂不建议应用。

饮食回避治疗过程中应由婴幼儿保健医师、营养师共同监测婴幼儿的体格生长及营养状况，酌情调整替代饮食方案，根据婴幼儿免疫系统逐渐完善和食物过敏改善的情况，有计划地逐步引入过敏食物。食物过敏婴幼儿的健康管理是一个长期的过程，注重家长教育，做好医患配合，是进行这项工作的重要保证。

（2）饮食替代：母乳喂养婴儿，多因母亲摄入牛奶制品致牛奶蛋白过敏。建议母亲回避牛奶制品，若症状缓解，可继续母乳喂养，但哺乳母亲需补钙。若母亲回避牛奶制品不能缓解婴儿中、重度过敏症状，则应采用低敏配方乳喂养。

配方乳喂养婴儿，可选用低敏配方乳喂养（氨基酸配方乳或深度水解蛋白配方乳），喂养 6 个月以上或月龄达 9 月龄后再次评估。氨基酸配方乳不含牛奶蛋白，是牛奶过敏婴儿理想的食物替代品。深度水解蛋白配方乳是采用工业方法将牛奶蛋白处理成短肽或部分氨基酸，但仍残留有少许免疫原性，约 10% 的婴儿不能耐受。深度水解蛋白配方乳口感较氨基酸配方乳好、价格略低，家长依从性较好，故建议首选深度水解蛋白配方乳，其次为氨基酸配方乳。过敏症状严重但非 IgE 介导食物过敏者建议首选氨基酸配方乳（要素饮食）。羊奶与牛奶交叉过敏，不建议采用羊奶替代牛奶。

（3）营养教育：给 6 月龄婴儿添加辅食时，可以先从不易过敏的食物开始，但未证实过敏的高敏食物也应遵循辅食添加的顺序进行；6~8 月龄时不随意更换奶，以辅食添加为先。添加辅食过早（4个月以下）或过晚（8个月以上）均增加过敏风险。消化道食物过敏并非持续终生，早期建立口服免疫耐受极其重要。

4. 积极预防

早期对食物过敏的预防主要集中在婴儿期回避致敏性食物。过敏症状是否持续与食物的种类密切相关，如对花生、坚果、海产品过敏往往持续终生，而对鸡蛋、牛奶、大豆过敏者有相当比例的患者（特别是婴幼儿）在2~3年后症状消失。事实上，延迟摄入致敏食物可能会允许更多的时间通过皮肤或呼吸道发生致敏，而由于缺乏摄入导致口服耐受不能建立。如果父母一方或双方存在特应性疾病病史，则婴儿从出生至6个月均鼓励母乳喂养，婴儿及哺乳母亲均应避免食用强变应原性食物，如牛奶、鸡蛋等，并建议推迟添加辅食，以减少或延缓食物过敏的发生。各类食物过敏自然进程见表6-6。

表 6-6　食物过敏自然进程

过敏食物	症状出现年龄	耐受年龄
牛奶	6~24月龄	5岁（76%缓解）
花生	6~24月龄	持续（20%在5岁缓解）
坚果	1~2岁、成人	持续（20%在7岁缓解）
鱼	年长儿、成人	持续
小麦	6~24月龄	5岁（80%缓解）
鸡蛋蛋清	6~24月龄	2岁（67%缓解）

更重要的是，家长应学习营养知识，学习阅读食品标签，减少婴幼儿接触致敏食物的机会。治疗过程中，医生、营养师与家长共同监测婴幼儿体格发育及营养状况，及时调整婴幼儿饮食治疗方案，避免发生营养不良。随着婴幼儿年龄增长，食物过敏有消退趋势，但有过敏性休克家族史或严重食物过敏症状的婴幼儿的饮食回避时间应延长。曾发生过严重过敏的婴幼儿宜随身备有救助卡片，便于紧急情况的及时处理。

（二）乳糖不耐受婴幼儿的识别和膳食管理

1. 主要表现

（1）典型症状。①腹胀：症状轻重受多种因素影响，因人而异。②腹泻：婴幼儿可表现为蛋花汤样便，粪便中可见泡沫、奶块等，酸臭味明显。③肠鸣音亢进：肠鸣音是因为胃肠运动导致胃内容物移动所产生的，乳糖不耐受的患者肠蠕动增强，会有肠鸣音亢进的表现。④腹痛：多为中上腹疼痛，但部位不固定；可以是烧灼样的腹痛，也可以是酸痛或者钝痛；疼痛程度一般可以忍受，剧烈疼痛比较少见。⑤恶心、呕吐：小肠内未被吸收的乳糖，经过结肠细菌发酵产生了氢气、甲烷和二氧化碳等，会导致患者出现恶心、呕吐等不适。

（2）伴随症状。对于年龄小的患儿，由于尚未学会言语流利、逻辑清晰的对话交流，所以常常会伴有不同程度的哭闹、不安等表现。

（3）并发症。①脱水：急性、严重的腹泻可能导致患儿脱水，重度脱水可导致休克，甚至危及生命。②慢性腹泻：反复腹泻加重乳糖酶缺乏，易演变成迁延性或慢性腹泻，形成恶性循环，互相影响。③发育延迟：营养物质吸收不良，影响患儿的正常成长，导致发育延迟，佝偻病、贫血等的患病率随之增加。

2. 鉴别诊断

（1）乳糖氢呼气试验。患儿在医师指导下口服乳糖，医生会测定患儿基线（刚刚口服完乳糖）及此后每30分钟的呼气中氢气浓度，间接反映乳糖消化情况；与基线相比，若3小时内氢气浓度升高水平 >20ppm，可作诊断。本方法简便无创，敏感性和准确率高；但需试验前1晚禁食膳食纤维，以免影响结果。

（2）乳糖耐量试验。该方法是诊断肠道乳糖酶缺乏的一种实验室检查方法。患儿在医师指导下口服乳糖，并测定口服乳糖后0小时、1小时、2小时时手指末梢血糖水平；若2小时后血糖增加水平 <200mg/L（1.1mmol/L），可辅助诊断。本方法有创，假阳性率高，特异性差，临床已经逐渐被氢气呼气试验取代。

（3）小肠绒毛组织活检。通过小肠组织学检查，有助于区分原发性和继发性乳糖酶缺乏症。该检查是临床诊断乳糖酶缺乏症的金标准。医生在肠镜下检查肠壁的情况，并选择合适的位置钳取小块肠组织，送至病理科分析，以明确小肠绒毛上皮细胞是否存在乳糖酶分泌不足的情况。但由于需要进行消化道内窥镜检查和有创伤，因此很少进行这种测定。

（4）测大便还原糖。通过测大便里面的还原糖来判断，同时结合大便的酸碱度 pH 值。有的婴幼儿大便乳糖阴性，但是 pH 值低，结合病史仍需考虑乳糖不耐受。这个方法优点是方便，缺点是容易受到葡萄糖、半乳糖、果糖等糖类影响，准确率不高。

（5）测尿半乳糖。乳糖经乳糖酶作用水解生成葡萄糖和半乳糖，半乳糖吸收入血后经尿液排出。通过测尿液的半乳糖含量来间接判断体内乳糖含量。优点是方便，缺点是假阳性率高，受影响因素多，容易误诊。

（6）依赖临床症状诊断。如果患儿在摄入含乳糖的膳食后数小时内出现腹痛、腹胀、胀气、恶心或腹泻，并在低乳糖或无乳糖奶粉或添加乳糖酶后 5 至 7 天后消退，则应考虑乳糖不耐受。许多有经验的儿科医生，经常按照这个方法给婴幼儿看病，非常经济实惠。

3. 膳食管理

（1）药物治疗

①补充乳糖酶。乳糖不耐受最根本的原因是乳糖酶缺少或乳糖酶活性低下，从这个角度来讲，补充乳糖酶是最佳治疗思路。应用乳糖酶制剂治疗理论上克服了无乳糖饮食的缺点，它可使患儿，尤其对于发育型乳糖酶缺乏的早产儿，在保证婴幼儿不改变原有饮食结构的同时继续从母乳中获得抗体等有益成分。但乳糖酶的制造成本高、价格昂贵，因此限制了其发展。目前已经投放市场的乳糖酶产品有克鲁维酵母制备的乳糖酶、黑曲霉制备的真菌乳糖酶。目前商业用酶原种类中，一般认为酵母（如乳酸克鲁维酵母、脆壁克鲁维酵母）的安全性最高。母乳喂养患儿可在喂养前添加乳糖酶，配方奶喂养患儿则需乳糖酶同奶液混匀后喂养。

②补充益生菌。近年来国内外多项研究均表明，多种益生菌与乳糖酶有关，益生菌制剂有利于乳糖酶的恢复及治疗继发性乳糖酶缺乏症引起的腹泻。目前用于治疗乳糖不耐受的益生菌主要有双歧杆菌、乳酸杆菌、枯草杆菌、嗜热链球菌、酪酸梭菌、布拉酵母菌

等。乳酸菌可产生乳糖酶，同时可减缓胃排空速度，延长肠转运时间；在牛奶中加入嗜热链球菌、保加利亚乳杆菌等制成发酵乳，乳糖含量明显减少；双歧杆菌、乳酸杆菌能酵解乳糖，且酵解过程中只产酸不产气，不会增加肠道渗透压，但同时又能增强肠道对短链脂肪酸的吸收，有利于减轻乳糖不耐受的症状。益生菌在临床治疗方面仍有许多问题需要解决，包括缺乏大样本、多中心的随机对照试验、更深入的分子基因水平机制研究、单一菌制剂用药与多菌种联合用药的评价、治疗的个性化差异等。

（2）饮食治疗

①发育性乳糖酶缺乏：早产儿首选母乳喂养，早产儿一般只是部分乳糖酶缺乏，可以耐受一定程度乳糖摄入，而且随着月龄增加，肠道乳糖酶数量和活性会逐步完善。而且母乳更容易建立喂养耐受，具有很多其他优势。

②先天性乳糖酶缺乏患儿：需长期应用无乳糖奶粉喂养。

③原发性乳糖酶缺乏患儿：需根据临床表现轻重判断。如果腹泻症状并没有影响到患儿的生长发育，可以不用特别干预，尤其对于纯母乳喂养的患儿来说；如果症状严重，可以先用无乳糖奶粉喂养，待症状缓解后选择低乳糖配方奶过渡，之后可逐渐递加式摄入乳糖量以增加乳糖耐受性。

④继发性乳糖酶缺乏：根据大便情况，如果患儿腹泻周期长（超过2周）且大便次数较多，可以降低乳糖摄入（包括无乳糖奶粉、奶制品等）以利于腹泻的恢复；如果大便次数、性状在可接受范围，整体处于恢复趋势，可以给予一定观察周期等待自行好转。

（3）膳食指导

①选择饮用酸奶。牛奶经发酵变成酸奶后，乳糖被分解成乳酸，绝大多数患儿都可以耐受，因此，也可作为一种替代牛奶的选择。另外，酸奶中所含的益生菌通过产生 β- 半乳糖苷酶可降解乳汁中的乳糖；此外，酸奶的半固态状态也会延缓胃排空和减轻胃肠道运输负担，从而减轻乳糖不耐受症状。

②少量多次饮用牛奶。分次喝牛奶不但可以减轻乳糖不耐受的症状，同时还可刺激肠道产生更多的乳糖酶，但此方法仅适用于症状较轻的患儿。另外避免空腹饮牛奶，如选择

在餐后 2 小时或者饮用牛奶前食用一些其他东西（如面包、饼干等）也可减轻乳糖不耐受的症状。

③饮用去乳糖或低乳糖的奶制品。对于先天性乳糖酶缺乏患儿需长期应用去乳糖奶粉喂养，如目前市场上销售的无乳糖奶粉或水解蛋白牛奶均不含乳糖。原发性乳糖酶缺乏者的临床症状与进食乳糖的量密切相关，因此如有严重症状可先应用去乳糖奶粉喂养，待症状缓解后再选用低乳糖配方奶喂养，之后可逐渐增加摄入乳糖量或少量多次以建立乳糖耐受。

④食用含有乳糖酶的奶粉。此种情况的消化吸收与奶粉所含乳糖酶的量相关，乳糖酶含量多的奶粉消化吸收相对较好。

⑤食用含单糖类食物。单糖包括葡萄糖、果糖、半乳糖，葡萄糖和半乳糖吸收速度最快，其次是果糖。选择含有此类化合物的食品来代替含乳糖类的碳水化合物可以帮助人体更快地消化吸收。常见奶制品乳糖含量的参考见表 6-7。

表 6-7　常见奶制品乳糖含量的参考

奶制品	乳糖含量（g）
全脂牛奶 / 脱脂牛奶（1 杯）	9～14
淡奶（1 杯）	24～28
炼乳（1 杯）	31～50
羊奶（1 杯）	11～12
冰激凌（1/2 杯）	2～6

（三）疾病恢复期婴幼儿的膳食管理

婴幼儿常见疾病多种多样，这里选取了几种常见的婴幼儿疾病，如感冒、消化不良、胀气、肺炎等，本部分主要针对上述疾病的恢复期，帮助婴幼儿选择科学的膳食。

1. 感冒

（1）主要表现。感冒，又称上呼吸道感染，本病症状轻重不一，与年龄、病原和机体抵抗力不同有关，年长儿症状较轻，而婴幼儿较重。婴幼儿局部症状不显著而全身症状重，多骤然起病，高热、咳嗽、食欲差，可伴呕吐、腹泻、烦躁，甚至热性惊厥。

有些患儿在发病早期可有阵发性脐周疼痛，与发热所致阵发性肠痉挛或肠系膜淋巴结炎有关。

（2）膳食管理。婴幼儿感冒时，能不用药是最好的，可通过恰当的饮食调理，借助食物的独特功效祛除感冒病菌。

①保持清淡稀软的饮食。婴幼儿感冒时，脾胃功能常受影响而导致没有食欲，因此，婴幼儿可暂减食入量，以免引起积食。食物应该既保证充足营养，又可以增进婴幼儿食欲。父母可以给婴幼儿做些白粥、小米粥，配以咸菜、榨菜、豆腐乳等，还可以适当进食一些肉松，总之，以清淡爽口为宜。婴幼儿退烧时若有食欲，可进食半流质食物，如面叶汤、馄饨、菜泥粥、清汤挂面等，但不能一次吃得太多，可少量多次。进餐频次可以控制在每日进食 6~7 次，每餐间隔 3 小时以上。

②多吃蔬菜、水果。蔬菜、水果能促进食欲，帮助消化，补充人体需要的维生素和矿物质，弥补食欲缺乏所致的热量等供给不足。另外，还可以给婴幼儿喝些酸果汁，如山楂汁、红枣汤等。风寒感冒的婴幼儿可多食生姜、香葱、洋葱等；风热感冒的婴幼儿宜多食油菜、苋菜、菠菜等；暑湿感冒的婴幼儿宜多食茭白、冬瓜、丝瓜、黄瓜、西瓜等。

（3）积极预防。

①进行体格锻炼。经常带婴幼儿到户外活动，要让婴幼儿"经风雨、见世面"。对于月龄稍长的幼儿，可以从夏季开始坚持每天早上用冷水洗脸，让鼻部逐渐适应冬季的寒冷空气。

②避免各种诱发上呼吸道感染的因素。根据气温增减衣着，出汗后要及时更衣，不要因为反复感冒而越穿越多；空调房间内、外的温差不要超过 5℃；保持室内空气的流通，定期开窗通风，不要在室内抽烟。

③增强免疫功能。合理喂养，必要时可在医生的指导下服用一些增强免疫力的药物。

④避免交叉感染。不要到人多的公共场所，尤其是冬春季节流行性感冒流行的时候。

2. 消化不良、胀气

婴幼儿脾胃功能尚未发育完全，消化能力相对较差，自我控制能力差，很难在饮食方面实现自我节制，容易出现饮食过快、饮食不规律、饮食过量的情况。由于家长溺爱，为了让婴幼儿能够多吃饭而选择婴幼儿喜欢吃的食物，导致食物搭配不合理，并且在吃饭过程中喝太多的汤、水，吃的东西种类过多、过杂都会对婴幼儿的正常消化造成影响，所以极易因为喂养不当导致胃肠功能紊乱，进而引发消化不良、胃胀气等情况。

（1）主要表现。①腹泻：常见腹泻类型分为单纯性和中毒性消化不良。单纯性消化不良每天的腹泻次数低于 10 次，腹部胀气，可伴有呕吐和发热症状，大便呈黄色或带绿色，水分不多，食欲欠佳但是精神状态良好；中毒性消化不良的腹泻症状较严重，多为突然发病，排便次数超过 10 次，呕吐频繁，体温过高，存在严重脱水，大便呈蛋花汤或水状，甚至可导致婴幼儿抽搐、失去意识，治疗不及时可造成死亡。②大便恶臭：大便中伴有食物残渣，伴有恶臭，每天排便次数可达到 3~4 次。③拒食：食欲较差，不愿意吃饭或者吃饭不香甜。④夜卧不宁：夜晚睡觉时身体不停翻动，手心热，出现掀衣服、踢被子以及磨牙等情况。⑤面颊潮红，眼下部发青：出现消化不良后，皮肤会较为粗糙，在晚上容易出现面颊潮红；还可观察眼下部位置，若出现眼袋大、眼下部发青的情况，也属于消化不良的表现。

（2）膳食管理。对于消化不良、胀气患儿来说，父母可以在饮食方面注意以下几点。

①宜饮之水：山楂、陈皮、干薄荷叶（各自或混合均可）泡水饮用，三者皆可舒缓胀气。果醋、紫苏梅汁，其富含的有机酸能加速新陈代谢，帮助消化，减少胀气；酸奶、优酪乳其中的益生菌能促进肠道蠕动，帮助消化，减少胀气。鲜奶与可乐等碳酸饮料则不建议饮用。

②宜食之物：粗纤维食物（不包括花椰菜、菠菜、芥菜等水溶性纤维含量高的粗纤维食物）和木瓜、菠萝等水果能分解蛋白质，有助于消化。而对主食中容易产生"气"的食物，如地瓜、山芋、土豆、玉米、糯米、全麦面包等，都要少吃；豆类外壳容易造成胀气，也要少吃，可将红豆、绿豆、黑豆等泡水久一点，然后再煮至软烂，能降低产生胀气的可能性。

（3）积极预防。针对婴幼儿消化不良，应当重视保证合理饮食，让婴幼儿保持良好的食欲，养成良好的饮食习惯，严禁暴饮暴食，为婴幼儿提供安静的进食环境，不要强迫婴幼儿进食。尤其不要给 1 岁以下的婴儿喝果汁，容易导致腹泻、腹胀以及胃胀气。

在日常生活中注意做好婴幼儿的腹部保暖工作，夜晚睡觉期间注意为婴幼儿盖好被子，不要使胃肠道遭受寒冷刺激；注意保证食物的卫生，养成婴幼儿良好的卫生习惯，饭前便后要洗手，进食的瓜果蔬菜也要清洗干净。

保证早餐营养丰富，搭配得当，不将鸡蛋作为婴幼儿的主食，也不要认为鸡蛋吃得越多越好，婴幼儿的消化功能较弱，过多食用鸡蛋会增加肠胃负担和肾脏负担，建议 1 岁以下的婴儿只吃蛋黄，年龄稍大的幼儿可食用全蛋，并且每天不能超过一个。

3. 肺炎

（1）主要表现。发病前常有上呼吸道感染数日，体温可达 38～40℃，大多数为弛张型或不规则发热，新生儿、重度营养不良患儿可不发热或体温不升；咳嗽较频繁，早期为刺激性干咳，以后有痰，新生儿、早产儿则表现为口吐白沫；气促多发生于发热、咳嗽之后，呼吸加快，可达 40～80 次 / 分，并有鼻翼扇动，重者呈点头状呼吸、三凹征明显、唇周发绀。不同年龄段婴幼儿所患肺炎病因及临床症状特征见表 6-8。

表 6-8　不同年龄阶段婴幼儿所患肺炎情况

年龄组	病因	显著临床特征
出生后～20 天	B 族链球菌	肺炎是早期脓毒症的一部分，病情通常很严重，病变涉及双肺并呈弥漫性感染灶
	革兰氏阴性肠道菌	通常为院内感染，经常在出生后一周才发现
	巨细胞病毒	肺炎为全身巨细胞病毒感染的一部分，通常存在其他先天性感染体征
3 周～3 个月	沙眼衣原体	由母亲的生殖器感染所引起，导致不发热、进行性的亚急性间质性肺炎
	呼吸道合胞病毒	喘鸣、大量地流涕、在隆冬或早春发病
	副流感病毒 3	主要影响稍大一些的婴儿，在冬季并不流行
	百日咳博德特氏菌属	主要引起支气管炎
4 个月～4 岁	肺炎链球菌	常引起肺叶性或节段性肺炎
	肺炎支原体	主要为较大年龄幼儿感染

（2）膳食管理。婴幼儿患了肺炎，消化功能多低下。若饮食不当，更影响消化功能，必要的营养得不到及时补充，以致抗病力降低。因此，肺炎患儿的饮食需要特别注意，尤其是尽量不吃或少吃以下几类食物。

①高蛋白食物：由于消化分解 1g 蛋白质会消耗 18mL 水分，同时蛋白质代谢的最终产物是尿素，而每排出 300mg 尿素，至少要带走 20mL 水分；因此对于高热失水的婴幼儿来说，应忌食高蛋白食物，在疾病后期可适当补充，以增强体质。

②油腻厚味食物：患肺炎的婴幼儿的消化功能势必会受到影响，若此时再摄入油腻厚味的食物，更会影响消化功能，从而使必要的营养得不到及时补充，以致抗病力更低。因此，肺炎患儿不宜吃鱼肝油、松花蛋黄、蟹黄、鱼子以及动物内脏等厚味食物，若喝牛奶应将上层油膜除去。

③生冷食物：如西瓜、冰激凌、香蕉、梨等生冷食物容易诱发患儿腹泻症状，故应忌食。

（3）积极预防。婴幼儿的肺炎多由感冒引起的，所以预防婴幼儿肺炎就要预防感冒，不要让婴幼儿到各种人流聚集的公众场所，特别是不要轻易去医院，因为医院内细菌及病毒在空气中的浓度较大，最容易使婴幼儿发生感染。

加强护理和体格锻炼是预防婴幼儿肺炎的关键。婴儿时期应注意营养，按时添加辅食，多晒太阳，防止营养性贫血和佝偻病的发生。要从小锻炼婴幼儿的体格，经常到户外活动，使其身体的耐寒和对环境温度变化的适应能力增强。体质虚弱或患有贫血和佝偻病的婴幼儿，就容易发生肺炎，而且这些婴幼儿的治疗效果远不如体质好的婴幼儿。

体质虚弱、常患肺炎的婴幼儿，可接种肺炎疫苗。肺炎的家庭预防，主要是要让婴幼儿坚持锻炼身体，增强抗病能力，同时注意气候的变化，随时给婴幼儿增减衣服，防止伤风感冒。合理喂养，防止营养不良。教育婴幼儿养成良好的卫生习惯，不随地吐痰，让婴幼儿多晒太阳。不断地增强婴幼儿的抗病能力是预防肺炎的关键。

（四）个案指导

案例分析

　　小明，男，5 月龄，人工喂养，食量很大，每顿 200mL，一天五顿，近两天添加了辅食米粉和苹果泥、红薯泥。从上个月开始，小明大便次数增多，一天 6～7 次，呈块状大便。特别是一喝奶就拉，小便量减少，情绪精神都很好。小明最近一个月体重没有增加，化验过两次大便，都正常；不吐、不发热、没有湿疹，这种情况断断续续一个月。至医院就诊时，医生诊断为继发性乳糖不耐受。目前已停掉苹果泥、红薯泥，辅食只吃米粉，一天两次，一次两勺米粉 6 勺水。奶粉更换成了无乳糖奶粉，刚吃了两天，大便次数少一些了，但还是呈块状。

扫描查看案例解析

　　问题： 小明是乳糖不耐受还是食物过敏呢？这样处理合理吗？

知识链接

咳嗽患儿的家庭膳食管理

　　家长在婴幼儿咳嗽未愈期间可以在膳食方面进行如下调理。

　　（1）给婴幼儿多喝水。水除能满足身体对水分的需要外，还可帮助稀释痰液，使痰易于咳出，并可增加尿量、促进有害物质的排泄。同时，咳嗽还容易造成呼吸道黏膜缺水，因此也要注意补充水分。

　　（2）饮食合理搭配。以新鲜蔬菜为主，适当吃些豆制品，荤菜量应减少，可食少量瘦肉或禽、蛋类食品。烹调方法以蒸煮为主。苹果、柑橘、杧果、葡萄、香蕉、菠萝等水果，因为其所含的果酸容易刺激喉咙引起咳嗽，应尽量少吃。

　　（3）少盐少糖。吃得太咸易引发咳嗽或使咳嗽加重。至于糖果等甜食，多吃会助热生痰，引起喉咙不适，引发连续咳嗽，也要少食。

（4）少吃冷、酸、辣食物。冷冻、辛辣食品会刺激咽喉部，使咳嗽加重。因此，咳嗽时不宜喝冷饮，从冰箱里取出的牛奶最好加温后再喝。患过敏性咳嗽的婴幼儿更不宜喝碳酸饮料，以免咳嗽发作。酸食则常敛痰，使痰不易咳出，以致加重病情，使咳嗽难愈，因此也要少食。

（5）禁食花生、瓜子、巧克力。花生、瓜子、巧克力等因含油脂较多，食后易滋生痰液，使咳嗽加重，应尽量少吃。

（6）戒除鱼腥虾蟹。常见咳嗽患儿在进食鱼腥类食品后咳嗽加重，这与腥味刺激呼吸道及对鱼虾食品的蛋白过敏有关。过敏体质的婴幼儿咳嗽时更应忌食上述食物。

（7）不食或少食油腻煎炸食物。婴幼儿咳嗽时胃肠功能比较薄弱，油炸食品会加重胃肠负担，且助湿助热，滋生痰液，使咳嗽难以痊愈，应不食或少食油腻煎炸食物。

（8）避免食用小颗粒食物。小颗粒食物应避免食用，以免婴幼儿咳嗽时被噎到。

拓展阅读

幼儿生病时的饮食照料原则

清淡饮食：幼儿生病时肠胃虚弱，不易消化和刺激性的食物都应避免摄入，初期以流质、半流质食物为主，最好吃些具有热量及营养的米粥、骨汤，有助于肠胃休息，恢复体力。

少量多餐：幼儿生病期间，一来食欲减退，二来睡眠时间增多，因此进食量突然降低。家长们可采取少量多餐的方式，选择高营养价值的食物，如在粥里添加肉末、菜末、鸡蛋等，补充需要的营养。

补充水分：幼儿拉肚子、发烧、流汗时，身体会大量流失水分，多喝水可以稀释痰液，减轻感冒症状。即使幼儿食欲不振，水分也始终不能少。

谢绝进补：幼儿和成人在生理、病理等各方面都不一样，因此不能用成人的方法为幼儿进补。尤其是中药和西药同时服用时，部分会产生不良作用，如当归与阿司匹林一起服用时，会增加出血的概率。因此，父母若想给幼儿进补，需避开生病期，更重要的是进补前务必要请中医师诊断幼儿的体质是否需要进补，以及询问进补的类型、方法和用量。

寻求专业的帮助：幼儿生病时，父母经常因不知该如何选择药品而感到困扰。更重要的在于看对医师，使幼儿得到很好的医治。例如，西药在过敏性鼻炎、气喘、皮肤炎等病症急性发作时，对症的药方会使疾病症状得到较快的改善；至于想改善体质，则可以找中医师对幼儿的体质进行长期调理。

训练婴幼儿吞药丸或喝药水：6 岁前的幼儿还不太会吞药丸，父母会去医院买来中成药颗粒，但是这样做其实是有风险的。第一，不同中成药磨成粉末时，磨药机上多少会残留少许粉末；第二，药粉的称重方式和药丸不同，可能在分药时产生误差。因此，最好的方法还是及早训练幼儿学会吞药丸、喝药水。幼儿在服药时，一定要有成人在旁边监督，在托育机构时父母则应嘱咐保育人员代为监督。

本节内容回顾

本节内容架构		应知应会星级
一、特殊体质婴幼儿的类型	（一）食物过敏	★★★
	（二）乳糖不耐受	★★★
	（三）疾病恢复期	★★
二、特异体质婴幼儿的识别和膳食管理	（一）食物过敏婴幼儿的识别和膳食管理	★★★★★
	（二）乳糖不耐受婴幼儿的识别和膳食管理	★★★★★
	（三）疾病恢复期婴幼儿的膳食管理	★★★★★
	（四）个案指导	★★★★

— 课后自测 —

一、单项选择题

1. 主要食物过敏原有（　　　）种。

　　A. 5　　　　　　　　　　　　　　　B. 8

　　C. 17　　　　　　　　　　　　　　D. 15

2. 对于食物过敏患儿的最佳治疗方法是（　　　）。

　　A. 多喝热水　　　　　　　　　　　B. 禁食致敏食物

　　C. 早期建立耐受　　　　　　　　　D. 可以逐步适应过敏食物

3. 感冒的婴幼儿进餐频次可以控制在每日进食（　　　）次，每餐间隔3小时以上。

　　A. 2~3　　　　　　　　　　　　　B. 3~4

　　C. 5~6　　　　　　　　　　　　　D. 6~7

4. 针对消化不良、胀气的幼儿不可以饮用（　　　）。

　　A. 酸奶　　　　　　　　　　　　　B. 果醋

　　C. 可乐　　　　　　　　　　　　　D. 优酪乳

5. 配方奶喂养的婴儿，如果腹泻持续超过（　　　）周而且普通饮食下没有改善，则要考虑换无乳糖奶粉。

　　A. 1　　　　　　　　　　　　　　B. 3

　　C. 2　　　　　　　　　　　　　　D. 4

二、多项选择题

1. 特殊体质婴幼儿包括（　　　）。

　　A. 食物过敏　　　　　　　　　　　B. 乳糖不耐受

　　C. 疾病恢复期　　　　　　　　　　D. 先天性肢体残疾

2. 根据病因学不同，乳糖不耐受可以分为（　　　）。

　　A. 发育性乳糖酶缺乏　　　　B. 先天性乳糖酶缺乏

　　C. 原发性乳糖酶缺乏　　　　D. 继发性乳糖酶缺乏

3. 乳糖不耐受的婴幼儿可以食用（　　　）。

　　A. 酸奶　　　　　　　　　　B. 去乳糖或低乳糖的奶制品

　　C. 含有乳糖酶的奶粉　　　　D. 含单糖类食物

4. 肺炎患儿不宜吃（　　　）等食物。

　　A. 蛋黄　　　　　　　　　　B. 鱼肝油

　　C. 鱼子　　　　　　　　　　D. 蟹黄

扫码查看参考答案

三、判断题

1. 给 6 月龄婴儿添加辅食时，可以先从不易过敏的食物开始。　　（　　　）

2. 消化不良是指肠道乳糖酶相对或绝对缺乏，对饮食中的乳糖分解吸收不良所出现的以腹泻为主的消化道症状。　　（　　　）

3. 食物过敏可发生严重的不良反应，甚至危及生命，这就更加需要仔细地诊断评估以及正确的致敏原回避教育和对症治疗。　　（　　　）

4. 牛奶过敏者不仅应禁食牛奶，亦应禁食一切奶制品及含奶糖果糕点。（　　　）

5. 婴幼儿在患肺炎期间可以进食高蛋白食物。　　（　　　）

― 技能训练 ―

1. 请画出特殊体质婴幼儿膳食管理的思维导图，上传学习通班级空间。

2. 请以小组为单位分别模拟对不同特殊体质婴幼儿进行膳食管理，小组之间进行交流分享，将活动照片及总结打包上传学习通班级空间。

— 学思践悟 —

党的二十大报告指出，加强生物安全管理，防止外来物种侵害。请结合本章学习内容思考，谈谈你对"加强生物安全"的理解。

（**本节编者：周晓倩　徐晓晓**）

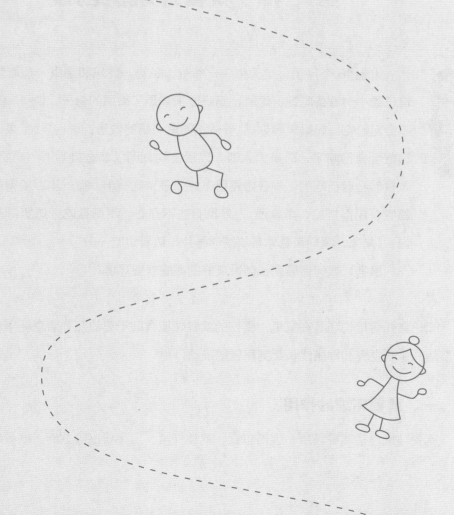

第七章

就餐管理

1. 熟悉就餐环境的作用。
2. 掌握家庭和托育机构就餐环境的创设方法。
3. 掌握与就餐相关的突发事件发生时的救助措施，能够有效地预防婴幼儿就餐时突发事件的发生。
4. 能够指导家长进行家庭就餐环境的创设并进行安全的喂养。
5. 能够根据不同月龄段的婴幼儿进餐需求进行就餐环境创设。
6. 能够对家长及照护者开展急救知识的普及与技能训练。

第一节　就餐环境的创设

案例导入

　　果果 16 个月了，这天中午，爷爷、奶奶、妈妈和果果一起吃饭。果果拿起自己的小勺准备吃饭，这时，妈妈过来拿走了果果的勺子，说："果果，你还小，不会自己吃，妈妈来喂你。"爷爷不同意妈妈的做法，说："让果果试试吧，多练习就会自己吃了，总是大人喂，以后上幼儿园了怎么办呢？"奶奶说："孩子大了自然会自己吃的，现在她还用不好勺子，吃一半，撒一半，搞得地上、衣服上都脏，还得打扫，多麻烦。"果果有些不开心，不愿意吃，奶奶打开电视机哄着说："果果，我们来看你喜欢的动画片，边看边吃……"

　　思考： 如何指导家长创设良好的家庭就餐环境？

　　无论在托育机构还是在家里，良好的就餐环境有助于婴幼儿开启享受美食之旅，对促进婴幼儿生长发育和健康成长起到积极的推动作用。

一、就餐环境的作用

　　就餐环境包括就餐场所、装饰布置、就餐气氛、卫生状况等方面。就餐场所内应该安静、整洁。喧闹、脏乱、嘈杂的就餐环境，会影响食欲、食物的消化吸收，对健康不利；而幽雅的环境、温馨的气氛以及轻快的乐曲可以促进食欲，有利于食物的消化和吸收，愉悦身心。

二、就餐环境的创设

就餐环境的创设包括就餐硬环境的创设和软环境的创设，也包括家庭就餐环境的创设和托育机构班级就餐环境的创设。

（一）家庭就餐环境的创设

1. 硬环境的创设

（1）餐桌、餐具清洁卫生。每餐结束后餐具应立即洗刷干净，并用开水或消毒用品去除可能致病的微生物。婴幼儿的餐具应单独消毒、存放。

（2）美化就餐环境。人们现在就餐已不仅限于填饱肚子，开始注重提高家庭生活的质量。在有条件的情况下，可以购买配套的餐桌餐椅，以及色调和谐的餐具，这些搭配会给人以清新、舒适的感觉，有益于增进食欲，桌面颜色和餐具颜色以淡雅的色调为好，淡淡的底色才能衬托出菜肴的色彩。

家长要为婴幼儿准备合适的餐具。婴幼儿餐具都经过特殊设计，边角圆润，不会刮伤皮肤。根据婴幼儿不同月龄段选择合适的勺子，如刚吃辅食时，需要家长喂，可用软勺，避免损伤婴儿；学习自己吃饭时，可使用短柄的勺子或叉子，方便婴幼儿练习抓握；等到12月龄能自主进食时，可使用弯柄长勺，便于幼儿五指抓握。合适的勺叉不仅能帮助婴幼儿练习自主进餐的技能，而且有助于增强婴幼儿自主进餐的信心（表7-1）。

表 7-1　不同月龄段婴幼儿使用的勺子

月龄段	勺子	勺子特点
4月龄 + 喂食期	硅胶软勺	柔软勺头，喂食时不会损伤婴儿
9月龄 + 探索学食	短柄勺	练习立体抓握
12月龄 + 自主进食	长柄弯勺	便于五指抓握

使用固定的小碗、盘子，这样看到熟悉的餐具婴幼儿就知道要吃饭了，有利于形成良好的进食习惯。婴幼儿专用餐具最好有可爱的图案、鲜艳的颜色，可增进婴幼儿的食欲。等婴幼儿有自主意识时，也可以让婴幼儿选择自己喜欢的餐具，这样有助于培养婴幼儿的进餐兴趣。宜选容量小、不易碎的碗，大碗会给婴幼儿一种压迫感，影响婴幼儿食欲。有相对固定的进餐地点和婴幼儿专用餐椅，使婴幼儿安全而舒适地坐着进食。

2. 软环境的创设

（1）营造轻松愉悦的进餐氛围

在用餐前，家长或照护者可以和婴幼儿一起制定菜单，和他讲讲每种食物对身体的好处；让婴幼儿一起参加开饭前的准备工作，例如，让婴幼儿分发筷子、拿勺子、端饭、准备餐巾纸等，使其体会到准备膳食的成就感和快乐感，进而产生浓厚的进食兴趣。再如，比较简单的淘米、洗菜或择四季豆，比较难一点的用塑料玩具刀切菜、切水果等，都能激发婴幼儿的成就感以及主人翁意识，进而激发其食欲。快进餐时，让婴幼儿把玩具收好，洗净双手并坐到自己的餐桌前。

在用餐过程中，父母或照护者应允许婴幼儿在准备好的食物中挑选自己喜欢的食物。对于婴幼儿不喜欢的食物，父母或照护者可以反复提供并鼓励其尝试，但不能强迫，避免引起其逆反心理。如果婴幼儿暂时难以接受某种食物，一吃就吐出来，家长或照护者不要惊慌或责骂。进餐时要用语言鼓励婴幼儿，当婴幼儿吃得好时要及时表扬。可以帮助婴幼儿做一点清洁工作，如擦擦嘴，或做一点指导，让婴幼儿在轻松愉快的氛围中进食。

定时定量进餐有利于消化液的分泌，可以促进食物的消化吸收，婴幼儿应有基本的进食时间表，有规律的进餐时间，根据婴幼儿的需求，提供相对固定量的饭菜，1岁后，应从给幼儿单独喂饭逐渐过渡到幼儿和全家人同一时间进餐。每餐时间控制在20~30分钟，不要随意延长进餐时间，时间一到，即使幼儿没有吃完也要把饭菜收掉，让幼儿知道吃饭是有时间限制的，吃饭的时候要专心。注意在进餐前1~1.5小时不要给幼儿提供任何零食，以保证幼儿的正常食欲。7~24月龄婴幼儿的一日膳食安排举例见表7-2。

表 7-2　7～24 月龄婴幼儿的一日膳食安排举例

时间	膳食安排
早上 7 点	母乳，可逐渐添加其他食物，如尝试家庭早餐
早上 10 点	母乳，可逐渐添加水果或其他点心
中午 12 点	各种辅食，逐渐增加食物种类，增稠、增粗辅食质地，可尝试家庭食物，鼓励婴幼儿自己进食
下午 3 点	母乳，可逐渐添加水果或其他点心
下午 6 点	各种辅食，逐渐增加食物种类，增稠、增粗辅食质地，可尝试家庭食物，鼓励婴幼儿自己进食
晚上 9 点	母乳

进餐结束后可以让幼儿参与收拾餐具、清理餐桌，做一些力所能及的工作，劳动教育应从幼儿开始抓起，让幼儿体会劳动的快乐，学会珍惜劳动成果。

（2）注意事项

在婴幼儿喂养过程中千万不能采取强迫、哄骗、威胁、训斥、批评、催促等不合理的喂养手段，不给婴幼儿压力，父母或照护者应对食物和进食保持中立态度，不能以食物和进食作为惩罚和奖励。吃饭是一件愉快的事情，要采取人性化的喂养方法，让婴幼儿感受到爱与关怀。

不宜边吃饭边看电视。边吃饭边看电视往往导致婴幼儿忽视了食物的味道，不仅影响食欲，还会增加大脑负担，抑制消化器官功能，致使消化液减少，影响食物的消化吸收。

即使在母亲哺乳期间，也要保持环境安静，嘈杂的环境容易吸引婴幼儿的注意力，影响进食质量。

（二）托育机构班级就餐环境的创设

托育机构中针对不同月龄段的婴幼儿开设乳儿班、托小班、托大班，并设立母乳喂养室。对于托小班、托大班的婴幼儿，要根据年龄段的特点选择适合婴幼儿坐的椅子，例如月龄小的还坐不稳的婴幼儿可以使用带扶手的小椅子。根据手指精细动作发育和手眼协调能力情况，适时配发吃饭用的勺子，引导婴幼儿自主进食。

在进餐前，班级三位老师要配合完成以下工作：要对进餐环境进行消毒，按照托育机构消毒规范进行；要带着婴幼儿去洗手，可以通过做游戏的形式，如乘着火车去洗手，当婴幼儿回到餐桌前，老师要用语言引导婴幼儿坐到椅子上；负责带婴幼儿做餐前游戏，给婴幼儿戴围兜，取餐。

为什么要做餐前游戏？一是保持手的清洁，二是等待就餐。一般要准备3个游戏，最后一个游戏一般与就餐的食物相关。例如：餐前介绍食谱，然后带领婴幼儿做手指操《小白上楼梯》，伴着歌词，婴幼儿做出相应的动作：

小白小白上楼梯，打开电视机。

拉拉小天线，电视不好看。

关掉电视机。

小白小白下楼梯，来到小餐厅。

想吃什么呀？西红柿炒鸡蛋。

还想吃什么呀？

开饭喽！

在婴幼儿就餐的过程中，老师要适时对就餐好的婴幼儿进行鼓励，对弱一点的婴幼儿进行帮扶，同时要做好观察记录，拍照留存。

一日生活皆教育。家长和托育机构的老师耐心相伴，回应式喂养，让婴幼儿有安全感和愉悦的身心，就是为婴幼儿进餐、成长创设了良好的环境。

知识链接

如何进行回应式喂养

父母需要根据婴幼儿的月龄准备好合适的辅食，并按婴幼儿的生活习惯决定辅食喂养的适宜时间。从开始添加辅食起就应为婴幼儿安排固定的座位和餐具，营造安静、轻松的进餐环境，杜绝电视、玩具、手机等的干扰。在喂养过程中父母或照护者应与婴幼儿保持面对面的交流，及时了解婴幼儿的需求。

父母或照护者应及时回应婴幼儿发出的饥饿或饱足的信号，及时提供或终止喂养。如当婴幼儿看到食物表现兴奋、小勺靠近时张嘴、舔吮等，表示饥饿；而当婴幼儿紧闭小嘴、扭头、吐出食物时，则表示已吃饱。父母或照护者应以积极的态度，鼓励婴幼儿以言语、肢体语言等发出需要或拒绝进食的请求，增进婴幼儿对饥饿或饱足的内在感受，发展其自我控制饥饿或饱足的能力。

父母或照护者应允许婴幼儿在准备好的食物中挑选自己喜爱的食物。对于婴幼儿不喜欢的食物，父母或照护者可以反复提供并鼓励婴幼儿尝试，但不能强迫。父母或照护者应对食物和进食保持中立态度，不能以食物和进食作为惩罚和奖励。

父母或照护者应允许并鼓励婴幼儿尝试自己进食，可以手抓或使用小勺等餐具，并建议特别为婴幼儿准备合适的手抓食物，鼓励婴幼儿在良好的互动过程中学习自我服务，增强其对食物和进食的关注与兴趣，并促进婴幼儿逐步学会独立、自主进食。此外，父母或照护者自身的进食行为和态度是婴幼儿模仿的榜样，父母或照护者必须注意保持自身良好的进食行为和习惯。

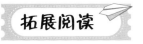

拓展阅读

托育机构膳食管理制度

国家卫生健康委 2021 年 12 月发布的《托育机构婴幼儿喂养与营养指南（试行）》中提出了托育机构膳食管理方面的规章制度建设，主要包括以下内容。

按照《中华人民共和国食品安全法》《中华人民共和国食品安全法实施条例》等要求，严格落实各项食品安全工作，强化责任意识，制定食品安全应急处置预案，做好食源性疾病防控工作。

（1）托育机构应建立完善的母乳、配方食品和商品辅食喂养管理制度和操作规范，包括喂奶室管理制度，配方食品和商品辅食的接收、查验及储存、使用制度，及相关卫生消毒制度。

（2）托育机构从供餐单位订餐的，应当建立健全机构外供餐管理制度，选择取得食品经营许可、能承担食品安全责任、社会信誉良好的供餐单位。对供餐单位提供的食品随机进行外观查验和必要检验，并在供餐合同（或者协议）中明确约定不合格食品的处理方式。

（3）鼓励母乳喂养，为哺乳母亲设立喂奶室，配备流动水洗手等设施、设备。

（4）托育机构乳儿班和托小班设有配餐区，位置独立，备餐区域有流动水洗手设施、操作台、调配设施、奶瓶架，配备奶瓶清洗、消毒工具，配备奶瓶、奶嘴专用消毒设备，配备乳类储存、加热设备。

（5）托育机构应配备食品安全管理人员，并制定食堂管理人员、从业人员岗位工作职责，食品安全管理人员及从业人员上岗前应当参加食品安全法律法规和婴幼儿营养等专业知识培训。

（6）婴幼儿膳食应有专人负责，班级配餐由专人配制分发，工作人员与婴幼儿膳食要严格分开。

（7）做好乳类喂养、辅食添加、就餐等工作记录。

本节内容回顾

本节内容架构		应知应会星级
一、就餐环境的作用		★★
二、就餐环境的创设	（一）家庭就餐环境的创设	★★★★
	（二）托育机构班级就餐环境的创设	★★★★

一 课后自测 一

一、单项选择题

1. 良好的（　　）有助于婴幼儿开启享受美食之旅，对促进婴幼儿生长发育和健康成长起到积极的推动作用。

    A. 就餐习惯　　　　　　　　B. 就餐环境

    C. 就餐时间　　　　　　　　D. 餐前准备

2. 7~12 月龄的婴儿应使用（　　）。

    A. 长柄勺　　　　　　　　　B. 硅胶软勺

    C. 长柄弯勺　　　　　　　　D. 短柄勺

3. 1 岁以上的幼儿应使用（　　）。

    A. 长柄勺　　　　　　　　　B. 硅胶软勺

    C. 长柄弯勺　　　　　　　　D. 短柄勺

4. 托育机构班级就餐环境创设时，老师要注意餐前游戏的运用，一般要准备（　　）与食物相关的游戏。

    A. 3 个　　　　　　　　　　B. 1 个

    C. 2 个　　　　　　　　　　D. 4 个

二、多项选择题

1. 对 0~3 岁婴幼儿来说，家庭就餐环境的创设除了安静、整洁外，还包括（　　）。

    A. 合适的餐具　　　　　　　B. 相对固定的进餐地点

    C. 婴幼儿专用餐椅　　　　　D. 看书

2. 就餐环境的创设包括（　　）。

A. 就餐硬环境的创设　　　　B. 就餐软环境的创设

C. 家庭就餐环境的创设　　　D. 托育机构班级就餐环境的创设

3. 家庭就餐氛围的创设包括（　　　　）。

A. 开餐前家长和婴幼儿的良性互动

B. 用餐过程中家长的科学指导

C. 进餐过程中可以训斥婴幼儿、看电视、聊天

D. 进餐结束后适时开展劳动教育

扫码查看参考答案

三、判断题

1. 就餐场所内应该安静、整洁。　　　　　　　　　　　　　　　　（　　　）

2. 合适的勺叉只能帮助婴幼儿练习自主进餐的技能，并不会增强婴幼儿自主进餐的信心。　　　　　　　　　　　　　　　　　　　　　　（　　　）

3. 家长和托育机构的老师耐心相伴，回应式喂养，让婴幼儿有安全感和愉悦的身心，就是为婴幼儿进餐、成长创设了良好的环境。　　　　（　　　）

一 技能训练 一

1. 请画出创设就餐环境的思维导图，上传学习通班级空间。

2. 请以小组为单位分别模拟对乳儿班、托小班、托大班婴幼儿进行就餐环境创设，小组之间进行交流分享，将活动照片及总结打包上传学习通班级空间。

（本节编者：陈　敏）

第二节　就餐突发事件处置

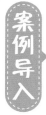

　　2岁的小女孩朵朵每天晚上睡觉前要吃一粒胶囊状的鱼肝油，某天妈妈在将鱼肝油向朵朵嘴里滴挤时，胶囊不慎滑落进嘴中。妈妈立即用手指在朵朵口腔里寻找，但没能找到滑落的胶囊。妈妈以为朵朵已将胶囊吞咽，过了不到1分钟，朵朵的小脸就开始发紫，呼吸困难。

　　思考： 如何对家长开展急救知识的普及与技能训练？

　　婴幼儿在就餐或服用药物、玩耍过程中，由于照护人员的疏忽，导致婴幼儿发生伤害，如果救治不及时，就会导致婴幼儿受到更大的伤害甚至死亡。

一、噎食

　　噎食是指食物堵塞声门或气管引起的窒息。婴幼儿被食物噎住时，抢救的"黄金时间"是在1~4分钟，4分钟内还无法将堵塞物取出，那婴幼儿窒息死亡的可能性就很大。如果婴幼儿出现窒息，但仍保留心跳，只要尽快进行抢救，都可以抢救过来。

（一）噎食的原因

　　（1）不良习惯。如：吃饭时大哭或大笑，边吃饭边玩耍等，这些不良的习惯使食物很可能会误入婴幼儿的气管，从而导致噎食，甚至是窒息。

　　（2）食物与年龄不匹配，婴幼儿喂养过程中，添加辅助食品与年龄不符，不能及时吞咽并消化，导致噎食。例如：花生、瓜子、松子等坚果；果冻、口香糖、花生酱；樱桃、龙眼等小圆水果；鱿鱼丝、芹菜等纤维多的食物等，3岁以内的婴幼儿应避免食用，如果要吃，大人务必将食物碾碎或煮软烂。

　　（3）婴幼儿进食与吞咽不协调，进食急快，不能细嚼慢咽，可以导致噎食。

　　（4）疾病因素导致如食管烫伤或者误服化学品导致腐蚀伤或者先天发育畸形等导致消化道出现狭窄，可以导致噎食。

（二）噎食的症状与体征

（1）进食时突然不能说话，并出现窒息痛苦表情。

（2）婴幼儿通常用手按住颈部或胸前，并用手抠口腔。

（3）如为部分气管阻塞，可出现剧烈咳嗽，咳嗽间有哮鸣音。

异物吸入后婴幼儿往往表现出突然间有刺激性、痉挛性咳嗽、低热甚至喘息，但是如果婴幼儿年龄小，还没有语言表达能力，容易误诊为呼吸道症状。

（三）噎食的急救

1. 神志清楚的噎食患儿

根据噎食婴幼儿神志是否清醒，可以采取不同的方法开展急救。儿科专家提醒：无论何种自救，首先要拨打"120"急救电话，在等待救援的同时，照护者要依据患儿的清醒程度进行现场急救。

要使其主动用力咳嗽，通过咳嗽产生的气流，将堵塞呼吸通道的食物清除出来，或造成可以保持呼吸的空隙；同时要让患儿坐着，上身前倾，施救者在患儿的背后两肩胛之间，以手掌根部快速有力地拍击四下；或者施救者以双臂，从患儿背后合抱其腰部，手在前合成手掌，对准患儿上腹部，以拇指侧快速向内上方冲击四次；以便把气道内或声门处的食物排出，或造成空隙而恢复呼吸。

2. 神志不清的噎食患儿

让患儿侧卧，然后斜抱住身体，救护者一面用一指压下患儿的舌头，一面在患儿的背后两肩胛之间，以手掌根部快速有力地拍击四下；或者让患儿仰卧，头后仰，救护者以一手掌根顶住患儿上腹，快速向内上方冲击四次。

3. 对于进食黏稠食物的噎食患儿

如进食"汤圆""年糕"等黏性比较大的食物所出现的噎食，除用上述介绍的办法之外，可采取用手指掏出或夹出堵塞食物的办法。让患儿取侧卧位，以食指或食指及中指，沿喉咙的内壁伸入喉咙深处，掏出或夹出食物。

用上述各种方法都未能解决问题的患儿，要积极进行"压胸人工呼吸"，即让患儿仰卧地上，救护者跪姿握住患儿双手，在患儿胸部推压之后，立即举其双手至肩膀以上，反复施行。

（四）预防噎食

除了及时治疗诱因，还应加强喂养照护与管理，做到"四宜"：食物宜软，进食宜慢，心宜平静，食宜适量。

1. 创造一个轻松、愉快的进餐氛围

让婴幼儿在安静、愉快的心情下进餐，进餐前切不可责骂婴幼儿。进餐时可放一些进餐音乐，提醒婴幼儿细嚼慢咽，注意节约。

2. 对年龄小或食欲不佳的婴幼儿要有耐心

要协助进餐，用愉快的口吻称赞饭菜的香甜，以此引起婴幼儿的食欲。同时有意识地表扬婴幼儿进餐方面的进步，循序渐进，婴幼儿也就越吃越香、越吃越多了。婴幼儿哭泣时要暂停进食，以免食物呛入气管。

3. 掌握好婴幼儿的进食量

根据婴幼儿平时的饭量，给婴幼儿准备饭菜，并随时增添，保证婴幼儿每餐吃饱吃好，不偏食、不挑食。

4. 婴幼儿吃完饭后整理餐具

婴幼儿吃饭时，家长收拾餐具，婴幼儿会认为这是在催促尽快吃饭，会狼吞虎咽地把饭吃完或者剩在那里不吃了，这样对婴幼儿是有害无益的。

知识链接

笑　食

婴幼儿吃食时嬉笑打闹会造成器官吸入异物导致窒息。倘若发生这种情况，应及时用急救法快速排出异物，或者紧急送医院救治。但要特别注意的是，不能将婴幼儿倒立拍打。

走　食

乘车或走路时吃东西很不卫生，也不利于食物的消化和吸收，久而久之会影响身体的健康。车上、路上，人来人往，尘土飞扬，吃的东西很容易受到污染，尤其

是婴幼儿乘车时吃东西，容易通过手，使车扶手上的细菌、病毒污染食物，吃入嘴里引起疾病。食物的营养素被人体吸收利用，要经过两种消化过程，即物理消化、化学消化，而这两种消化都是在大脑的统一指挥下完成的。但是乘车、走路时吃东西，大脑既要指挥消化系统，又要指挥运动系统，精力分散，因而往往咀嚼不细、消化不好；而且还会发生呛食、咬舌，使食物误入气管，引起气管异物，尤其是乘车时吃带核的东西，更易发生意外。

快　食

进食过快不利于婴幼儿身心健康。吃得过快，婴幼儿就不能细细品尝和欣赏食物的味道，使吃饭只起到填饱肚子的作用，既起不到激发和培养饮食乐趣的作用，也不利于营养物质的消化和吸收。吃得过快，食物不能被充分咀嚼，也就不能通过唾液对食物进行初步消化，这样就加重了胃肠的消化负担，从而延长了消化时间，降低了营养被消化吸收的比例。

此外，吃得过快，还容易导致饮食过量，吃得过多，从而造成肥胖。一般来说，婴幼儿吃每顿饭的时间最好不要少于 20 分钟。

拓展阅读

海姆立克：拯救生命最多的人

海姆立克是一位多年从事外科的医生，20 世纪 60 年代末，他被大量的食物、异物窒息造成呼吸道梗阻致死的病例所震惊，当时这种死亡，在美国意外死因排列表上名列第 6。1974 年他做了关于腹部冲击法的首次报告。1975 年 10 月，美国医学会以他的名字命名了这个急救方法，并经该学会推荐，在报刊、电视等媒体广为宣传，仅四年时间至 1979 年，美国就有 3000 多人用该法抢救窒息获得很大成功。至今，此方法至少救活了 10 万个生命。《世界名人录》称海姆立克为"世界上拯救生命最多的人"。现在海姆立克法已被正式列为心肺复苏（CPR）的重要内容，是呼吸复苏中保持呼吸道通畅的重要方法。

二、烫伤

婴幼儿由于受好奇心强、对危险因素的认知能力不足的影响，在日常环境中存在危险因素时容易发生烫伤。烫伤的发生，轻者会留下疤痕，重者危及生命。由于婴幼儿生长发育过程中在解剖、生理方面未臻成熟，烫伤以后，对疾病的耐受性较差，易发生休克、败血症、死亡等。

（一）烫伤的原因

1. 不会行走的婴儿

婴儿7~8个月会爬以后，活动范围增大，发生烫伤的机会也会相应增多。如拉下饭桌上的台布、弄倒烫碗、碰倒房间里的热水瓶、挨上电熨斗和热饭锅、碰翻成人手中的热水杯子等。

2. 开始会走的幼儿，活动范围更大，同时具有善于模仿、好动、好奇的特点，导致烫伤的因素增多

（1）厨房对幼儿来说是不安全的场所，尤其是炉子上烧饭、烧菜时，不小心碰翻就会烫伤。

（2）成人端热饭锅、热烫碗或提开水时，幼儿在近前跑动时撞翻，洒到身上而烫伤。

（二）烫伤的面积与深度

烫伤的严重程度主要根据烫伤的部位、面积大小和烫伤的深浅度来判断。烫伤多发生在裸露部位，如头面部、四肢、臀部等。婴幼儿皮肤薄而嫩，表皮内运动神经对热的反应强烈，接触温度不太高的热物也可导致烫伤，同等热力在其身上造成的损伤比成人重。如在成人仅为浅度烫伤，而在婴幼儿则为深度烫伤。婴幼儿身体小，受伤面积相对比成人大。

1. 烫伤面积的评估

由于婴幼儿不断生长发育，身体各部位所占体表面积的百分比，随着年龄增长而变动，特点是头大，下肢短小。关于不同年龄的婴幼儿体表面积估计法较多。在我国比较通

用的是在成人九分法基础上加以改进的实用公式（图 7-1）：

$$头颈（\%）=9+（12-年龄）$$

$$双下肢（\%）=46-（12-年龄）$$

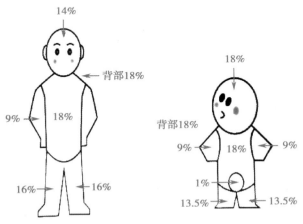

14%

背部18%

9%　18%

16%　16%

18%

背部18%

9%　18%　9%

1%

13.5%　13.5%

▼ 图 7-1　婴幼儿烫伤面积

另外，手掌法也是一种常用的方法。婴幼儿手指并拢的手掌大小，也是整个体表面积的 1%，可以用于小面积烫伤的面积测定或作为九分法的补充。

2. 烫伤的深度

按照皮肤受损的深浅，烫伤可分为三度。

Ⅰ度指皮肤表层受到损伤。受伤的皮肤红肿，有疼痛和烧灼感，受伤当时用冷开水冲洗或自来水浸泡或用纱布湿敷，可起到止痛的效果。也可涂烧伤油膏。受损处不必包扎，2~3 天后，表皮干枯脱落而不留瘢痕。

Ⅱ度指皮肤损害深及真皮。Ⅱ度烫伤又分为：①浅Ⅱ度指皮肤损害仅及真皮浅层，出现水疱，而且水疱较饱满、剧痛，如果创面没有继发细菌感染，2 周可愈合，愈后不留瘢痕；②深Ⅱ度，指皮肤损害深及真皮深层，水疱较小而且扁平，如果没有继发感染，3~4 周可愈合，并留有瘢痕。小面积的Ⅱ度烫伤，水疱完整的，可在表面涂碘伏或氯己定等，然后用消毒注射器吸出疱内液体，并加以包扎。大面积的Ⅱ度烫伤，水疱完整或者小面积水疱已破者，剪去水疱表皮，然后外涂烧伤油膏或其他抑制细菌的中西药物，创面可以暴露或包扎。

Ⅲ度烫伤的程度除累及真皮外，皮下脂肪、肌肉、骨骼都可受损。皮肤可呈焦黑色，感觉丧失而不觉疼痛，痊愈后不仅丧失皮肤功能（如闭汗），而且创面难以愈合，即使愈合，创面有挛缩畸形，有时需植皮。

（三）烫伤的急救

当婴幼儿发生烫伤时，应立即处理，处理得越早，婴幼儿的症状程度越轻。及时将婴幼儿脱离热源，尽快进行生命体征和烫伤部位的评估，了解烫伤面积和深度。在处理过程中，尽量安抚婴幼儿情绪，减轻恐惧和疼痛。

（1）要及时冷却。发现婴幼儿烫伤，出现皮肤潮红、疼痛，及时在水龙头下用冷水持续冲洗烫伤部位，或将伤处置于盛冷水的容器中浸泡，持续30min，以脱离冷源后疼痛已显著减轻为准。这样可以使伤处迅速、彻底地散热，使皮肤血管收缩，减少渗出与水肿，缓解疼痛，减少水疱形成，防止创面形成瘢痕。但要注意避免皮肤破损，以免感染。

（2）将覆盖在伤处的衣裤剪开，以避免使皮肤的烫伤变重。

（3）对于严重的各种烫伤，特别是头部、面部和颈部烫伤，因为随时有可能引起婴幼儿休克，应尽快送医院救治。

（4）创面不要用红药水、紫药水等有色药液，以免影响医生对烫伤深度的判断，也不要用碱面、酱酒、牙膏等乱敷，以免造成感染。

（5）头、面、颈、手、臂等部位的轻度烫伤，经过清洁创面涂药后，不必包扎，以使创面裸露，与空气接触，从而保持干燥，并加快创面复原。

（6）严重烫伤的婴幼儿在送医院途中注意保持平卧位，不要直立抱着，可以给婴幼儿喝一些淡糖盐水，以补充体液，防止发生脱水。

（四）烫伤的预防

1. 加强安全教育与技能培训

托育机构应制定婴幼儿伤害应急处置预案，定期开展照护人员预防婴幼儿烫伤的安全教育与技能培训，根据婴幼儿的认知能力适时开展预防烫伤的安全教育。

2. 改善环境

在家庭：热水瓶、热汤要放置在婴幼儿拿不到的地方；餐桌上放热液时，须注意桌巾的长度，以免婴幼儿好奇拉扯，把热液拉下而受伤，建议餐桌不铺桌巾；不要拿煮沸又太重的热汤、热锅，以免不慎打翻而烫伤自己或婴幼儿；避免婴幼儿由于绊倒电线而弄翻茶壶、热锅或热水瓶等热液；在车内要避免食用热汤等。

在托育机构：设置热水器出水最高温度应低于 45℃；设置专门区域存放热水、热饭菜、温奶器、消毒锅等物品，专用房间放置开水炉，并设置防护措施防止婴幼儿接触；使用门栏或护栏等防止婴幼儿误入厨房、浴室等可能造成烧烫伤的区域；桌子、柜子不使用桌布等覆盖物，以避免婴幼儿拉扯桌布，热源物倾倒、坠落；化学用品、打火机、火柴等物品专门保管并上锁；不使用有明火的蚊香驱蚊。

3. 加强照护

婴幼儿饮食、盥洗前检查温度；加热、取放热物时观察周围有无婴幼儿，避免因碰撞、泼洒造成烫伤；安全使用暖水袋等可能造成婴幼儿烫伤的用品。

知识链接

有助于烫伤康复的食物

烫伤后应多吃富含胶原蛋白的食物，猪蹄、猪皮、鸭等对伤口有利；多食高蛋白质食物，如鲫鱼汤、鸡蛋等，利于创面细胞增长，加速愈合。另外应多吃蔬菜和水果补充维生素。有助于烫伤康复的食物，蔬菜类有南瓜、黄瓜、西红柿、甘蓝；水果类有柚子、樱桃、杏、苹果；五谷类有黄豆、黑豆、小麦；其他类食物有牛奶、蜂蜜、红薯等。烫伤后不宜吃辛辣、热性的食物，如生葱、辣椒等。

拓展阅读

患儿烫伤照护

烫伤面积较大的患儿在医院治疗的时间较长，营养储备会大量消耗，容易出现食欲下降、营养不良、抵抗力下降等情况，因此会影响创面愈合。家属应合理搭配饮食，改善患儿营养状况，加快创面修复愈合。可以采用少食多餐，以高热量、高蛋白、低脂肪、富含纤维素等食物为主，如粥、面条、豆浆、牛奶、瘦肉、蔬菜、水果等。

患儿应经常变换体位，室内每日紫外线照射 1~2 次，每次 30 分钟左右，做好患儿的保护工作。室内保持干燥、温暖，温度在 28~32℃，相对湿度在 18%~28%，应注意保持室内空气流通，减少不必要的探视，勤更换床单，保持床铺的整洁、干燥。如会阴部烫伤应加强大、小便护理，以减少感染的机会。应密切注意患儿体温，及时预防创面的感染及防止并发症出现，如创面渗出液多，敷料有特殊气味或者被大、小便污染时应予以更换敷料，检查创面。关节部位包扎及指（趾）间包扎均宜分别固定在功能位，以免形成功能障碍。同时，密切观察和记录患儿的尿量。

本节内容回顾

	本节内容架构	应知应会星级
一、噎食	（一）噎食的原因	★★
	（二）噎食的症状与体征	★★★
	（三）噎食的急救	★★★★★
	（四）预防噎食	★★★★
二、烫伤	（一）烫伤的原因	★★
	（二）烫伤的面积与深度	★★★
	（三）烫伤的急救	★★★★
	（四）烫伤的预防	★★★★

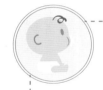

— 课后自测 —

一、单项选择题

1. 噎食抢救的"黄金时间"是（　　　）分钟。

　　A. 3～4　　　　　　　　　　　　B. 4～5

　　C. 1～4　　　　　　　　　　　　D. 1～2

2. 患儿噎食的急救，首先应该做的事是（　　　）。

　　A. 拨打"120"急救电话　　　　　B. 让患儿侧卧

　　C. 用拍背法自救　　　　　　　　D. 用压胸法自救

3.（　　　）烫伤指皮肤损害深及真皮深层，水疱较小而且扁平。如果没有继发感染，3～4周可愈合，并留有瘢痕。

　　A. Ⅰ度　　　　　　　　　　　　B. 浅Ⅱ度

　　C. 深Ⅱ度　　　　　　　　　　　D. Ⅲ度

二、多项选择题

1. 容易导致噎食发生的原因有（　　　）。

　　A. 食物与年龄不匹配　　　　　　B. 婴幼儿进食与吞咽不协调

　　C. 先天发育畸形导致消化道狭窄　D. 不良习惯

2. 除了及时治疗诱因，还可以通过（　　　）等方式预防噎食。

　　A. 创造一个轻松、愉快的进餐氛围

　　B. 对年龄小或食欲不佳的幼儿要有耐心

　　C. 掌握好幼儿的进食量

　　D. 幼儿吃完饭后整理餐具

3. 托育机构婴幼儿烫伤预防措施有（　　　）。

扫码查看参考答案

　　A. 加强安全教育与技能培训　　　　B. 改善环境

　　C. 加强照护　　　　　　　　　　　D. 不要进食太热的食物

三、判断题

　　1. 如进食汤圆、年糕等黏性比较大的食物所出现的噎食，可采取用手指掏出或夹出堵塞食物的办法。　　　　　　　　　　　　　　　　　（　　　）

　　2. 幼儿由于受好奇心强、对危险因素的认知能力不足的影响，在日常环境中存在危险因素时容易发生烫伤，轻者留下瘢痕，重者危及生命。　（　　　）

　　3. 当婴幼儿发生烫伤时，应立即处理，处理得越早，婴幼儿的症状程度越轻。　　　　　　　　　　　　　　　　　　　　　　　　　　　（　　　）

　　4. 烫伤创面可以用红药水、紫药水等有色药液涂抹。　　　　（　　　）

— 技能训练 —

　　1. 请画出就餐突发事件处置的思维导图，上传学习通班级空间。

　　2. 请以小组为单位分别模拟对不同突发事件的处置程序及急救措施，小组之间进行交流分享，将活动照片及总结打包上传学习通班级空间。

— 学思践悟 —

　　党的二十大报告指出要重视心理健康和精神卫生。请结合本章学习内容思考，作为一名未来的托育服务从业者，在工作中如何营造有利于婴幼儿身心健康的就餐环境。

（本节编者：朱士菊）

进家开展幼儿膳食管理指导

托班的丽丽已经 14 个月了，在托育园所玩得很开心，能够按时吃饭、按时睡觉，和小朋友相处都非常愉快。但是有一个问题，每周一上午到校后，丽丽无精打采，午饭无法自己进食，需要保育人员引导帮助。经与丽丽妈妈交流，丽丽周末到爷爷奶奶家，爷爷奶奶好吃好喝招待着，往往吃多了、喝多了、玩累了就睡，晚上很晚不睡觉。连续几周都是这样，丽丽妈妈很苦恼。向所长请求支援。所长决定带领实习生刘静周末一起去家访。

针对案例中的情形，如果你是刘静，你会提前做好哪些准备工作？面对丽丽的爷爷奶奶，你会问哪些问题？对丽丽奶奶家的就餐环境如何考察？如何为丽丽的爷爷奶奶、爸爸妈妈提出丽丽就餐管理的合理化建议？

家庭成员的健康素养、喂养知识水平与能力直接影响着对婴幼儿的养育与教育水平。有些时候，婴幼儿的不良习惯是家长宠出来的。作为婴幼儿的家长应该树立终身学习的理念，主动学习婴幼儿营养与喂养科学知识和技能，自觉接受营养健康教育，不断提高自身健康素养和婴幼儿照护水平。

13～15 个月大的幼儿已经可以自己吃烂饭、面条了，但这个阶段的幼儿还不具备自我控制的能力，喜欢吃的食物吃个不停，因而容易积食，严重的当时就会发生呕吐，轻者仅感到胃部不适、胃口减退、睡眠不安，要减少几天进食后才能逐渐恢复。

因此，这个时期幼儿的膳食管理需要托育机构保育人员和家庭成员一起管理，形成合力才能有利于幼儿养成规律作息、按时进餐、自主进餐的好习惯，为幼儿的健康成长助力。

一、家访前的准备工作

1. 制订家访计划

与家长一起商定家访时间、地点、家访内容、家访的流程，尤其是对需要家访的对象事先要进行充分了解，届时才能有针对性地进行家庭教育指导。

2. 认真备课

事先预设家访的流程，模拟交谈的内容，针对可能发现的问题与团队人员充分研讨，达成共识。

二、家访工作中

1. 讲究礼节礼貌

提前 5 分钟到达到访家庭门前，不要迟到。服装得体，落落大方，举止文雅，举手投足使家长感受到良好的素养。

2. 讲究沟通技巧和语言艺术

在进行家访时，要注意围绕主题进行沟通，适时引导话题，让受访者倍感亲切，能够接受指导。

3. 把握好时间

家访时长要有限制，时间太短还没有展开话题，时间太长容易偏离主题，把家访时间控制在 60 分钟以内为好。

4. 建立契约

一是和幼儿约定遵守作息时间和饮食规律，做好在家和在园一个样；二是和幼儿家长、祖父母约定共同培养幼儿良好饮食习惯和作息习惯，真正实现家园共育。

5. 做好过程记录

留存照片、谈话记录，填写家庭指导记录交给家长，约定下次家访时间。

三、家访结束后

整理家访记录、资料等存档，填写家访事项记录单，记录下次家访时间备查。

【实战演练】

1. 以小组为单位为案例中的托育园所设计谈话记录单、家庭指导记录单、家访事项记录单。

2. 进行情景模拟，录制视频上传学习通平台班级空间。

（**本节编者：李　红**）

参考文献

［1］［美］劳拉·A.杰娜，杰尼弗·苏．美国儿科学会实用喂养指南［M］.徐彬，高玉涛，王晓，等译.北京：北京科学技术出版社，2017.

［2］［美］琼·扬格·米克，温妮·语．美国儿科学会母乳喂养指南［M］.魏伊慧，译．北京：北京科学技术出版社，2017.

［3］［美］克雷曼.儿童营养学［M］.7 版.申昆玲，译.北京：人民军医出版社，2015.

［4］Baker R D, Greer F G. American Academy of Pediatrics, Committee on Nutrition. Diagnosis and prevention of iron deficiency and iron-deficiency anemia ininfants and young children（0-3 years of age）Pediatrics, 2010, 126（5）: 1040-1050.

［5］《中国人群身体活动指南》编写委员会.中国人群身体活动指南2021［M］.北京：人民卫生出版社，2021.

［6］陈君辉，蔡建华.科学育儿指导［M］.北京：北京出版社，2015.

［7］陈薇，莫才巧.营养师带你逛超市［M］.合肥：安徽科学技术出版社，2020.

［8］崔炎，仰曙芬.儿科护理学［M］.北京：人民卫生出版社，2019.

［9］傅华.健康教育学［M］.北京：人民卫生出版社，2020.

［10］葛可佑.中国营养师培训教材［M］.北京：人民卫生出版社，2019.

［11］国家卫生健康委人口家庭司.婴幼儿照护服务文件汇编（2021 版）［M］.北京：中国人口出版社，2021.

［12］黄建，张霆，杨洁．0～3岁婴幼儿营养与喂养［M］.上海：华东师范大学出版社，2022.

［13］霍军生.营养筛查诊断与评估［M］.北京：人民卫生出版社，2020.

［14］焦广宇，蒋卓勤.临床营养学［M］.北京：人民卫生出版社，2017.

［15］康松玲，贺永琴.婴幼儿营养与喂养［M］.上海：上海科技教育出版社，2017.

[16] 黎海芪 . 实用儿童保健学［M］. 北京：人民卫生出版社，2016.

[17] 李海芸，江琳 . 幼儿营养与幼儿园膳食管理［M］. 北京：北京师范大学出版社，2015.

[18] 籍孝诚，李宁 . 婴幼儿营养与辅食添加［M］. 北京：中国人口出版社，2016.

[19] 林杰，唐晓武 . 营养与膳食［M］. 北京：人民卫生出版社，2020.

[20] 林杰 . 营养与膳食［M］. 北京：人民卫生出版社，2018.

[21] 刘秋红 . 幼儿园食育主题活动案例精选［M］. 北京：中国农业出版社，2021.

[22] 欧阳叶，李娟，李晶 .0～3 岁婴幼儿营养与喂养［M］. 长沙：湖南教育出版社，2021.

[23] 彭英，潘建明，蒋晓明，等 . 幼儿照护职业技能教材［M］. 长沙：湖南科学技术出版社，2020.

[24] 宋媛 .0～3 岁婴幼儿营养与喂养［M］. 上海：华东师范大学出版社，2021.

[25] 苏宜香 . 儿童营养及相关疾病［M］. 北京：人民卫生出版社，2016.

[26] 苏云晶 . 婴幼儿膳食与营养［M］. 重庆：西南师范大学出版社，2021.

[27] 孙长灏 . 营养与食品卫生学［M］.8 版 . 北京：人民卫生出版社，2017.

[28] 王陇德，马冠生 . 营养与疾病预防：医护人员读本［M］. 北京：人民卫生出版社，2022.

[29] 王卫平 . 儿科学［M］.8 版 . 北京：人民卫生出版社，2013.

[30] 吴光驰 . 儿童营养与生长发育［M］. 北京：中国协和医科大学出版社，2010.

[31] 许积德 .0～3 岁育儿全程指导［M］. 上海：上海科学技术出版社，2014.

[32] 杨海河，游川 .0～3 岁婴幼儿营养与喂养［M］. 北京：北京师范大学出版社，2020.

[33] 杨月欣，葛可佑 . 中国营养科学全书［M］.2 版 . 北京：人民卫生出版社，2019.

[34] 李海芸，江琳 . 婴幼儿营养与膳食管理［M］. 北京：北京师范大学出版社，2020.

[35] 云南省健康教育所组织编写 . 中国公民健康素养 66 条图册［M］. 北京：中国医药科技出版社，2020.

[36] 张淑一，黄建，乔娜 .0～3 岁婴幼儿营养状况评估及喂养实操指导［M］. 上海：华

东师范大学出版社，2022.

［37］张婷婷，刘芳，刘欣.婴幼儿营养与膳食管理［M］.北京：中国人民大学出版社，2022.

［38］张玉兰，卢敏芳.儿科护理［M］.北京：人民卫生出版社，2020.

［39］中国健康教育中心.健康教育处方：2020年版［M］.北京：人民卫生出版社，2020.

［40］中国营养学会.中国居民膳食指南（2022）［M］.北京：人民卫生出版社，2022.

［41］中国营养学会.中国居民膳食营养素参考摄入量［M］.北京：科学出版社，2014.

［42］中国营养学会.中国居民膳食营养素参考摄入量速查手册（2013版）［M］.北京：中国标准出版社，2014.

［43］朱宗涵，李晓南.0~6岁自然养育百科［M］.北京：中国人口出版社，2022.

［44］杨明.学前儿童急症救助与突发事件应对［M］.上海：华东师范大学出版社，2020.